国がん中央病院　がん攻略シリーズ

最先端治療
肺がん

国立研究開発法人
国立がん研究センター中央病院
呼吸器内科 編著

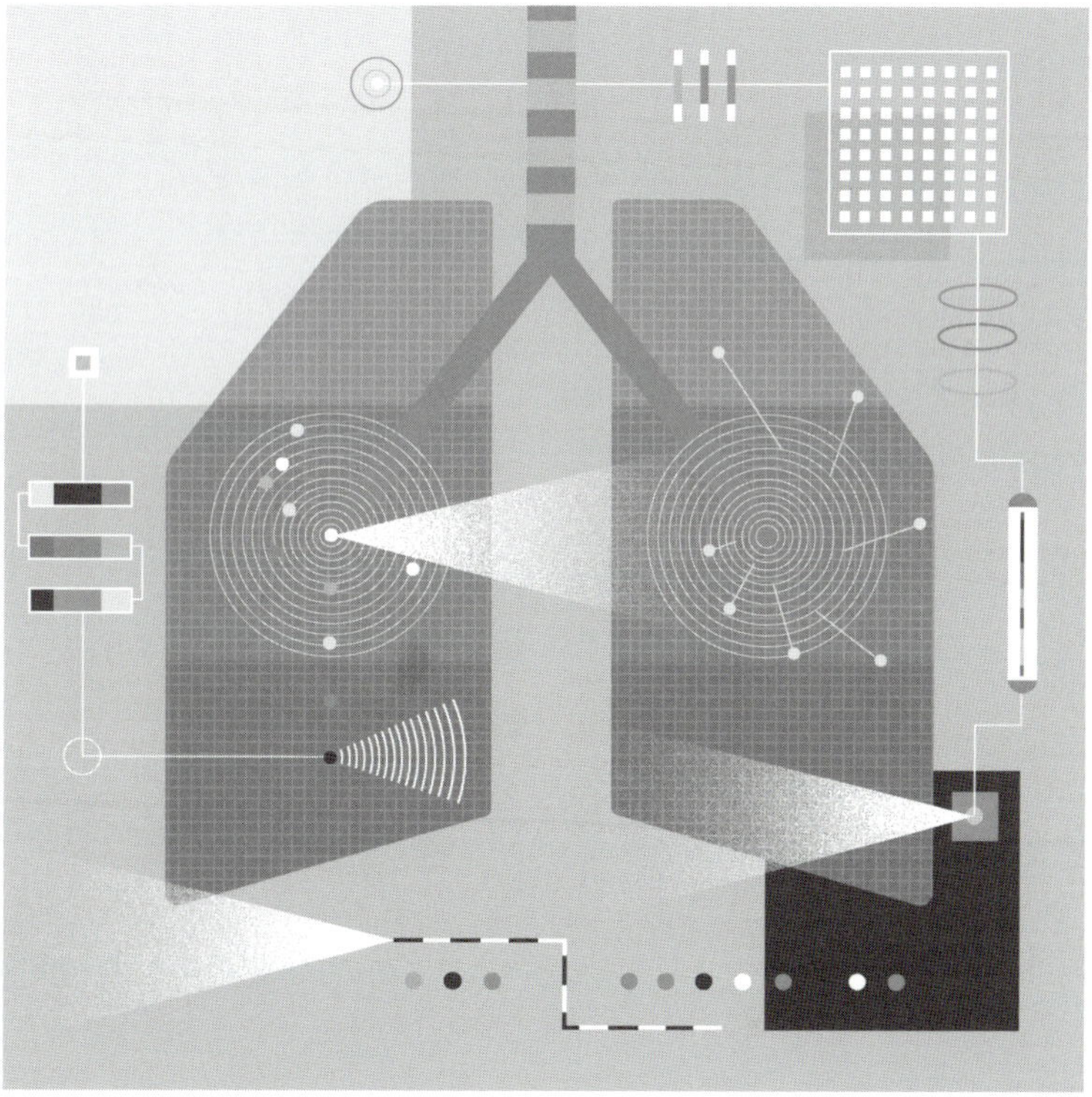

国がん中央病院 がん攻略シリーズ
刊行にあたって

がんはすでに不治の病ではなく、半数以上の患者さんが治癒していま
す。しかし、進行期で発見された患者さんや再発を来した患者さんでは、治癒するのは難しいことが多く、数多くの患者さんががんと闘っているのも事実です。このような患者さんに、がん治療に関する最新の情報を正確に提供することは非常に重要です。

現在では、書籍、インターネット、テレビ、ラジオ、新聞、雑誌などでがん治療に関する多くの情報を得ることができます。しかし、残念なことに巷《ちまた》に溢《あふ》れているいずれの情報にも、間違った情報、有効性が誇張された情報、科学的な根拠に基づかない情報などが含まれていることが少なくありません。何事も勉強は大切ですが、正しい教科書で勉強することが重要であることはいうまでもありません。誤った内容の教科書を使っての勉強は「百害あって一利なし」ですが、患者さんやご家族がご自身でその内容が正しいか否かを判断することは困難です。

がん治療を解説した書籍も数多く出版されていますが、多くは標準的な治療法を解説する内容にとどまっています。このような状況のなかで、少しでも希望をもてる最新の治療に関する正しい情報を求めている患者さん、ご家族は非常に多いと思います。

がんの治療は近年、急速に進歩、変貌しています。分子標的治療、免疫療法などの進歩は目覚ましく、進行期のがんを薬で治せる時代が、あと一歩のところまできています。

本シリーズでは、国立がん研究センター中央病院で実施されている最先端の薬物治療を中心に解説していますが、条件が許せば、治験・臨床試験に参加するなどして実際に最先端の治療を受けることが可能です。

多くの患者さん、ご家族にがん治療に関する正しい情報が提供され、今後の治療に役立てていただけることを願っています。

2015年12月

国立がん研究センター中央病院 副院長・呼吸器内科長
大江裕一郎

この本の狙いと構成

肺がん治療に用いる抗がん薬最新情報を多くの患者さんにお届けするのが、この本の目的です。第１章には肺がん理解の基礎となる知識を簡潔にまとめてあります。第２章にまさに今、日進月歩で研究が進む種々の分子標的薬、免疫チェックポイント阻害薬などを多数取り上げました。新薬を考えるうえで欠かせない治験・臨床試験についても具体的に解説しています。

第1章 肺がんの基礎知識

検査、病期や組織型、標準的な治療法など肺がんの基本を知りたい方に

（15～59ページ）

男性に多く、死亡率が高いという特徴をもつ肺がん。最初に肺がんとはどんな病気なのか、肺とはどんな臓器なのか、肺がんの種々の検査と組織型、病期の分類、診断までを、図や表を多用してわかりやすく説明しています。

診断後、組織型と病期によって最適な治療法を選びます。手術療法、放射線療法、抗がん薬を用いる化学療法と小細胞肺がんの治療法をそれぞれ解説。新たな考え方が定着しつつある緩和ケアも重要な治療法の一環として紹介しています。

検査から診断へ。病期とその標準的な治療法を示すフローチャート

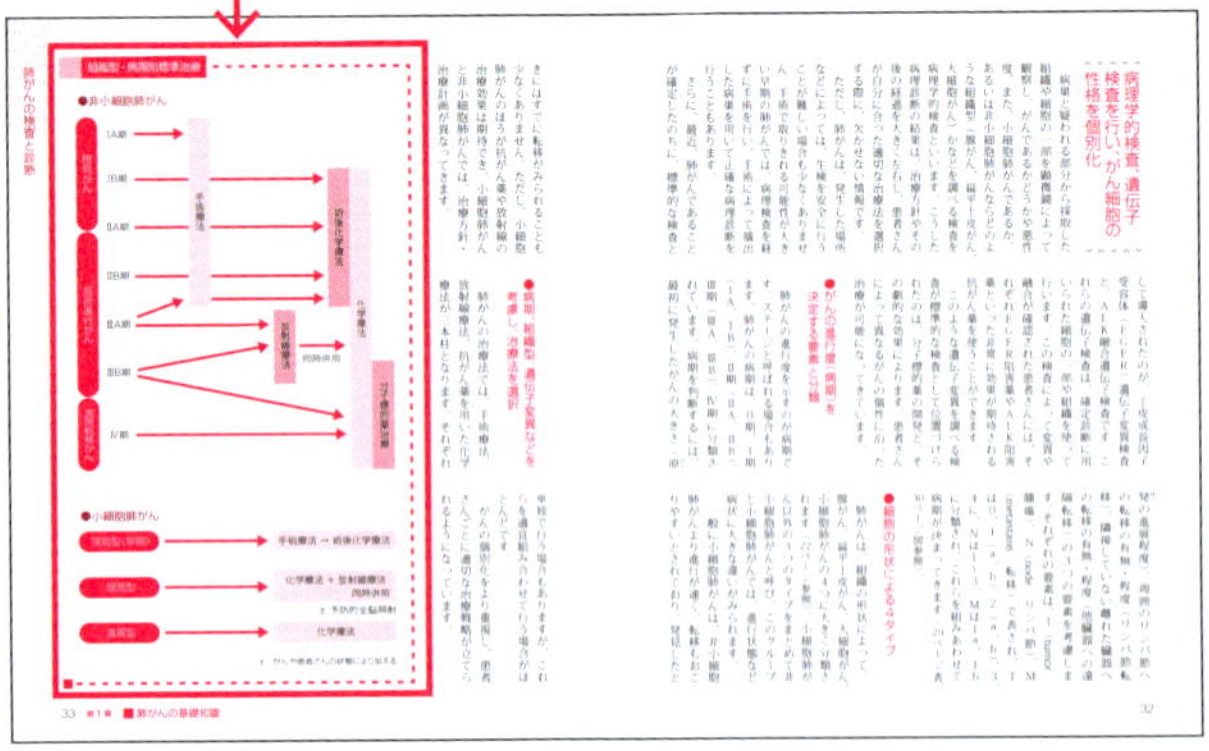

手術療法のページ

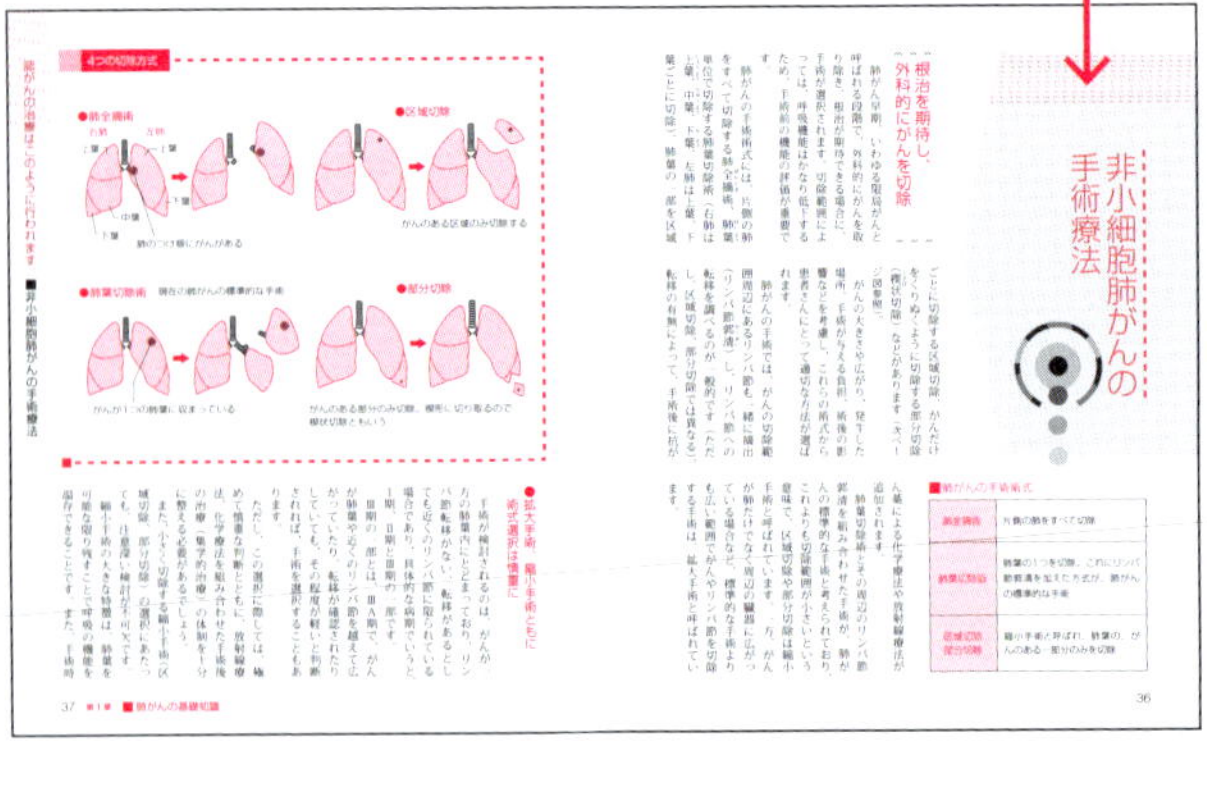

第2章 肺がんに対する最新・近未来の治療法

ともかく最新情報を手に入れたい方はこの章から読み始めてください！

（61〜121ページ）

肺がんの薬は、患者さん一人ひとりの遺伝子異常に着目した分子標的薬の登場により、個別化治療の時代に入り、多くの新薬の治験・臨床試験が行われています。

まず、治験・臨床試験について説明し、がんと遺伝子異常の関係を解説。その上で、がんの原因となる個々の分子を標的とする薬、有望な免疫療法、血管新生を妨げる薬など、新しい治療への試みと、その現状をリアルタイムで取り上げています。

治験・臨床試験を説明するページ

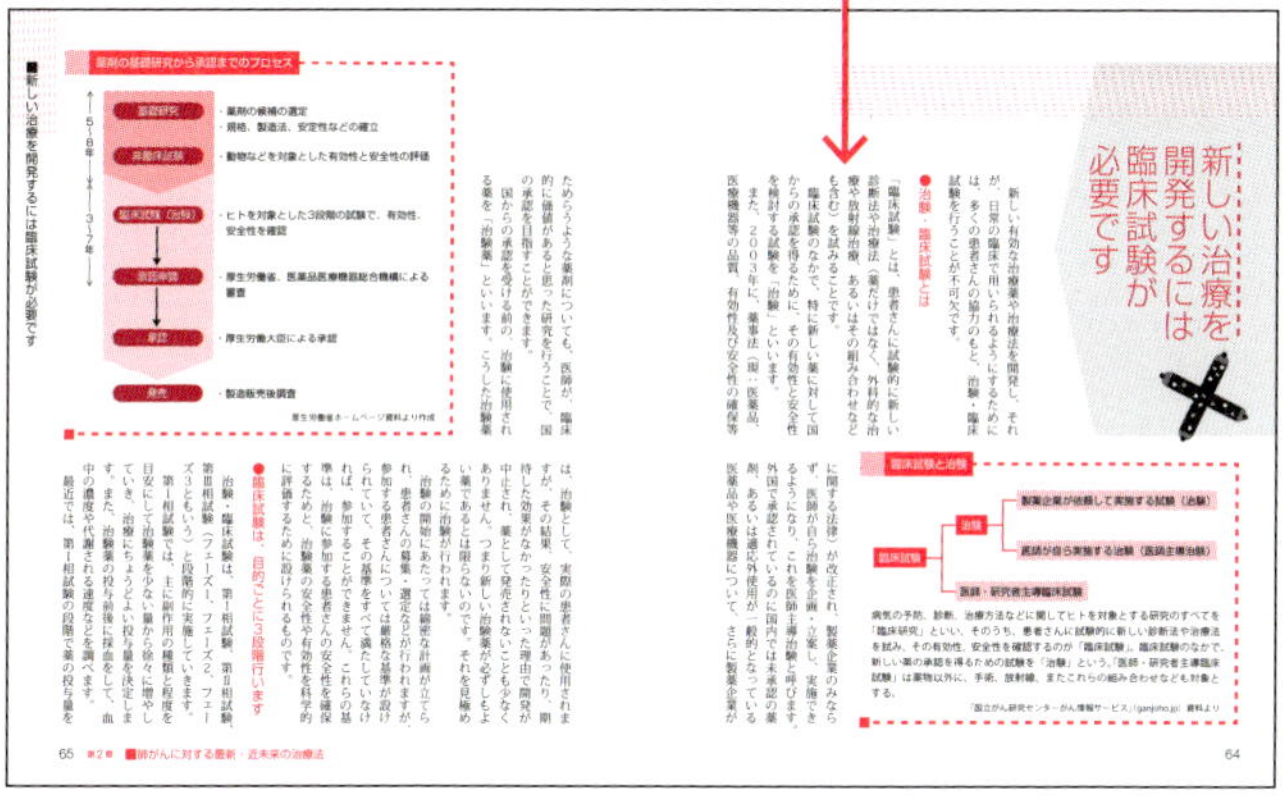

治験・臨床試験中の個々の薬を紹介するページ

なにを標的とする薬か

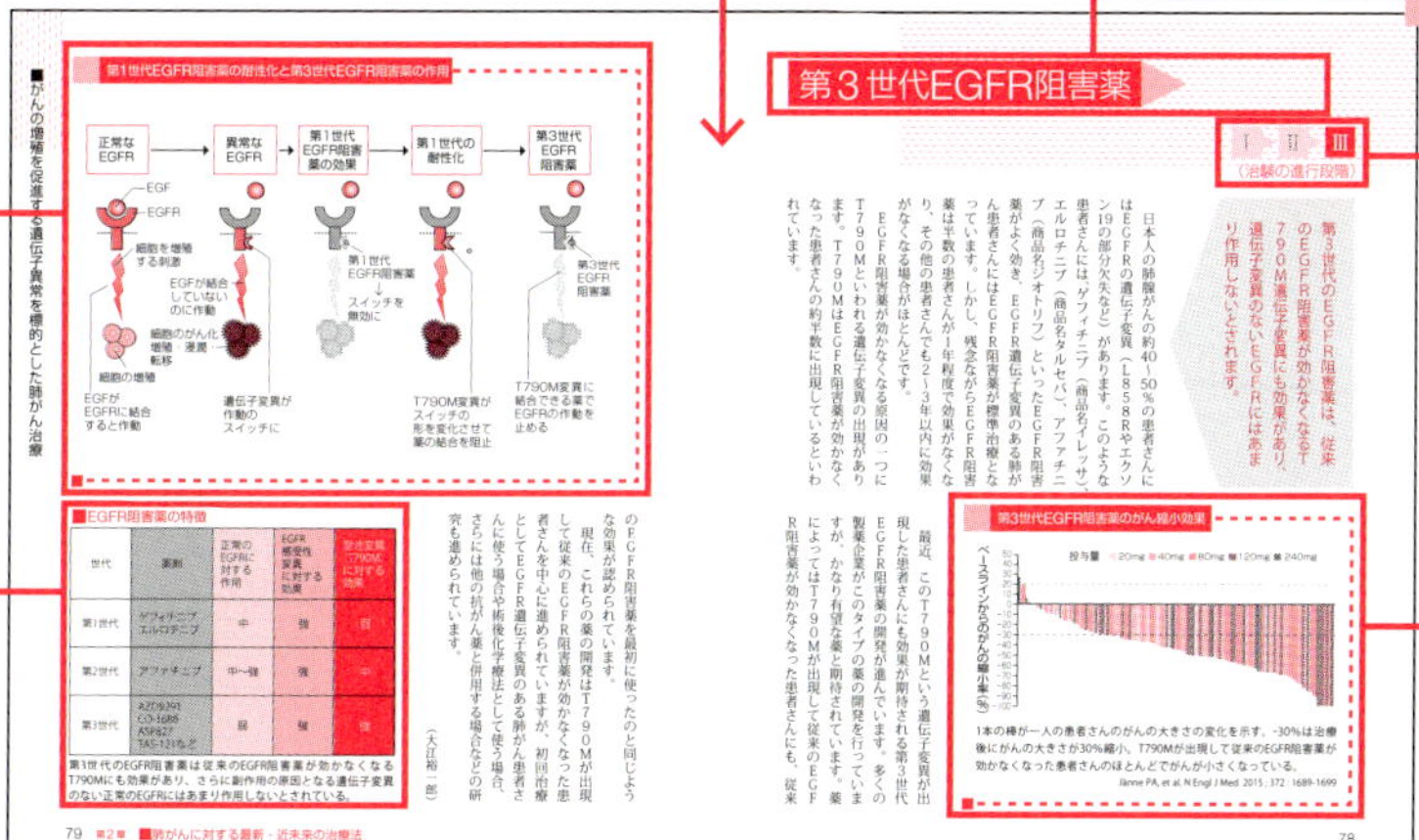

この薬が効果を発揮するしくみを示す図解

ここで取り上げている薬の説明

治験・臨床試験の進行段階。この治験は現在第Ⅲ相

この薬の治療効果を示すグラフ（120ページにグラフの見方の解説）

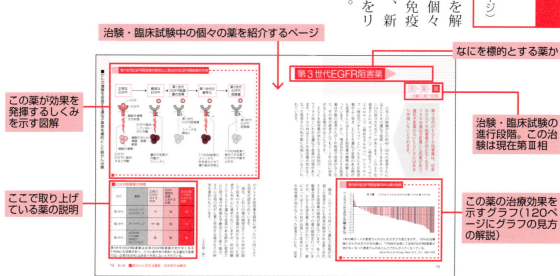

第3章 肺がん治療を受ける患者さんへ

国立がん研究センター中央病院のかかり方は？ 治験・臨床試験のことをもっと知りたい。そんな疑問に答えます

（123～141ページ）

実際に、国立がん研究センター中央病院にかかりたいときにはどうすればよいのか。受診の申し込みから、初診、治療まで、治験・臨床試験も含めた具体的な流れを、病院の中を巡りながら案内していきます。

また、最近、関心は高まっているのに、実はよくわからない治験・臨床試験について、臨床現場の専門医が丁寧に質問に答えた、インタビューを掲載しました。

そして、日々の肺がん治療に携わる呼吸器内科のチームスタッフを紹介しています。

分子標的薬の理解を深めるために

がん細胞のもつ大きな特徴として、増殖、浸潤、転移が挙げられます。分子生物学の進歩により、がんのこうした厄介な性質をもたらすたんぱく質（分子）の数々が明らかになってきました。それらを標的として攻撃する治療が分子標的治療です。体の外から分子標的薬を投与することによって、正常細胞をなるべく傷つけないようにしてがんを治療することができます。

分子標的薬のメカニズムを知るには、細胞レベルよりもっと微小なレベルでおこっているさまざまな物質の反応やそのしくみを知る必要があります。聞き慣れない名称、ことばが多く、それだけで難しい印象を与えてしまうかもしれません。ここでは、そうした難解さを少しでも解消し、本書の理解が深まるように、基本となる用語を解説します。

国立がん研究センター中央病院のかかり方を、写真入り時系列で紹介

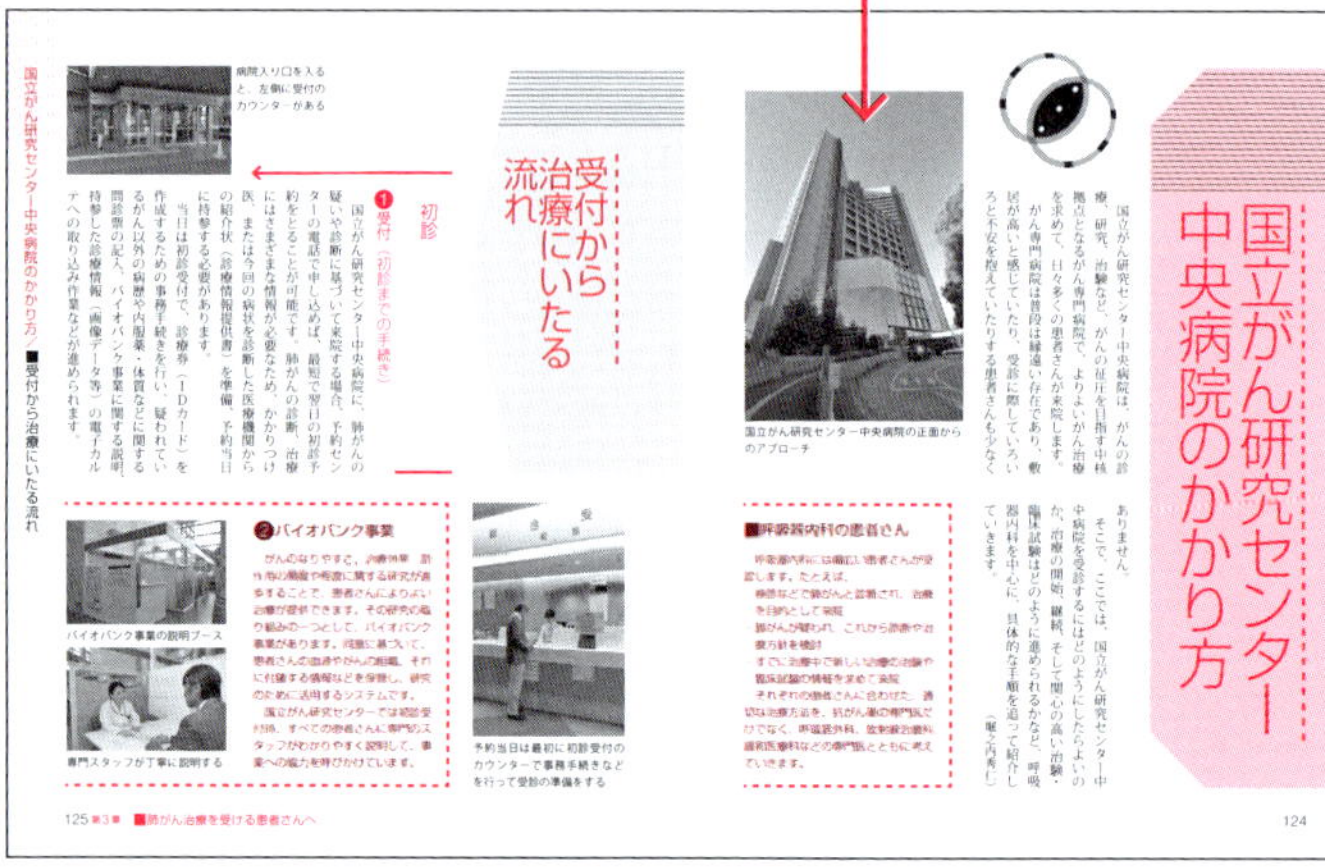

国立がん研究センター中央病院のかかり方
受付から治療にいたる流れ

■受容体（レセプター）

細胞の表面の膜上にあり、情報伝達のためのアンテナのような役割を果たす。細胞の外にある特定の物質とだけ結合できる（鍵と鍵穴にたとえられることが多い）。受容体の働きによって、特定の物質（刺激因子などの情報伝達物質）を見分け、細胞の外からきた情報を受け取っている。特定の物質と受容体の結合が、細胞内のさまざまな働きを活性化させるスイッチとなる。たとえば、EGFR（上皮成長因子受容体）は、EGF（上皮成長因子）と結合する受容体で、本来、細胞の成長と増殖の調節といった重要な役割を果たしているが、遺伝子変異によって調節機能が働かなくなると、増殖に歯止めがきかなくなり、細胞ががん化してしまう。

■情報伝達物質（刺激因子）

受容体と結合して、その働きを活性化し、細胞にいろいろな反応をおこさせる情報をもたらす物質。EGF（上皮成長因子）やVEGF（血管内皮増殖因子）などがその一種。

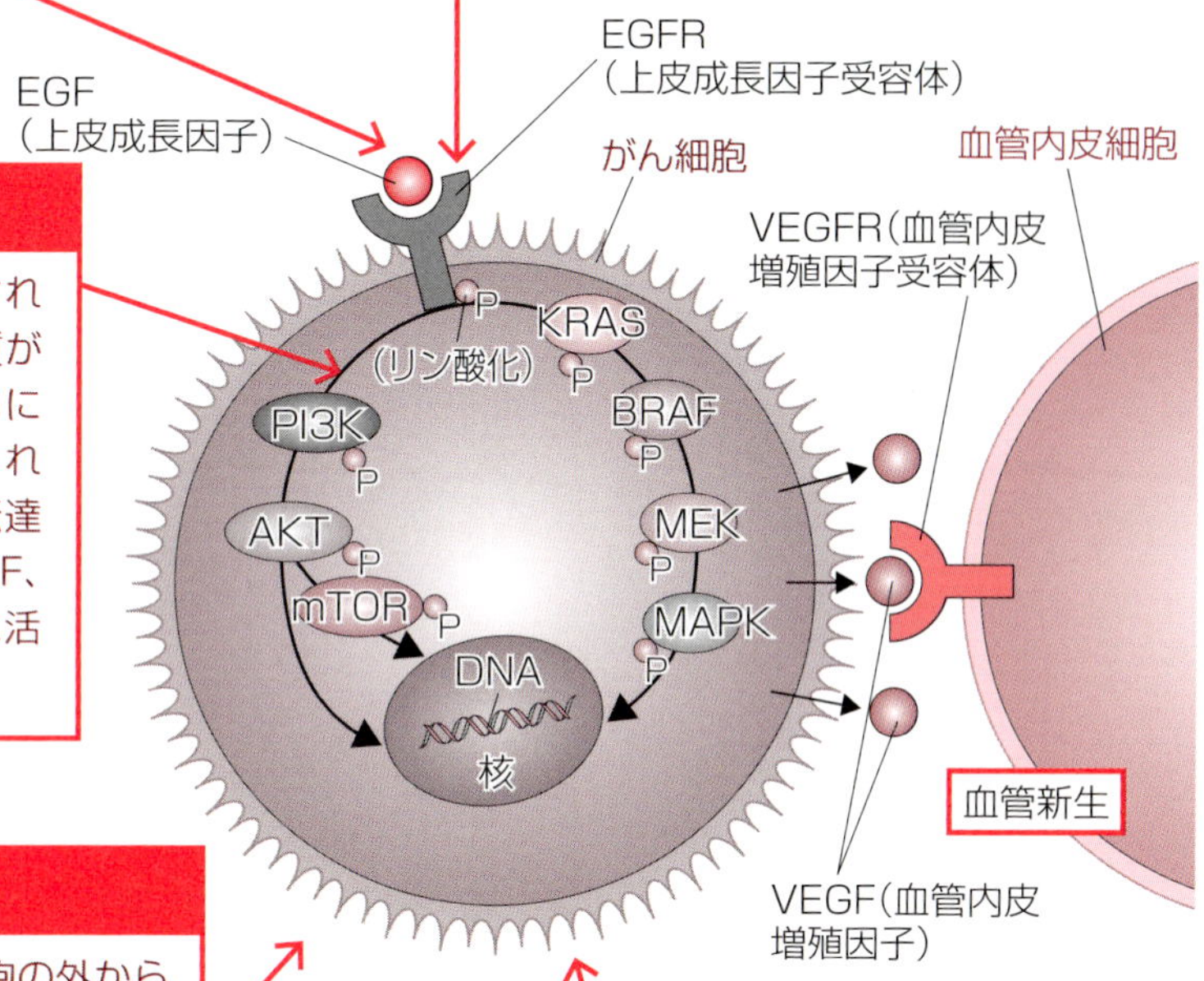

■シグナル伝達

活性化された受容体からは、伝達された情報を内部へと伝達していく物質が次々に活性化されていき、波状的にいろいろな反応が進んでいく。これをシグナル伝達という。シグナル伝達の過程で、たとえば、KRAS、BRAF、MEKなどさまざまな物質が、異常に活性化されるとがん化が促進される。

■キナーゼ

細胞内にあるリン酸化酵素。細胞の外からの信号を細胞内に伝える役割を果たし、物質にリン（P）を付加（リン酸化）することで、その物質の働きを活性化させる（スイッチがオンの状態になる）。通常は、必要に応じてオン・オフをくり返しながら、一定の状態が保たれるように働きが調節されているが、がん細胞ではオン状態のままになり、際限なく暴走してしまう。EGFR阻害薬は、EGFRを活性化するチロシンキナーゼというキナーゼの働きをブロックしてがんを抑えようとする薬。

■阻害薬と抗体薬

分子標的薬は、分子の大きさによって抗体薬と阻害薬に分けられる。細胞内外で連鎖的にくり返されるシグナル伝達に関与するいずれかの物質を標的にしてその働きを阻止し、伝達の暴走を止める。抗体薬は、細胞膜を通過できないので標的は細胞の外にある物質、阻害薬は細胞内の物質が標的となる。

もくじ

第2章 肺がんに対する最新・近未来の治療法

◆本書に掲載の内容はすべて2015年12月現在のものです。
（巻末の「肺がんの治験で実績のある主な医療機関リスト」は2015年6月調べ）

【協力者一覧】
カバー・本文デザイン／川畑一男
イラスト／ネモト円筆（カバー・本文）・野口賢司（本文）
編集協力／渡辺百合・はせべみちこ・目崎純子
DTP／D・Free

第1章

肺がんの基礎知識

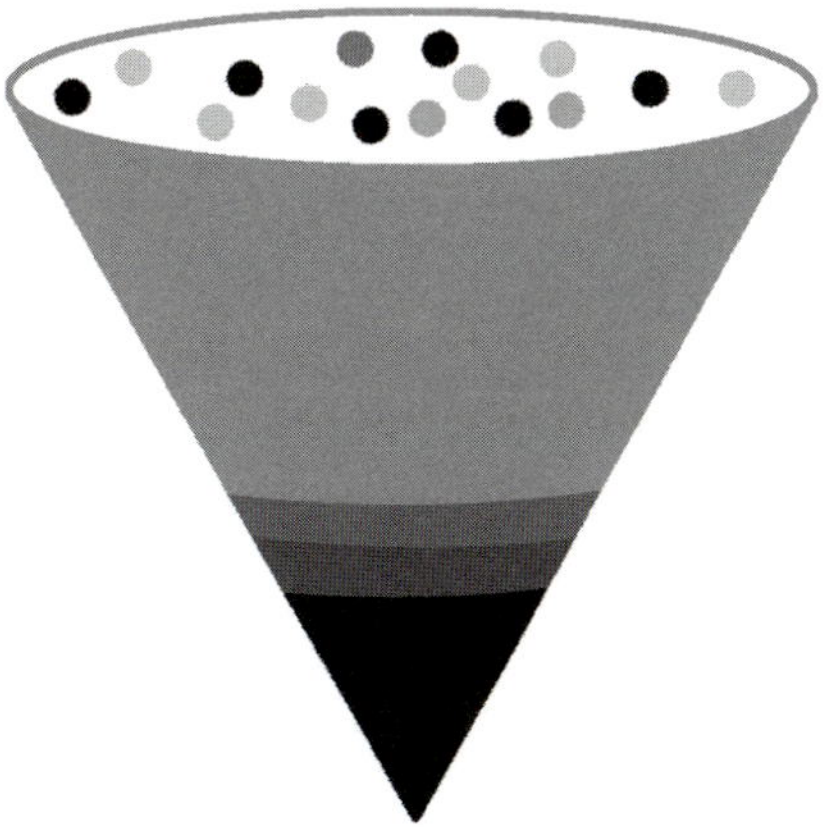

時々刻々と解明されるがん　きめ細かな治療法の提案が可能に

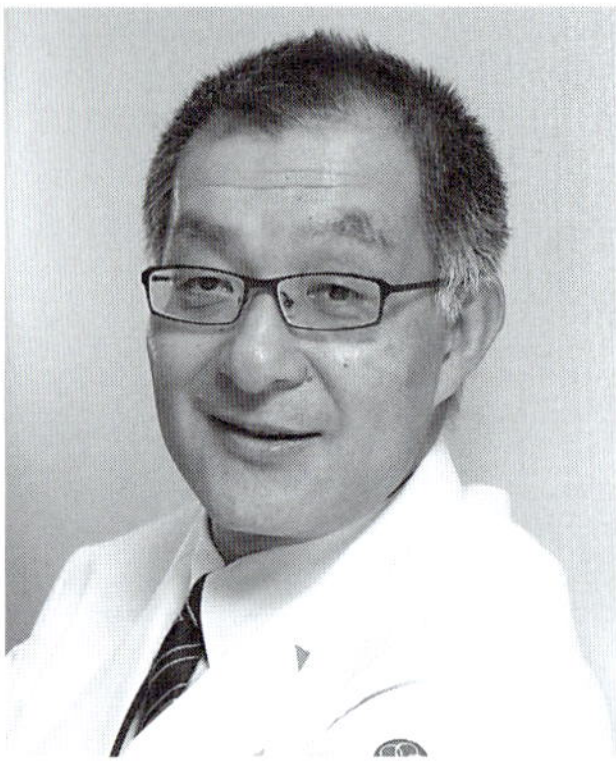

大江裕一郎 副院長
呼吸器内科長

肺がんは患者さんの増加傾向が続き、特に高齢者でその傾向が顕著になっています。また、組織型（小細胞肺がん、扁平上皮がん、腺がん）を含めて考えた場合、日本をはじめとして禁煙が普及してきた地域では、タバコと関連の深い小細胞肺がんや扁平上皮がんなどの発生が減り、むしろ、タバコを吸わない比較的若い女性の腺がんが増えているのが最近の特徴です。

発見時の病期（ステージ）をみると、日本ではCT検診の導入によって、ごく初期の小さな肺がんがみつかる可能性が増してきており、その場合には、手術によって根治を目指すことができます。ただし、進行期でみつかる患者さんが減っているわけではなく、依然、治療の選択に苦慮する患者さんがいるのも事実です。

そうした進行期の肺がんの患者さんに対する薬物療法に新たな選択肢として登場したのが分子標的薬であり、これまでとは視点の違う免疫チェックポイント阻害薬を用いた免疫療法です。進行期であっても、より積極的な効果を狙い、がんを「治す」薬物療法の実現が視野に入ってきています。これまでの肺がんの治療戦略は、まさに一新されようとしているのです。

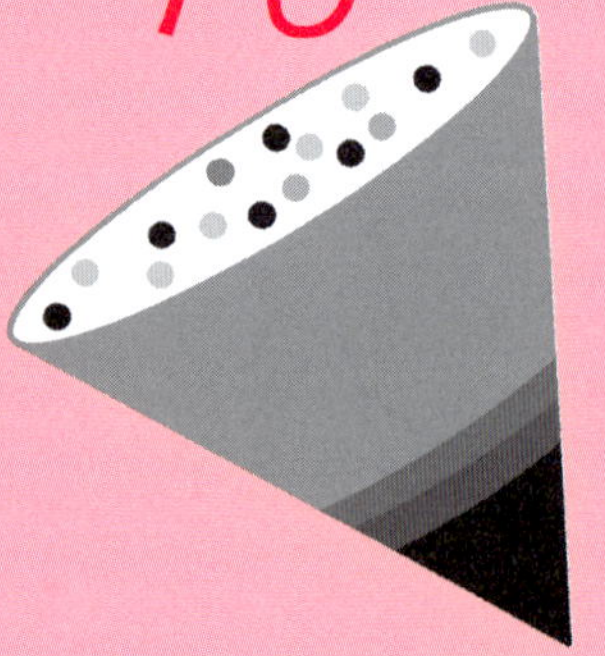

最適な治療法は患者さんの数だけある

国立がん研究センター中央病院では、早期から進行期にわたる肺がん患者さんに対して、現在、標準的な治療とされる手術療法、放射線療法、抗がん薬による治療（化学療法）を提供し、それらを組み合わせた質の高い治療を実践しています。それとともに、研究段階にある最も新しい分子標的薬や免疫療法の臨床試験にも数多く取り組んでいます。

こうした治療の選択肢の多さによって、さまざまな背景をもつ患者さんの多様性に合わせ、きめ細かな治療法の提案が可能になっています。

標準的な治療というと、ただ一つの模範的な治療がある、あるいは、画期的な治療の発見というと、どんな患者さんにも有効で万能であると考えてしまいがちです。しかし、最適な治療というのは、患者さんの数だけあります。標準的とされる治療であっても、実際に行う際には、目の前の患者さんの全身状態、価値観や日常生活の傾向などを十分考慮に入れ、工夫を加えています。

私たち臨床医をはじめ、病理医、看護師、薬剤師、臨床研究コーディネーターといった多くのスタッフが協力し、患者さんにかかわりながら最適な治療法を考えていく、がんを「治す」ためには、患者さんを中心にしたチーム医療が欠かせません。

さらに、分子標的薬や免疫療法など、今、最も進化の著しい治療法を有効で安全なものにしていくには、自分の病気だけでなく、未来の患者さんのためにも積極的に戦う患者さんの参加が不可欠です。

この章ではまず、肺がんについての基礎的な知識、標準となる治療法を知って、自分にとって最適な治療を医師とともに考える手立てとしてください。

（本書は2015年12月現在の情報をもとに記載しています）

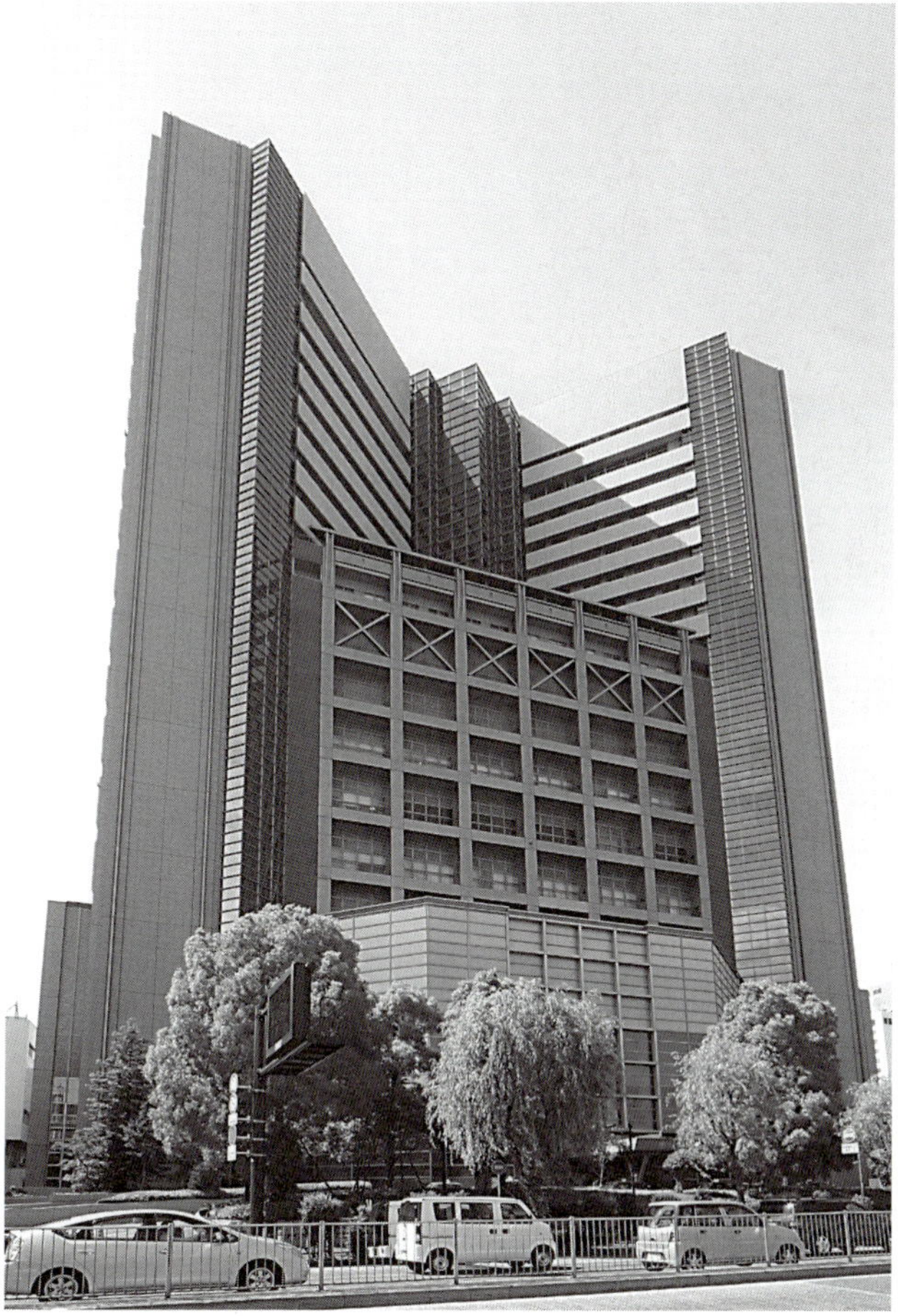

国立がん研究センター中央病院

肺がんにはこんな特徴があります

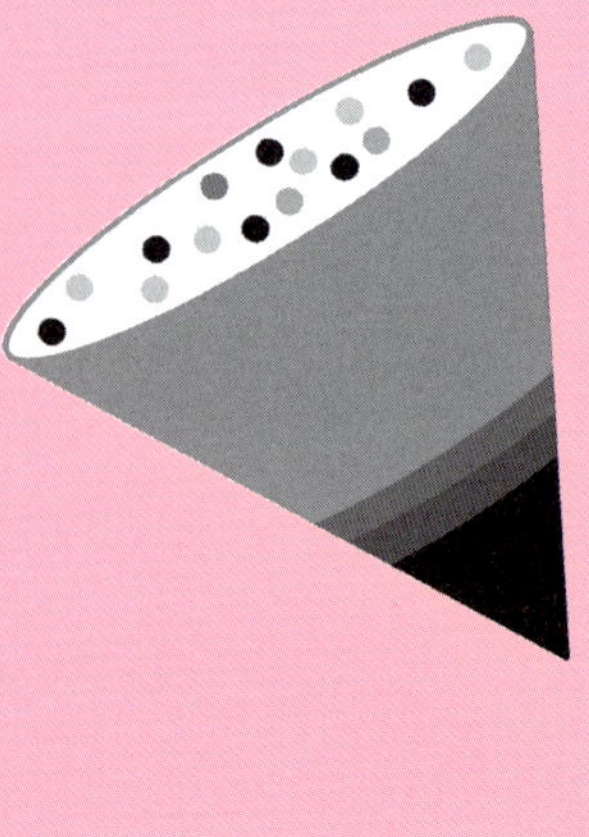

呼吸にかかわる重要な臓器「肺」に発生するがん

肺は、呼吸にかかわり生命に直結する重要な臓器です。呼吸によって吸い込まれた空気から、体内に酸素を取り入れ、二酸化炭素を排出すること（ガス交換）が、肺の大きな役割です。

肺は、胸腔《きょうくう》内に左右一つずつあり、右の肺は三つ（上葉《じょうよう》、中葉《ちゅうよう》、下葉《かよう》）に分かれ、左は二つ（上葉、下葉）に分かれています。左肺と右肺の間の空間は縦隔《じゅうかく》と呼ばれ、心臓や大きな血管、気管、食道などが収まっています。

鼻や口から入った空気の通り道となる気管は、左右に分かれ気管支としてそれぞれの肺に入り、枝分かれをくり返し、さらに細い細《さい》気管支となり、網の目を形づくりながら、肺《はい》胞《ほう》に達します。

この肺胞という小さな部屋で、ガス交換が行われ、酸素をたっぷりと含んだ血液が全身に送り出されていきます。

肺がんは、こうした体内に入った空気の通り道となっている気管、気管支、肺胞のいずれかの細胞に発生するがんです。

いろいろな臓器に転移しやすいがん

肺がんの症状としては、しつこい咳《せき》、血痰《たん》、呼吸時にぜーぜーという（喘鳴《ぜんめい》）、胸の痛み、息切れ、声のかすれ、顔や首のむくみなどがみられることがあります。ただし、これらの症状は肺がんに特有といえるものではなく、かぜなどの呼吸器感染症でもみられるものです。また、肺がんはこうした症状がみられないまま、進行していくことも少なくありません。

肺がんに限ったことではありませんが、がんの対策としては、症状の有無を目安にするのではなく、検診などによる早期発見が大切です。

肺がんの特徴として、転移が多くみられることが挙げられます。

ガス交換の場である肺は、全身の血流の中心であり、大きな血管がいくつも集まっています。また、気道や気管支には空気がいつも行きかっています。そうした流動性が高いという特徴からか、肺がんは、もともと発生した場所（原発巣《げんぱつそう》）にとどまらず、隣接した臓器だけでなく、血管やリンパ管、気道などを経由して、遠く離れた臓器に飛び火し、転移がおこりやすいがんとして知られています。

肺の構造

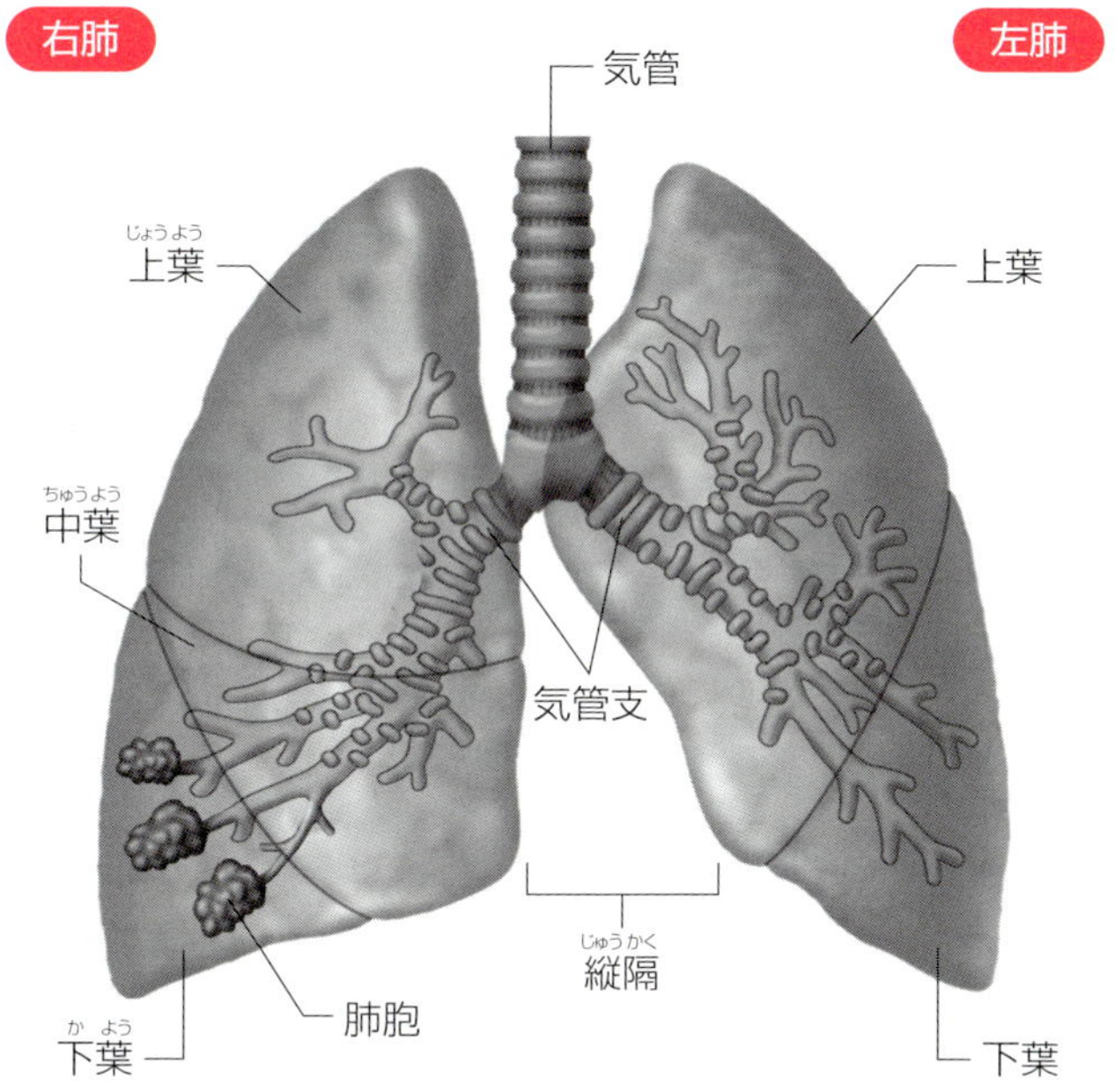

肺は左右一対の臓器で、右肺3つ、左肺2つの肺葉《はいよう》に分かれている。気管は肺の入り口で気管支に分岐し、２分岐をくり返しながら次第に細くなって肺のすみずみまで伸びる。気管支の先端には肺胞があり、ここでガス交換が行われる。

●根治を目指し、治療戦略も変化

がんの進行度（病期）は、がんの大きさ、広がり具合、転移の有無などによって決まってきます。肺がんは転移しやすいがんといわれ、転移は、進行度を判断し、治療方針や治療法を選択する際の大切な目安の一つとなります。

手術療法、放射線療法といった局所に対する治療法だけでは、転移を防ぐあるいはすでにある転移を治療することは難しくなります。がんの根治や、再発の予防に対して効果を発揮するのが全身療法と呼ばれる抗がん薬による治療です。

これまで、肺がんは、ほかのがんに比べ、抗がん薬の効きがよくないがんと考えられてきました。しかし、近年、肺がんの発生するしくみ

肺周囲には心臓と大きな血管が集まっている

胸部は肋骨《ろっこつ》、脊椎《せきつい》などの骨、肋間筋や横隔膜などの筋肉で囲まれた胸郭《きょうかく》というしっかりした構造体になっていて、その内部の胸腔《きょうくう》と呼ばれる空間に肺や心臓がある。左右の肺の間の空間を縦隔と呼び、ここには、心臓、気管、食道、重要な血管などが収まっている。

●縦隔上部の横断面図

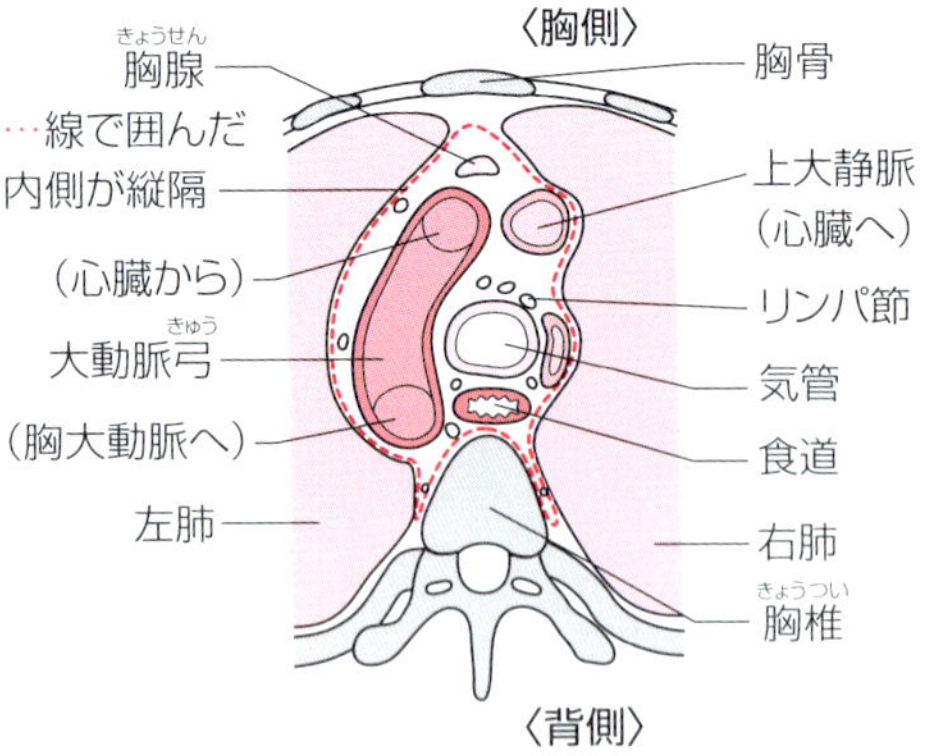

●縦隔下部の横断面図

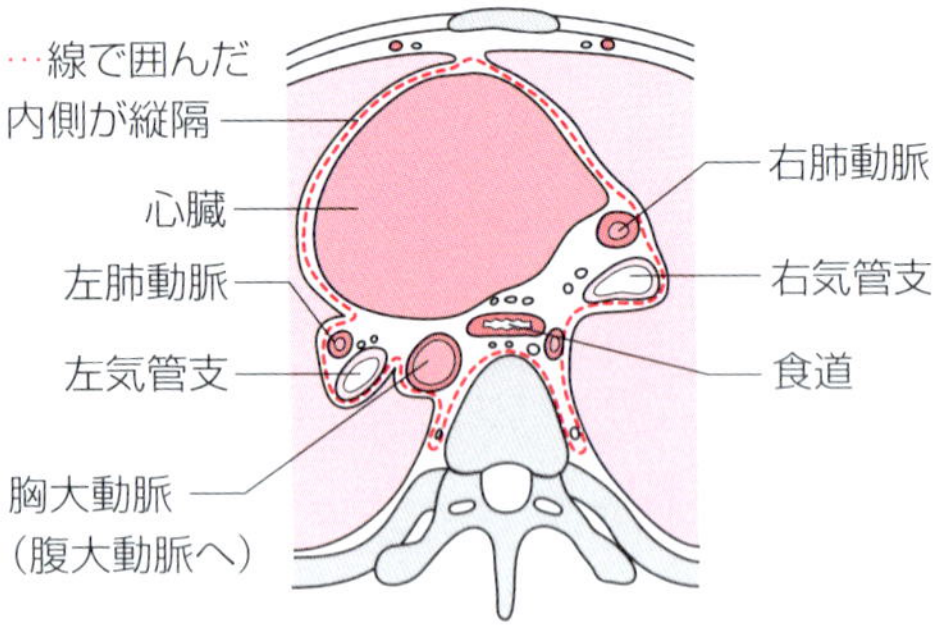

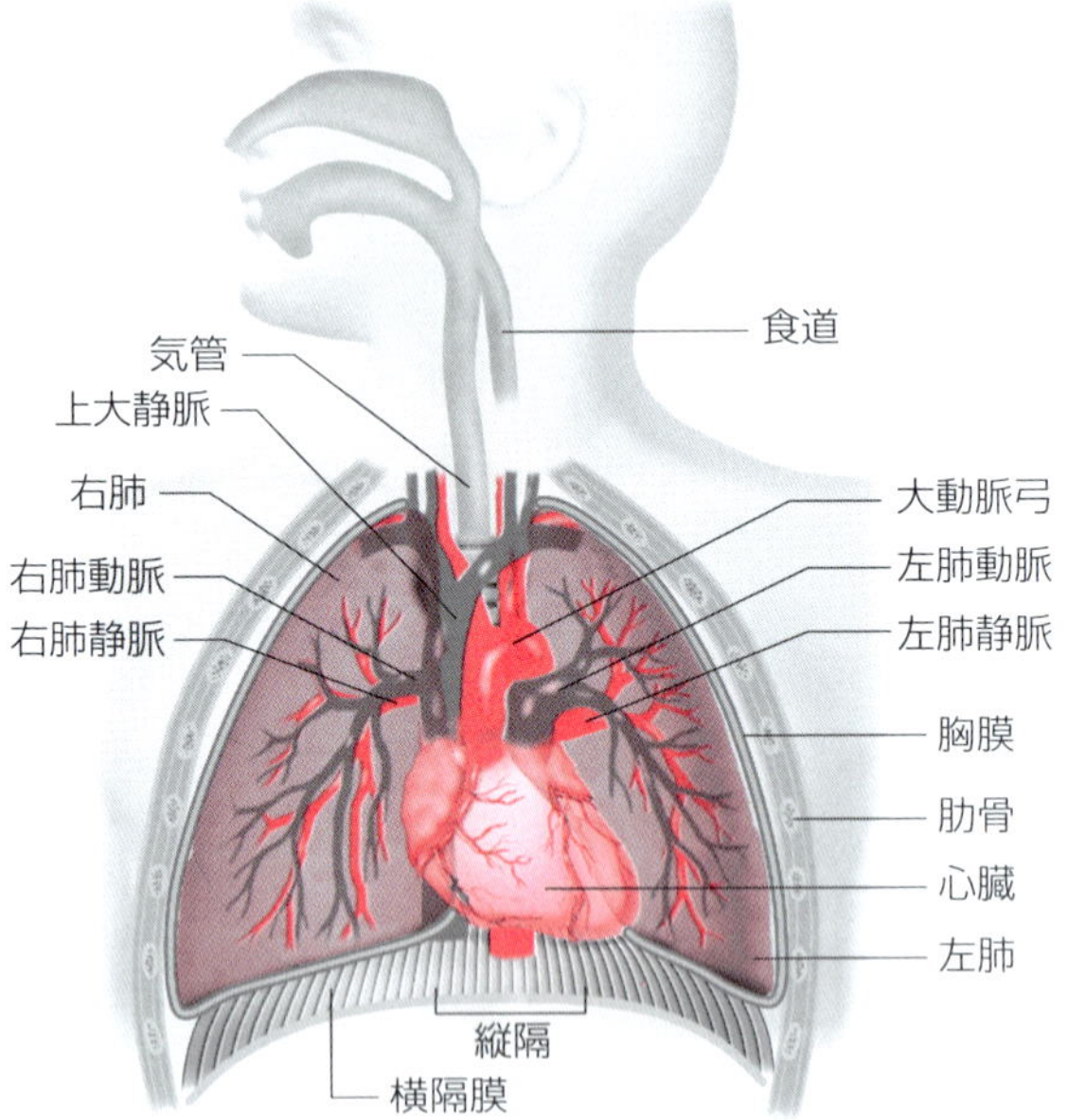

や、発生に関連する遺伝子変異の解明が進み、患者さんごとにがんの性格が異なることなどがわかってきました。そこで、がんのタイプごとに、狙うターゲット（たんぱく質）を明確にした分子標的薬が登場しました。これにより、肺がんには抗がん薬が効きにくいという考えが覆《くつがえ》されつつあります。

本書第2章で紹介する数種類の治療薬は、患者さん一人ひとりのがんのタイプごとに適切に使用されれば、着実な治療効果が期待されるものとなってきています。肺がん治療における抗がん薬治療の存在感が増し、遺伝子タイプの検査の導入など、治療戦略の考え方にも変化が現れはじめています。

喫煙との関連は明確 それ以外にヒ素やアスベストも

肺がんの発生要因として、喫煙習慣との関連についての研究は、国内外で数多く行われてきました。欧米では、喫煙者の肺がんの発生リスク

喫煙と肺がん

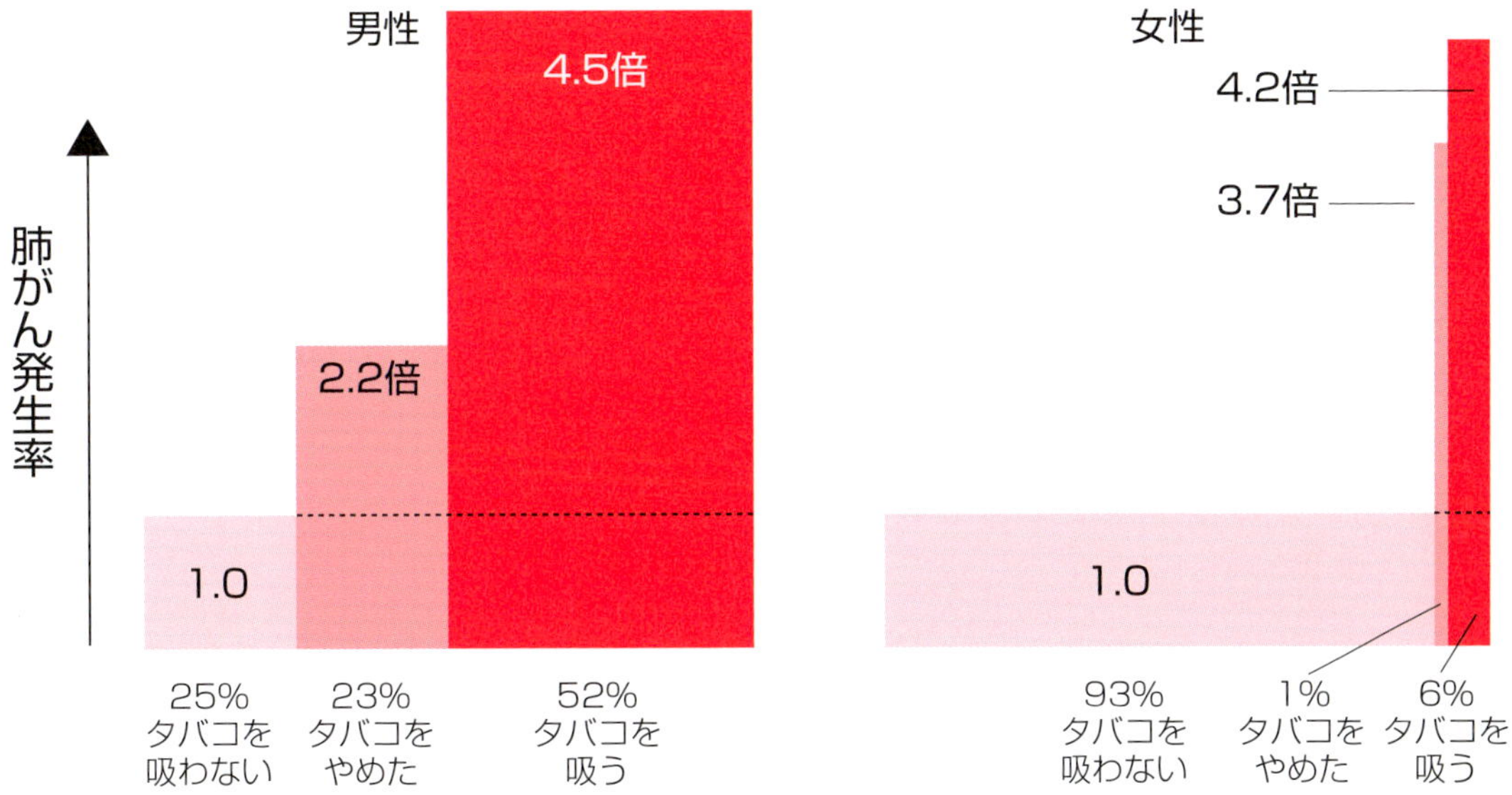

日本人の生活習慣と生活習慣病との関係を明らかにし、予防に役立てるための研究の一環として、喫煙と肺がんの関係を調べた結果を示したもの。タバコを吸わない人、やめた人、吸う人別に肺がんの発生率を比較すると、タバコを吸う人は吸わない人よりも肺がんになりやすいことが確認された。やめた人も吸わない人より発生率が高くなるが、吸う人よりは低くなっている。タバコをやめれば、何歳であっても吸い続けた場合よりは発生率は下がり、早くやめればやめるほど大きな効果が期待できる。

（1990,1993年に生活習慣について行ったアンケートの回答者、40〜69歳の男女9万人を1999年まで追跡した多目的コホート研究の調査結果に基づく）

Sobue T, Yamamoto S, Hara M, et al. International Journal of Cancer. 2002;99:245-251

は、非喫煙者の20倍以上と報告されています。日本人を対象とした研究では、喫煙者の場合、男性では発生リスクが5倍前後、女性では4倍前後という結果が得られています。

また、喫煙が肺がんの発生要因に占める割合は、欧米では90%にのぼり、日本では男性69%、女性20%程度との報告があります。

肺がんはいくつかの組織型に分類されますが（22ページ参照）、そのうち、非小細胞肺がんの扁平上皮がんと小細胞肺がんが太い気管支に発生し、喫煙との関連が大きいといわれています。ただし、腺がんであっても、影響の程度は小さいものの、やはり喫煙者のほうが発生率が高くなっています。

受動喫煙との関連を証明する報告もあり、受動喫煙者は、そうでない人に比べ、肺がん発生のリスクが約20〜30%高くなるとされています。

環境要因としては、飲料水に含まれるヒ素が挙げられます。そのほか、アスベスト、シリカ、クロム、コールタール、放射線、ディーゼル排ガス等の影響が報告されており、こうした物質に触れたり、吸い込んだりする機会が多い、ある種の職業や地域において、肺がんの発生率が高くなることがわかっています。

肺がんの組織型分類

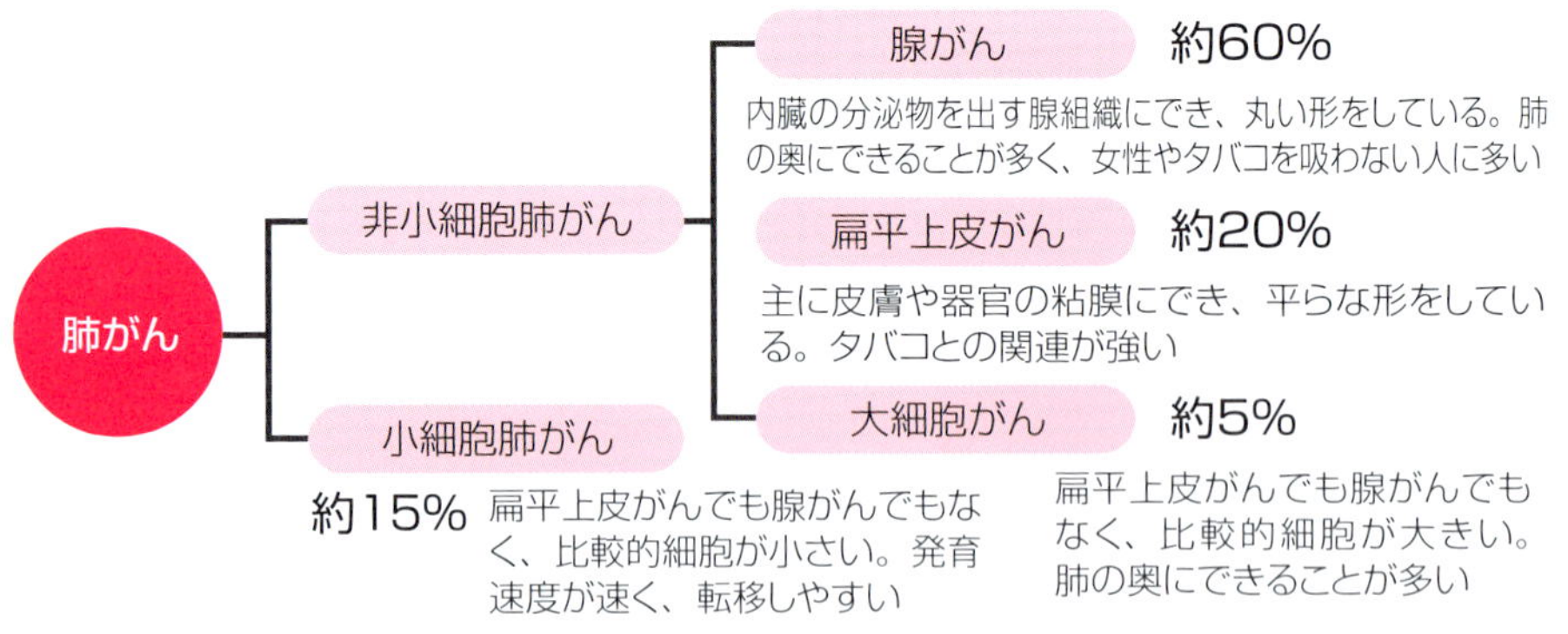
肺がん
非小細胞肺がん
腺がん
約60%
内臓の分泌物を出す腺組織にでき、丸い形をしている。肺の奥にできることが多く、女性やタバコを吸わない人に多い
扁平上皮がん
約20%
主に皮膚や器官の粘膜にでき、平らな形をしている。タバコとの関連が強い
大細胞がん
約5%
扁平上皮がんでも腺がんでもなく、比較的細胞が大きい。肺の奥にできることが多い
小細胞肺がん
約15%
扁平上皮がんでも腺がんでもなく、比較的細胞が小さい。発育速度が速く、転移しやすい

高齢者の罹患が増え、男性に多いがん

どの部位のがんも、ほぼ50歳代から罹患《りかん》率（新たにがんと診断される人の割合）が増えはじめ、それ以後、増加傾向は続き、高齢者になるほど高くなっていきます。

肺がんの罹患率をみると、60歳代以上から急激に増加傾向を示し、やはり年齢が高くなるにつれて増えています。女性は、50歳代から徐々に増加し、以後も増加傾向は緩やかです。生涯で肺がんになる確率は、男性で10人に1人、女性で21人に1人と推計されています。

肺がんによる死亡率の年齢による変化は、男女ともに罹患率とほぼ同じようなカーブを描きます。これは、肺がんが治りにくいがんとされる一つの根拠となっています。

部位別のがんの死亡率を比較すると、死亡率の高いがんといえます。男性では肺がんで亡くなる人が最も多く、女性は、大腸がんに次いで第2位となっています。

●予防と早期発見 診断後もあきらめない治療を

ただし、こうした統計にとらわれることなく、肺がんであっても早期に発見されれば十分に根治が望めます。さらに最近の分子標的薬の開発も相まって、肺がんに対する抗がん薬の治療効果には期待が集まっています。早期に限らず、進行期の肺がんであっても、根治の可能性が開けはじめています。

肺がん予防の原則である禁煙をはじめとし、早期発見につながる定期検診の受診に努めながら、がんと診断された後も、あきらめずに治療に臨むことが大切です。

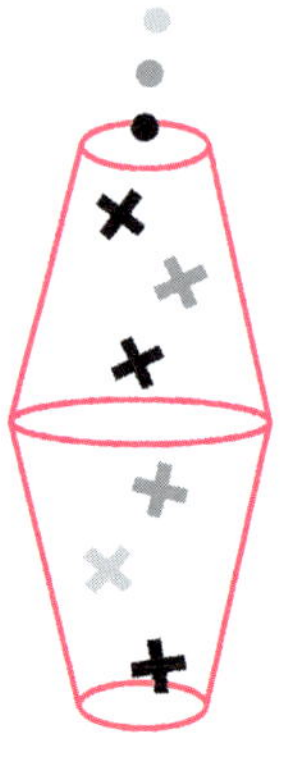

肺がんの罹患率、死亡率の年次推移

肺がんになる人、死亡する人はともに増え、その増加率のグラフのラインの近さは治りにくいがんであることを示している。

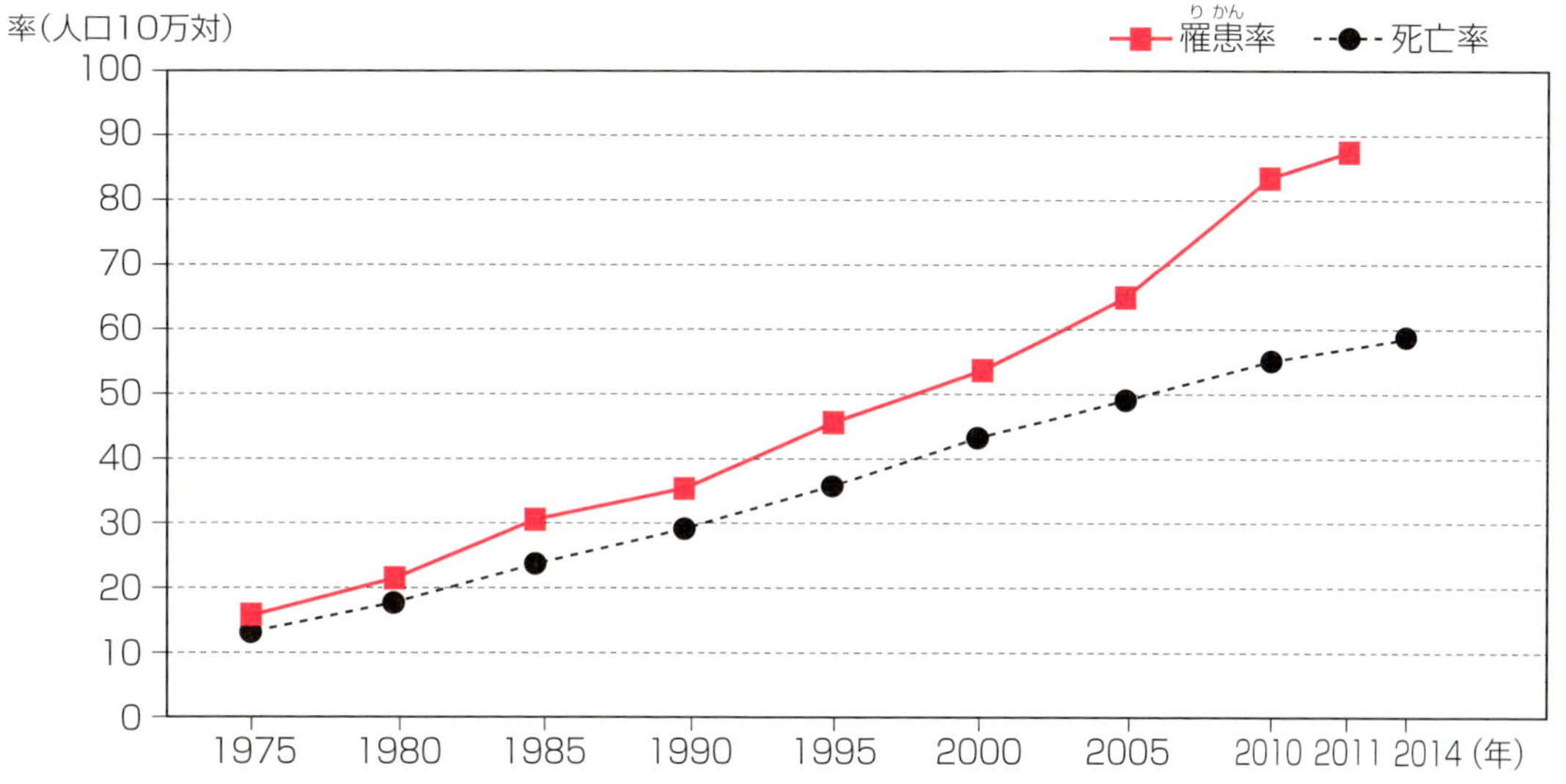

各種がんの罹患率と死亡率

肺がんは罹患者数中の死亡者数の割合が高く、ほかのがんと比べ死亡率の高いがんとなっている。

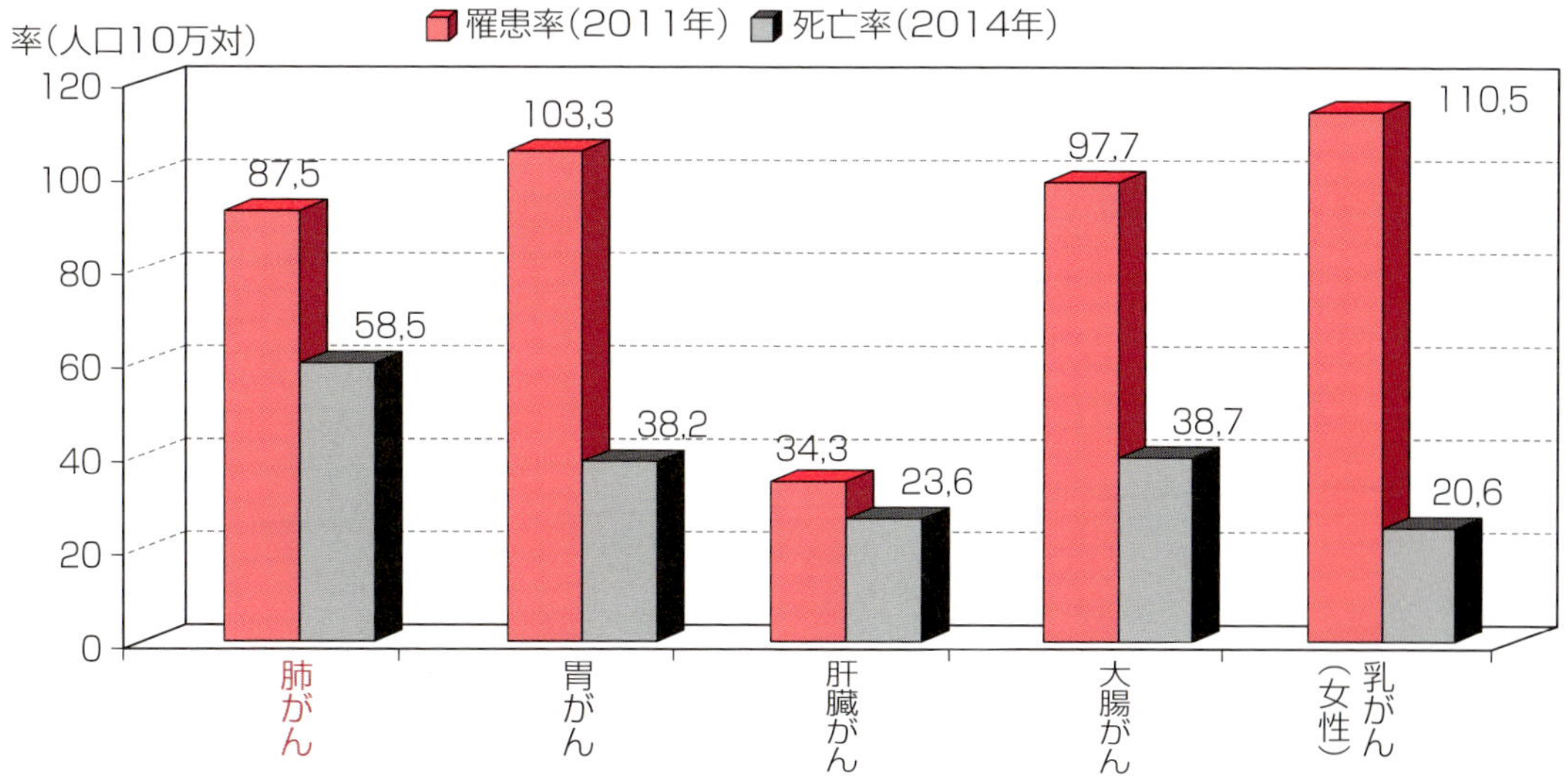

「がん情報サービス」最新がん統計のデータより作成

肺がんの検査と診断

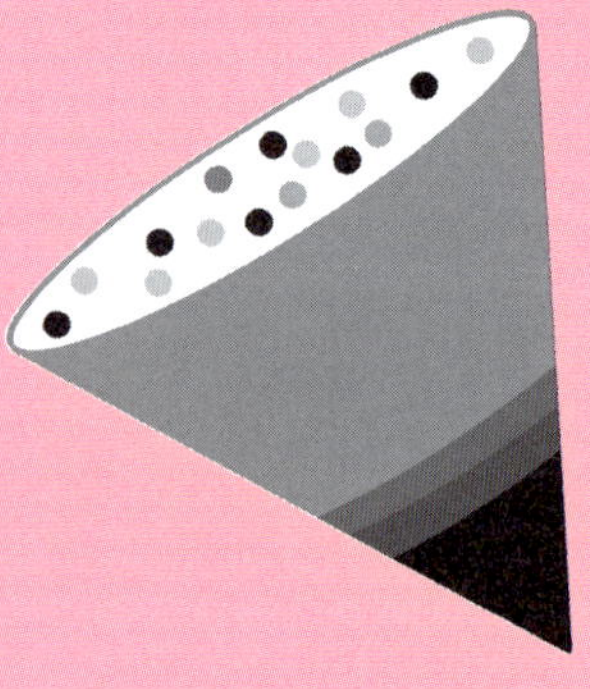

肺がんであることを確定するための検査の流れ

●まずは胸部X線検査

肺がんには病期にかかわらず、特有の症状はみられません。ただし、治りにくい咳や血痰など気になる症状がある場合には、医療機関を受診し、必要な検査を受けることが勧められます。

肺がんを早期にみつける手段として重要なのが、肺がん検診です。さまざまながんに対して検診が行われていますが、実際にそれらの検診が死亡者数を減らせる効果があるかどうかは、科学的な検証を経て、初めて実証されるものです。近年は、検診を科学的な方法で評価したうえで、公共の政策として行うことが国際的な流れとなっています。

日本でもがん検診に対する効果の判定が行われており、がんの死亡率減少の効果が示されているのは、胃、子宮頸部《けいぶ》、乳房、肺、大腸（各検査法は次ページ表を参照）です。

肺がんについては、胸部のX線検査と、喫煙者へはこれに喀痰《かくたん》細胞診を組み合わせた方法が有効であるとされています。喫煙者で喀痰細胞診の検査の対象となるのは、喫煙指数４００以上、あるいは６００以上です（喫煙指数＝１日の喫煙本数×喫煙年数）。

症状が気になるなどして受診し、肺がんの可能性がある場合、あるいは人間ドックなどでは、検診として効果が認められているこれらの検査

一般的ながん検診の流れ

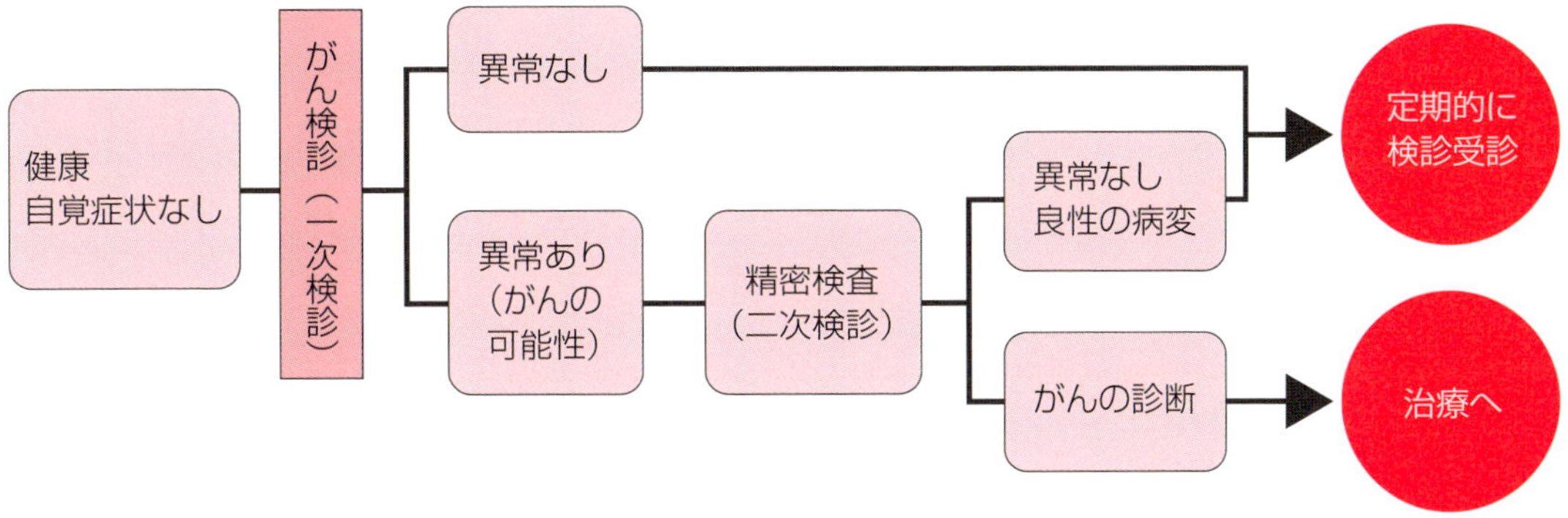

■科学的根拠のあるがん検診

対象臓器	効果のある検診方法
胃	胃X線検査
子宮頸部《けいぶ》	細胞診
乳房	視触診とマンモグラフィ（乳房X線検査）の併用
肺	胸部X線検査と喀痰《かくたん》細胞診（喫煙者のみ）の併用
大腸	便潜血検査、大腸内視鏡

に加えて、腫瘍マーカーの検査などが行われます。最近ではCTによる肺がん検診を取り入れた人間ドックも行われています。

●肺がんが疑われたら精密検査

基本的な検査によって、たとえば、画像上異常な陰影やリンパ節の腫《は》れ、胸水《きょうすい》が認められたり、喀痰細胞診で悪性細胞が発見されたりした場合には、肺がんが強く疑われます。そこで、診断を確定させるために、さらに胸部CT検査、気管支鏡検査をはじめとするさまざまな精密検査が行われます。

精密検査の目的は大きく3つあり、

・がんの存在や位置を調べる
・実際に細胞や組織をとってがんの病理学的性格を調べる
・がんの広がり具合を調べる

ための検査となります。

がんの存在や位置を調べる検査としては、検診で行われるよりも精度の高いX線検査、胸部CT検査があります。

直接、病巣から細胞や組織などを採取してがんの病理学的性格を調べる検査には、気管支鏡検査のほか経《けい》皮的《ひてき》肺生検、胸腔《きょうくう》鏡検査などがあります。

がんの広がり具合を調べるには、脳のMRI検査、腹部のCT検査、骨シンチグラフィー、FDG-PET検査などを行います。

検査によるがんの確定診断とともに、以後の治療方針を決めるためには、患者さんの全身状態の検査も大切です。生活習慣病や心臓病をはじめとした持病の有無、喫煙歴や呼吸機能、心機能、腎機能、肝機能などを調べます。

検査の具体的な方法や特徴

胸部X線検査

集団検診で用いられています。胸部に肺がんを示す影がないか、リンパ節の腫れがないかなどを調べることができます。簡便で広く普及し、患者さんにもほとんど負担のない方法です。

ただし、ごく早期の小さながんの場合、また臓器や骨の裏側など発生場所によっては、発見できない可能性があります。

喀痰細胞診

主に喫煙者に対する検診で、胸部Ｘ線検査と組み合わせて行われます。痰を採取し、がん組織からはがれ落ちたがん細胞が混ざっていないかを顕微鏡を用いて調べます。太い気管支に発生する扁平上皮がんという種類の場合などは、この検査法で診断がつくことがあります。

胸部CT検査

がんの有無や形状、大きさ、周囲の臓器への広がりなど、診断および治療に役立つ多くの情報を得ることができます。数㎜という単位で体の内部の横断面が描き出されるため、死角になる部分は少なく、非常に淡い陰影やごく小さな病変の見逃しも少なくなります。

さらに、単純ＣＴでもみつけにくい病変をみつけやすくする方法として、造影剤を用いた造影ＣＴがあります。静脈から造影剤を注入する以外は同様の方法です。ただし、造影剤の使用に際してはアレルギー症状が生ずることもあるので、注意が必要です。

この検査はＣＴスキャナーと呼ばれる機器の寝台に仰向けになるだけで苦痛や負担はなく、検査時間は、5～15分程度です。

腫瘍マーカー検査

がんのなかには、そのがんに特有の物質をつくり出す性質をもつものがあります。そうしたがんに特徴的な物質のうち、主に血液中で測定できるものを腫瘍マーカーといい、がんの検査に利用されています。がんの性質や広がりの目安を示しますが、マーカーの異常値だけでがんの有無を判断することはできません。がんがあっても異常を示さないこともあります。

採血で簡便に測定でき、治療効果の判定に対しては、有効に活用されています。

肺がんの腫瘍マーカーとしては、ＣＥＡ、ＳＣＣ、ｐｒｏＧＲＰ、ＮＳＥ、Ｃｙｆｒａ21-1などがあります。

気管支鏡検査

気管支専用の内視鏡である気管支ファイバースコープを口や鼻から挿《そう》

検査から確定診断、組織型・病期判定までの流れ

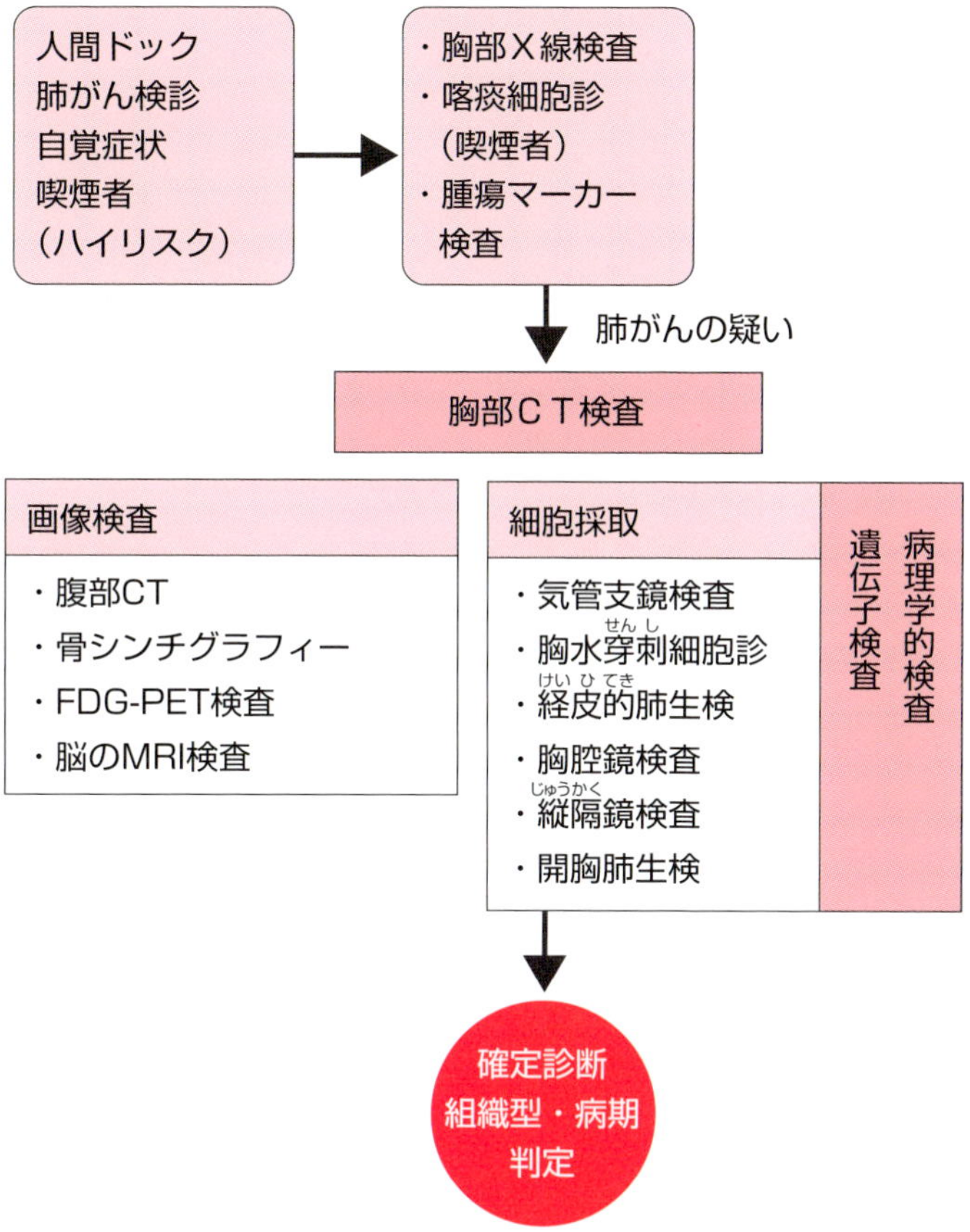

入《にゅう》して、気管支の内部やその周辺をモニター画面に映し、観察する検査です。

がんが疑われる箇所がみつかった場合は、そこから細胞や組織を採取し、がん細胞の有無やがんの種類を顕微鏡によって調べ、病理検査をすることもあります。

現在は、ファイバースコープの太さが5～6㎜程度と、以前よりかなり細いものが開発されてきました。分岐をくり返し網の目状をなす気管支に沿って挿入する技術も向上して検査の負担は少なくなっていますが、患者さんののどや気管支への刺激や痛みを軽減するため、口腔《こうくう》の奥まで局所麻酔を施します。この検査は、通常、外来で行います。

胸水の検査（胸水穿刺細胞診）

画像検査で胸水（肺を包む胸膜に水がたまっていること）が確認されたら、肺の外にたまった水を抜いて、がん細胞の有無を調べます。

経皮的肺生検（X線、超音波、CTガイド下）

皮膚の上から肋骨の間を通して細い針を刺し（経皮的穿刺《せんし》）、がんの発生が疑われる箇所の細胞や組織をとってきて、がん細胞の有無、組織型などの病理検査を行うものです。針を刺す際に、X線の画像を利用する方法、超音波（エコー）の画像を利用する方法、CTの画像を利用する方法などがあります。

喀痰細胞診、気管支鏡検査で診断がつかない場合、気管支鏡では疑わしい場所に届かないといった場合に行われます。

病巣部から細胞や組織を採取

採取した組織や細胞を顕微鏡で見て、がんかどうかをはじめ、悪性度や組織型を判定する。

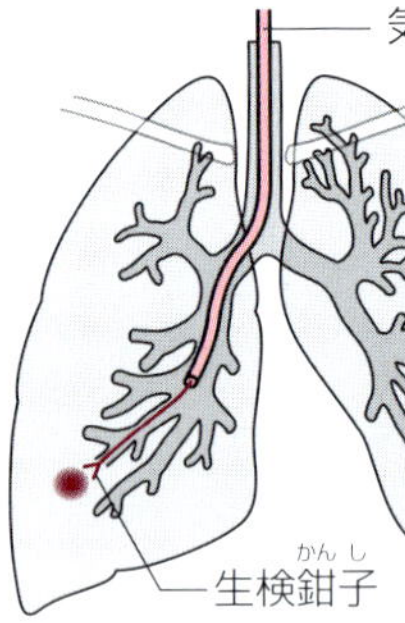

●気管支鏡検査

気管支にファイバースコープを挿入《そうにゅう》し、その中を通して生検鉗子をがんの位置まで送り込み、細胞や組織を採取する

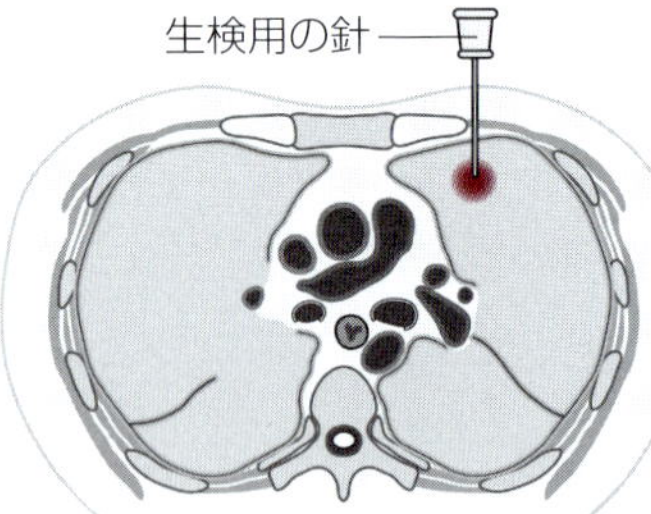

●経皮的肺生検

X線、超音波、CTなどの画像を見ながら生検用の針をがんの位置に刺し入れ、細胞や組織を採取する

胸腔鏡検査・縦隔鏡検査 開胸肺生検

がんが疑われる箇所から直接、細胞や組織を採取する検査（生検）が必要な場合、採取する位置や、それにふさわしい器具の種類によって、胸腔鏡検査、縦隔《じゅうかく》鏡検査、開胸肺生検という方法があります。外科的な処置をともなうため、どの検査も全身麻酔が必要となります。

胸腔鏡検査は、胸の皮膚を切開し、肋骨の間から胸腔鏡という内視鏡を肺の外側（胸腔）に挿入して行う検査です。肺や胸膜、リンパ節の一部の組織を採取します。

縦隔鏡検査は、縦隔鏡と呼ばれる筒状の専用の内視鏡によって、縦隔内や縦隔リンパ節やその周辺の組織を採取して行う検査です。

開胸肺生検は、手術によって胸を開き（開胸）、肺や胸膜、リンパ節の一部の組織を採取します。

これらの検査、および経皮的針生検を行うときは、入院が必要となります。

脳のMRI・CT検査

転移が多く認められる肺がんでは、病期診断のために、MRIやCT検査により脳転移の有無を調べることがあります。

腹部CT検査

腹部の状態や、転移の有無などを調べます。

骨シンチグラフィー

骨転移を調べる検査です。がん細胞に取り込まれる性質をもつ放射性薬剤を注射し、骨に取り込まれた放射線の分布を調べます。

FDG-PET検査

全身のがんを検出できる検査です。この検査は、がん細胞が正常の細胞より活動が活発で、ブドウ糖をより多く取り込む性質を利用しています。ブドウ糖によく似た構造をもつ放射性フッ素を含む薬剤（FDG）を注射し、その取り込みの分布状態を映像化して調べます。

■肺がんの病期分類

肺がんの進行度の分類。T：原発《げんぱつ》がんの進展程度、N：周辺のリンパ節への転移の程度、M：他臓器への遠隔転移の程度を組み合わせて、ⅠA期からⅣ期まで7つに分類する。

病期	T	N	M
ⅠA期	T1a	N0	M0
	T1b	N0	M0
ⅠB期	T2a	N0	M0
ⅡA期	T1a ～ T2a	N1	M0
	T2b	N0	M0
ⅡB期	T2b	N1	M0
	T3	N0	M0
ⅢA期	T1a ～ T2b	N2	M0
	T3	N1、N2	M0
	T4	N0、N1	M0
ⅢB期	Tは関係なし	N3	M0
	T4	N2	M0
Ⅳ期	Tは関係なし	Nは関係なし	M1a、M1b

■TNM分類

T1a	がんの最大径≦2cm
T1b	がんの最大径＞2cmかつ≦3cm
T2a	がんの最大径＞3cmかつ≦5cm あるいはがんの最大径≦3cmで胸膜*浸潤
T2b	がんの最大径＞5cmかつ≦7cm
T3	がんの最大径＞7cm　胸壁、横隔膜、縦隔胸膜、心膜に浸潤　気管分岐部から＜2cm、片側全肺の*無気肺や肺炎　同一肺葉内に転移
T4	縦隔、心臓、大血管、気管、食道、椎体、気管分岐部などに浸潤　同側の他肺葉に転移

N1	同側の気管支周囲、肺門、肺内リンパ節転移
N2	同側の縦隔、気管分岐部リンパ節転移
N3	反対側の縦隔、肺門リンパ節転移　*前斜角筋、*鎖骨上窩リンパ節転移

M1a	反対側肺内、胸膜に転移　*胸水にがん細胞
M1b	他臓器に遠隔転移

＊浸潤《しんじゅん》：隣接する組織に広がること
＊無気肺：肺に空気が入らなくなりつぶれた状態
＊前斜角筋：頸椎《けいつい》から肋骨にのびる筋肉
＊鎖骨上窩《じょうか》：鎖骨部分にあるくぼみ
＊胸水《きょうすい》：肺を包む胸膜の間にたまっている水

ⅢA期

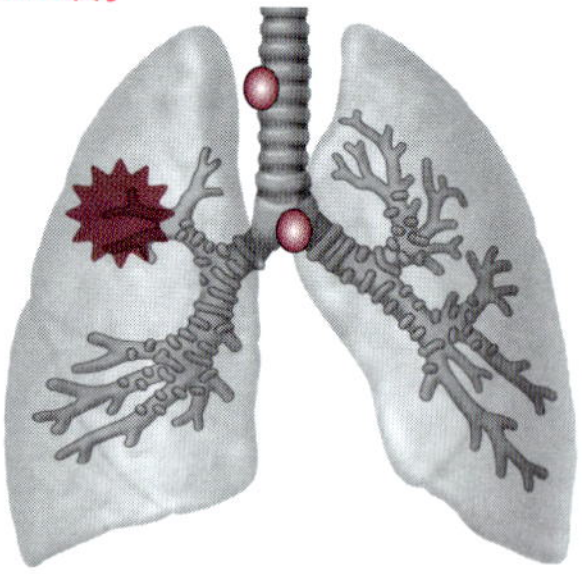

T1a〜T2b N2 M0

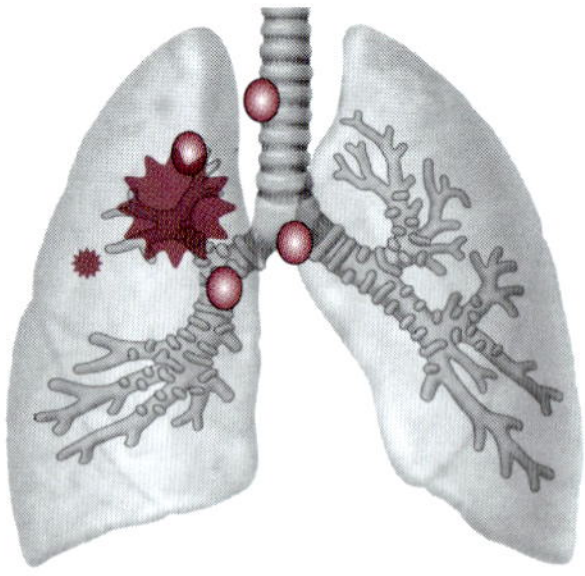

T3 N1、N2 M0

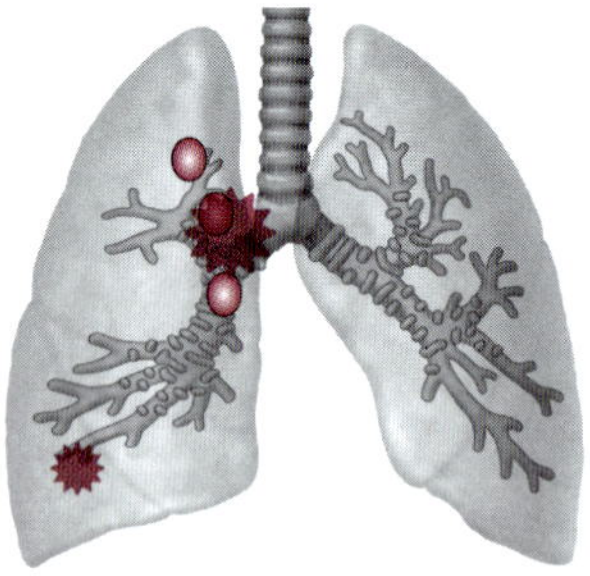

T4 N0、N1 M0

ⅢB期

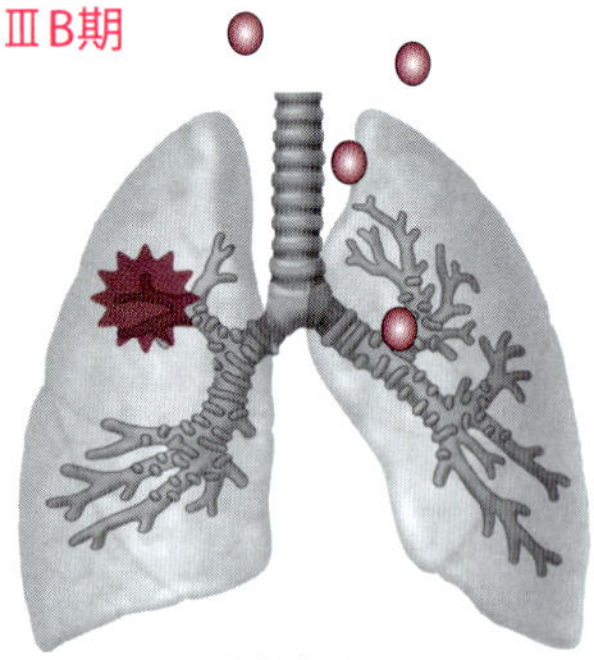

Tは関係なし N3 M0

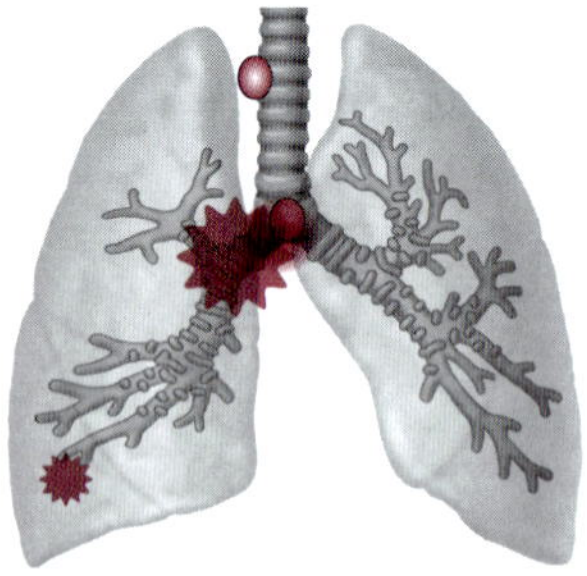

T4 N2 M0

遠隔転移しやすい他臓器

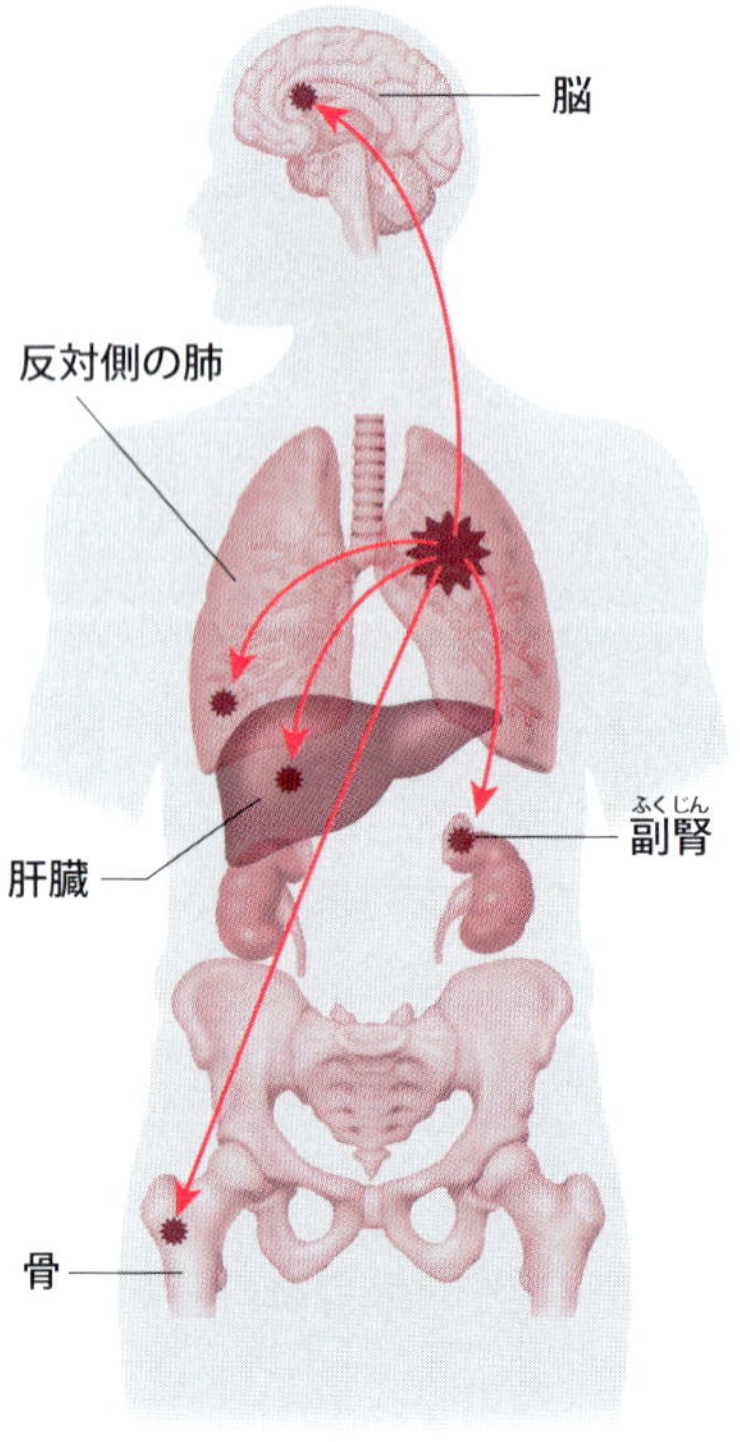

Ⅳ期

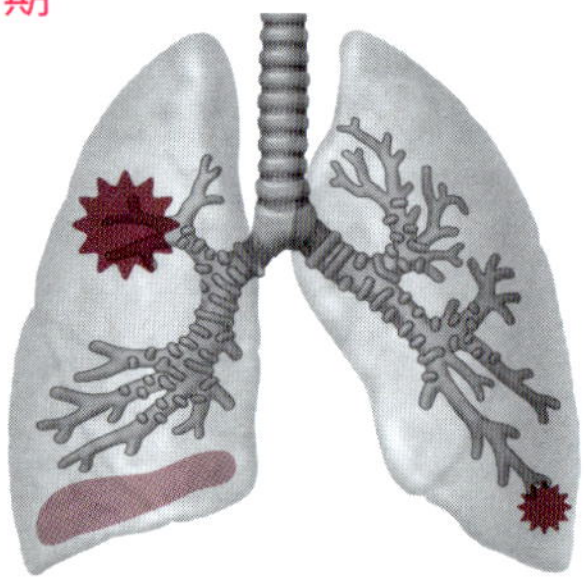

TNは関係なし M1a

TNは関係なし M1b

肺がんの病期分類図

＊がんの大きさや状態などについては29ページを参照してください。

ⅠA期

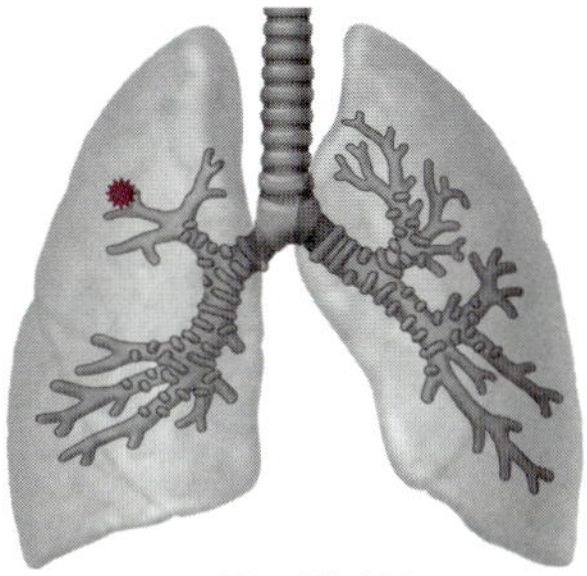

T1a N0 M0

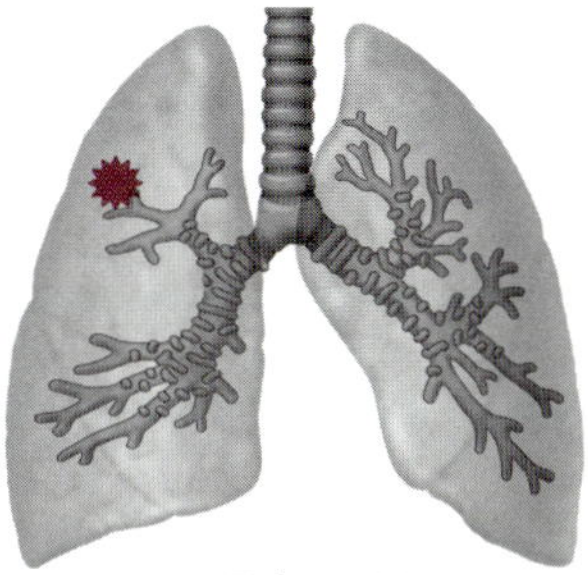

T1b N0 M0

ⅠB期

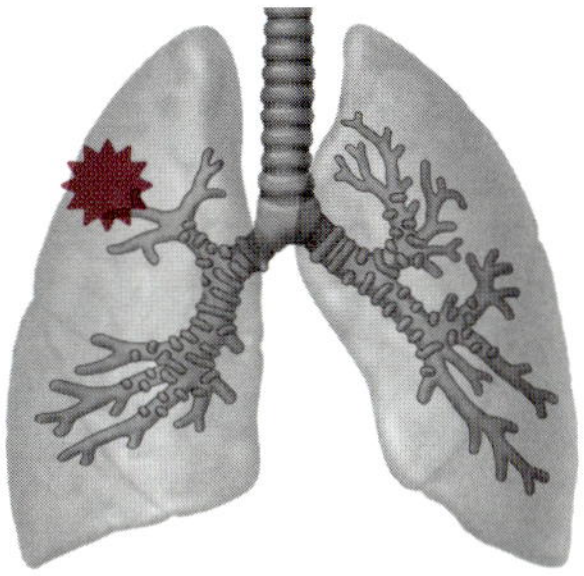

T2a N0 M0

ⅡA期

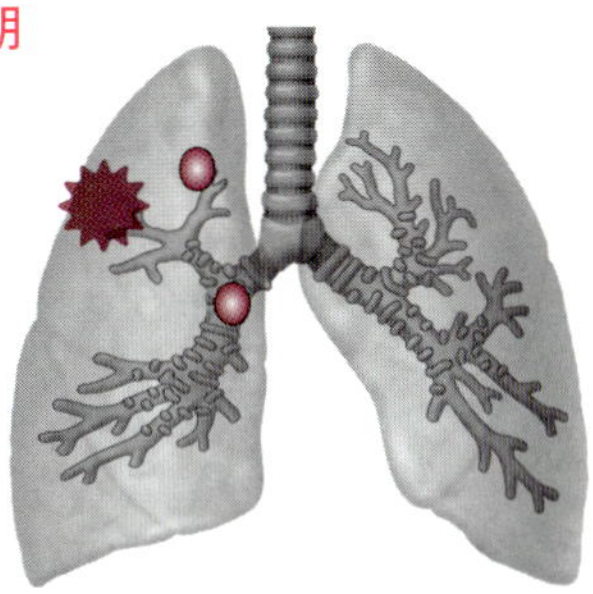

T1a〜T2a N1 M0

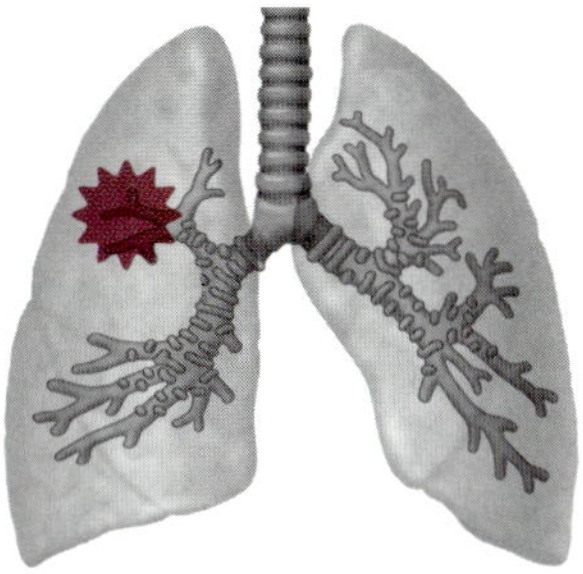

T2b N0 M0

ⅡB期

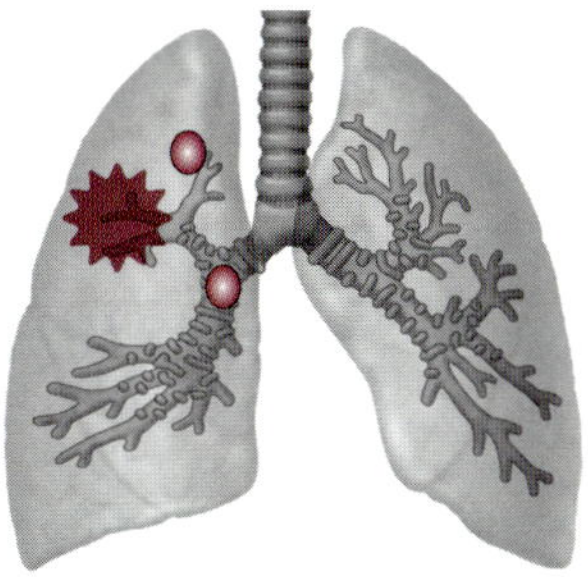

T2b N1 M0

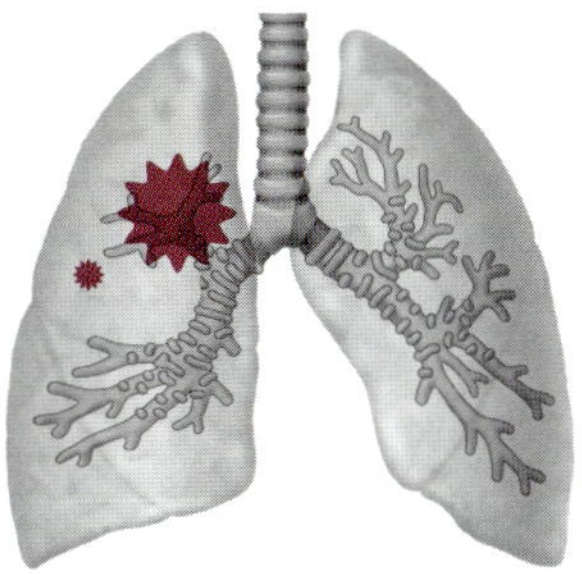

T3 N0 M0

病理学的検査、遺伝子検査を行い、がん細胞の性格を個別化

病巣と疑われる部分から採取した組織や細胞の一部を顕微鏡によって観察し、がんであるかどうかや悪性度、また、小細胞肺がんであるか、あるいは非小細胞肺がんならどのような組織型（腺がん、扁平上皮がん、大細胞がん）かなどを調べる検査を病理学的検査といいます。こうした病理診断の結果は、治療方針やその後の経過を大きく左右し、患者さんが自分に合った適切な治療法を選択する際に、欠かせない情報です。

ただし、肺がんは、発生した場所などによっては、生検を安全に行うことが難しい場合も少なくありません。手術で取りきれる可能性が大きい早期の肺がんでは、病理検査を経ずに手術を行い、手術によって摘出した病巣を用いて正確な病理診断を行うこともあります。

さらに、最近、肺がんであることが確定したのちに、標準的な検査として導入されたのが、上皮成長因子受容体（ＥＧＦＲ）遺伝子変異検査と、ＡＬＫ融合遺伝子検査です。これらの遺伝子検査は、確定診断に用いられた細胞の一部や組織を使って行います。この検査によって変異や融合が確認された患者さんには、それぞれＥＧＦＲ阻害薬やＡＬＫ阻害薬といった非常に効果が期待される抗がん薬を使うことができます。

このような遺伝子変異を調べる検査が標準的な検査として位置づけられたのは、分子標的薬の開発と、その劇的な効果によります。患者さんによって異なるがんの個性に沿った治療が可能になってきています。

●がんの進行度（病期）を決定する要素と分類

肺がんの進行度を示すのが病期です。ステージと呼ばれる場合もあります。肺がんの病期は、０期、Ⅰ期（ⅠＡ、ⅠＢ）、Ⅱ期（ⅡＡ、ⅡＢ）、Ⅲ期（ⅢＡ、ⅢＢ）、Ⅳ期に分類されています。病期を判断するには、最初に発生したがんの大きさ（原《げん》発《ぱつ》の進展程度）、周囲のリンパ節への転移の有無・程度（リンパ節転移）、隣接していない離れた臓器への転移の有無・程度（他臓器への遠隔転移）の３つの要素を考慮します。それぞれの要素は、Ｔ（tumor：腫瘍）、Ｎ（node：リンパ節）、Ｍ（metastasis：転移）で表され、Ｔは０、１（ａ、ｂ）、２（ａ、ｂ）、３、４に、Ｎは１～３、Ｍは１ａ、１ｂに分類され、これらを組みあわせて病期が決まってきます（29ページ表、30ページ図参照）。

●細胞の形状による４タイプ

肺がんは、組織の形状によって、腺がん、扁平上皮がん、大細胞がん、小細胞肺がんの４つに大きく分類されます（22ページ参照）。小細胞肺がん以外の３つのタイプをまとめて非小細胞肺がんと呼び、このグループと小細胞肺がんでは、進行状態など病状に大きな違いがみられます。

一般に小細胞肺がんは、非小細胞肺がんより進行が速く、転移もおこりやすいとされており、発見したと

きにはすでに転移がみられることも少なくありません。ただし、小細胞肺がんのほうが抗がん薬や放射線の治療効果は期待でき、小細胞肺がんと非小細胞肺がんでは、治療方針・治療計画が異なってきます。

●病期、組織型、遺伝子変異などを考慮し、治療法を選択

肺がんの治療法では、手術療法、放射線療法、抗がん薬を用いた化学療法が三本柱となります。それぞれ単独で行う場合もありますが、これらを適宜組み合わせて行う場合がほとんどです。

がんの個別化をより重視し、患者さんごとに適切な治療戦略が立てられるようになっています。

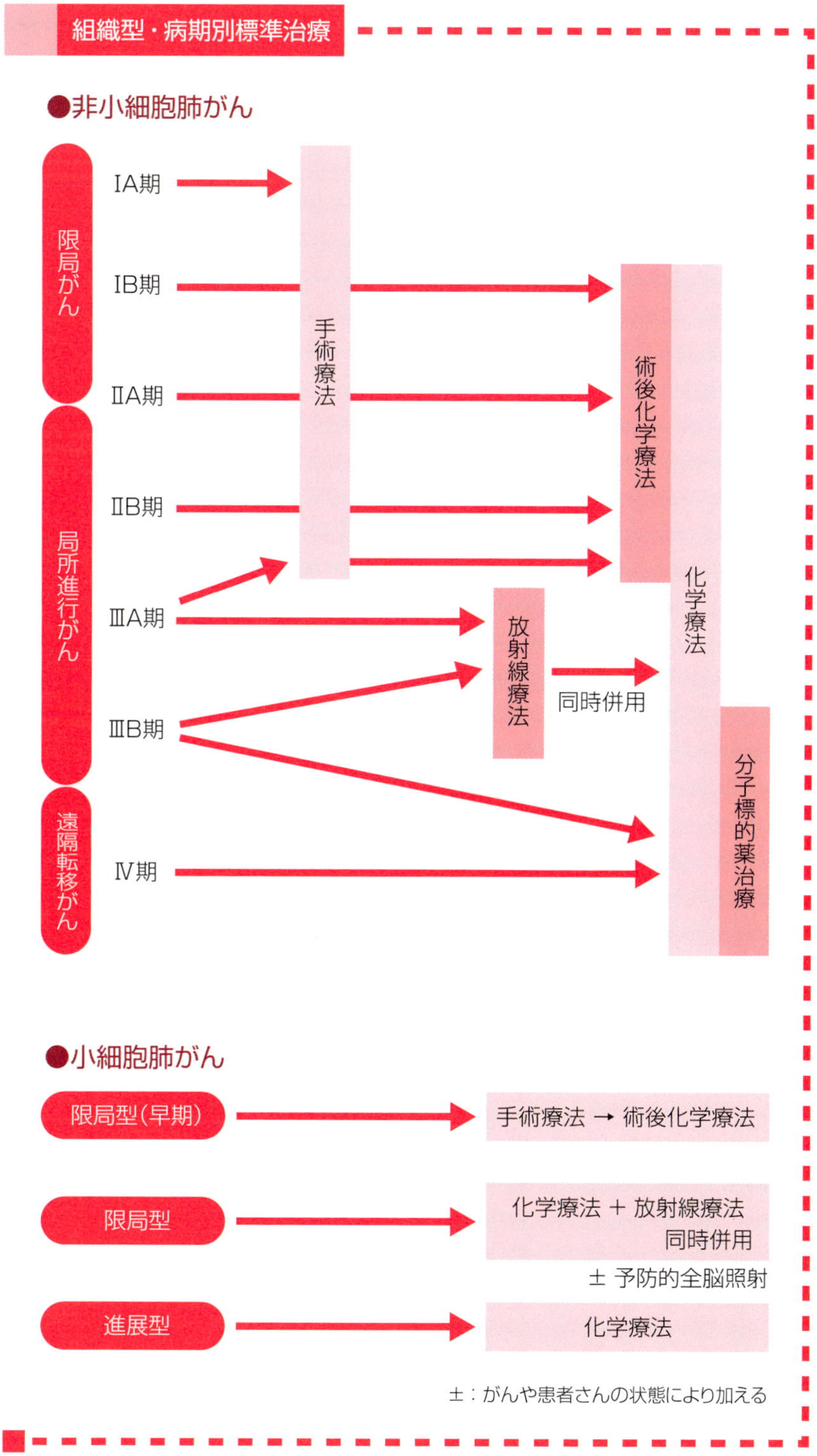

肺がんの治療はこのように行われます

治療法選択の目安となるのは、組織型、病期

治療方針、治療計画を立てるにあたっては、まず、小細胞肺がんであるか、そうでないか（非小細胞肺がん）が一つの大きな目安となります。小細胞肺がんについては、後述することにし、まず、非小細胞肺がんの治療法の選択について解説していきます。

治療法選択に際して、小細胞肺がん、非小細胞肺がんの分類に加え、不可欠な条件は病期の判定です。

ごく大まかに病期ごとの標準治療を紹介すると、早期のがん（病巣が片方の肺葉にとどまっている、ⅠA～Ⅲ期の一部）に対しては手術によって根治を目指します。この場合、必要と判断されれば、手術後に抗がん薬を用いることもあります。

局所進行がんと呼ばれる段階（周囲の臓器に病巣が広がっている、または縦隔《じゅうかく》のリンパ節に転移がある、しかし遠隔転移はない、Ⅲ期）では、手術では切除しきれないため、放射線と抗がん薬を同時に用いる治療が勧められています。

進行がん（遠隔転移がある、Ⅳ期）に対しては、主に抗がん薬による治療が行われます。

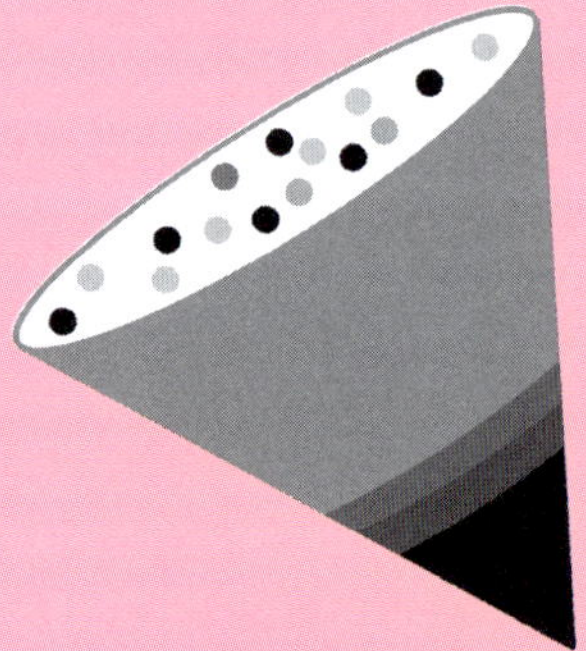

こうした標準的な治療を基本に、そのほか選択できると考えられる治療法すべてについて、わかりにくいこと、疑問に思うことはそのままにせず、医師の説明をよく理解することが非常に大切です。どの病期であっても、患者さん本人の希望は尊重

されるべきであり、手術、放射線、抗がん薬などを必要に応じて組み合わせる集学的治療が近年の方向性といえます。

●治療後のQOLを大きく左右する全身状態

治療を選ぶにあたっては、患者さんの持病や体力も考慮しなければなりません。特に、肺の一部を切除、摘出することになる手術療法では、肺機能の評価は重要な条件となります。歩行負荷前後の心電図や不整脈のチェックなどによって、どの程度の切除範囲に耐えられるのか、切除しても肺活量や酸素を取り込む能力は保たれるのかといった判定が慎重に行われます。

そのほか、手術によって悪化が予測される糖尿病など、あるいは、手術後の回復に大きく影響を与えると考えられる狭心症や心筋梗塞といった持病の管理や、合併症の重症度などの評価も必要です。

こうした評価・判定結果により、肺機能や体力が手術に耐えられないと判断されれば、たとえ、早期で標準的には手術が選択できる段階であっても、手術ができないこともあります。その場合には主に放射線療法が行われます。

一方、手術が困難と判断される病期で、抗がん薬の投与から治療をスタートしても、非常に高い効果が認められ、病巣が縮小すれば、場合によっては手術を選択できる可能性が出てくることもあります。

さらに、現在は、遺伝子変異の検査を経て、条件が合えば、大きな効果が期待できる分子標的薬を用いるなど、治療の選択肢が増えています。もちろん、その際、がんや体の状態だけでなく、患者さんの人生観、価値観、QOLに対する考え方に基づき、患者さんと医師が互いに納得しあったうえで、本人に合った最適な治療が選ばれることはいうまでもありません。

自分に合った治療法を選ぶ

このような書式を用いて提案された治療のメリット、デメリット、自分の気持ちなどを書き出して整理していくと治療法選択の判断に役立つ。

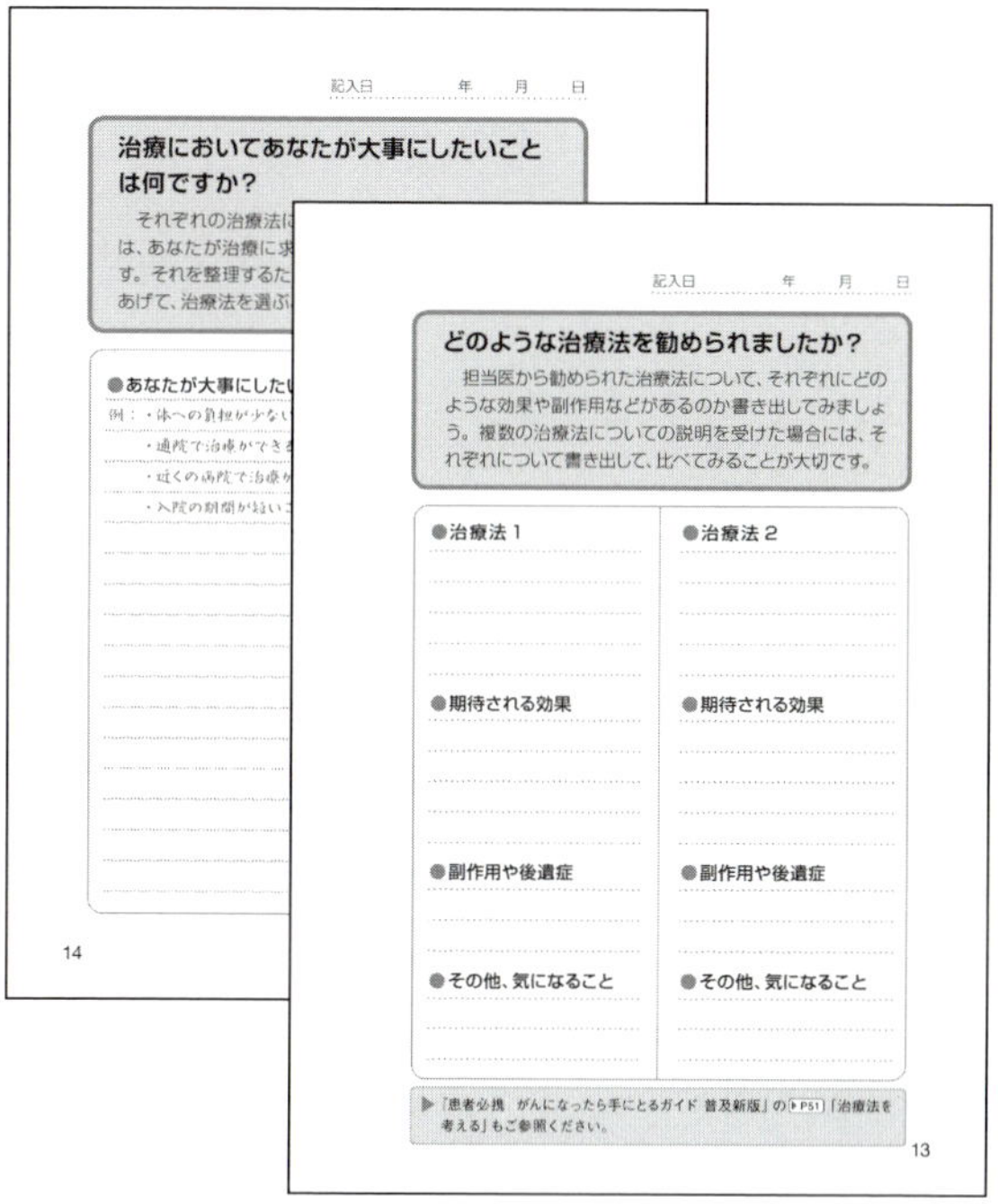

「患者必携 私の療養手帳」
国立がん研究センターがん対策情報センター編著
http://ganjoho.jp/hikkei/mynotes/chapter1/01-04-00.html

非小細胞肺がんの手術療法

根治を期待し、外科的にがんを切除

肺がん早期、いわゆる限局がんと呼ばれる段階で、外科的にがんを取り除き、根治が期待できる場合に、手術が選択されます。切除範囲によっては、呼吸機能はかなり低下するため、手術前の機能の評価が重要です。

肺がんの手術術式には、片側の肺をすべて切除する肺全摘《ぜんてき》術、肺葉《はいよう》単位で切除する肺葉切除術（右肺は上葉《じょうよう》、中葉《ちゅうよう》、下葉《かよう》、左肺は上葉、下葉ごとに切除）、肺葉の一部を区域ごとに切除する区域切除、がんだけをくりぬくように切除する部分切除（楔《くさび》状切除）などがあります（次ページ図参照）。

がんの大きさや広がり、発生した場所、手術が与える負担、術後の影響などを考慮し、これらの術式から患者さんにとって適切な方法が選ばれます。

肺がんの手術では、がんの切除範囲周辺にあるリンパ節も一緒に摘出（リンパ節郭清《かくせい》）し、リンパ節への転移を調べるのが一般的です（ただし、区域切除、部分切除では異なる）。転移の有無によって、手術後に抗がん薬による化学療法や放射線療法が追加されます。

肺葉切除術とその周辺のリンパ節郭清を組み合わせた手術が、肺がんの標準的な手術と考えられており、これよりも切除範囲が小さいという意味で、区域切除や部分切除は縮小手術と呼ばれています。一方、がんが肺だけでなく周辺の臓器に広がっている場合など、標準的な手術よりも広い範囲でがんやリンパ節を切除する手術は、拡大手術と呼ばれています。

■肺がんの手術術式

肺全摘《ぜんてき》術	片側の肺をすべて切除
肺葉《はいよう》切除術	肺葉の1つを切除。これにリンパ節郭清《かくせい》を加えた方式が、肺がんの標準的な手術
区域切除 部分切除	縮小手術と呼ばれ、肺葉の、がんのある一部分のみを切除

4つの切除方式

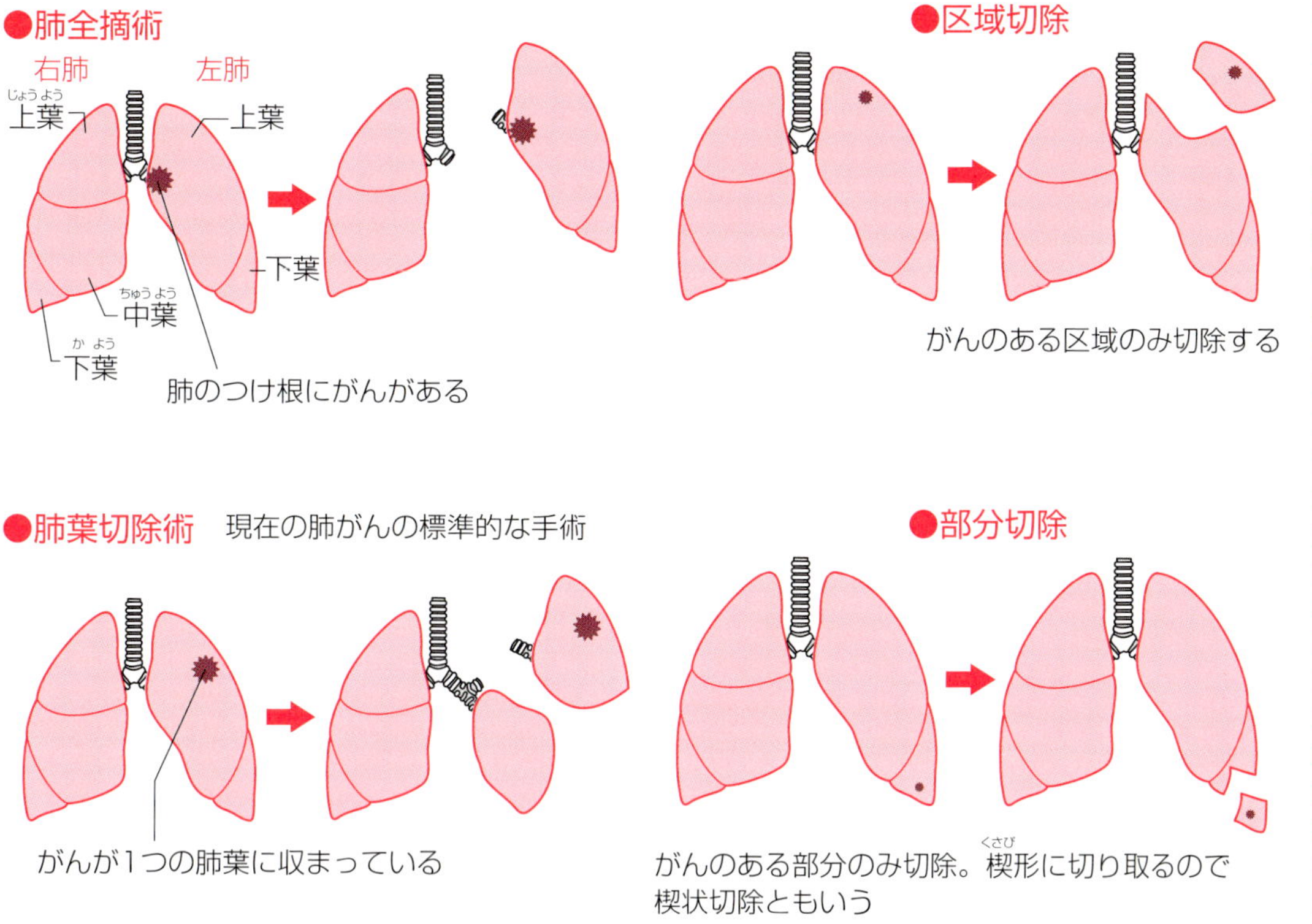

がんのある区域のみ切除する

がんのある部分のみ切除。楔形《くさび》に切り取るので
楔状切除ともいう

●拡大手術、縮小手術ともに術式選択は慎重に

手術が検討されるのは、がんが一方の肺葉内にとどまっており、リンパ節転移がない、転移があるとしても近くのリンパ節に限られている場合であり、具体的な病期でいうと、Ⅰ期、Ⅱ期とⅢ期の一部です。

Ⅲ期の一部とは、ⅢA期で、がんが肺葉や近くのリンパ節を越えて広がっていたり、転移が確認されたりしていても、その程度が軽いと判断されれば、手術を選択することもあります。

ただし、この選択に際しては、極めて慎重な判断とともに、放射線療法、化学療法を組み合わせた手術後の治療（集学的治療）の体制を十分に整える必要があるでしょう。

また、小さく切除する縮小手術（区域切除、部分切除）の選択にあたっても、注意深い検討が不可欠です。

縮小手術の大きな特徴は、肺葉を可能な限り残すことで呼吸の機能を温存できることです。また、手術時

肺がんに関連するリンパ節

現在の標準的な手術では、がんのある肺葉と、その部分につながっているリンパ節を切除する。たとえば、右上葉切除の場合は、赤い線で区切った部分のリンパ節を一緒に取り除く。

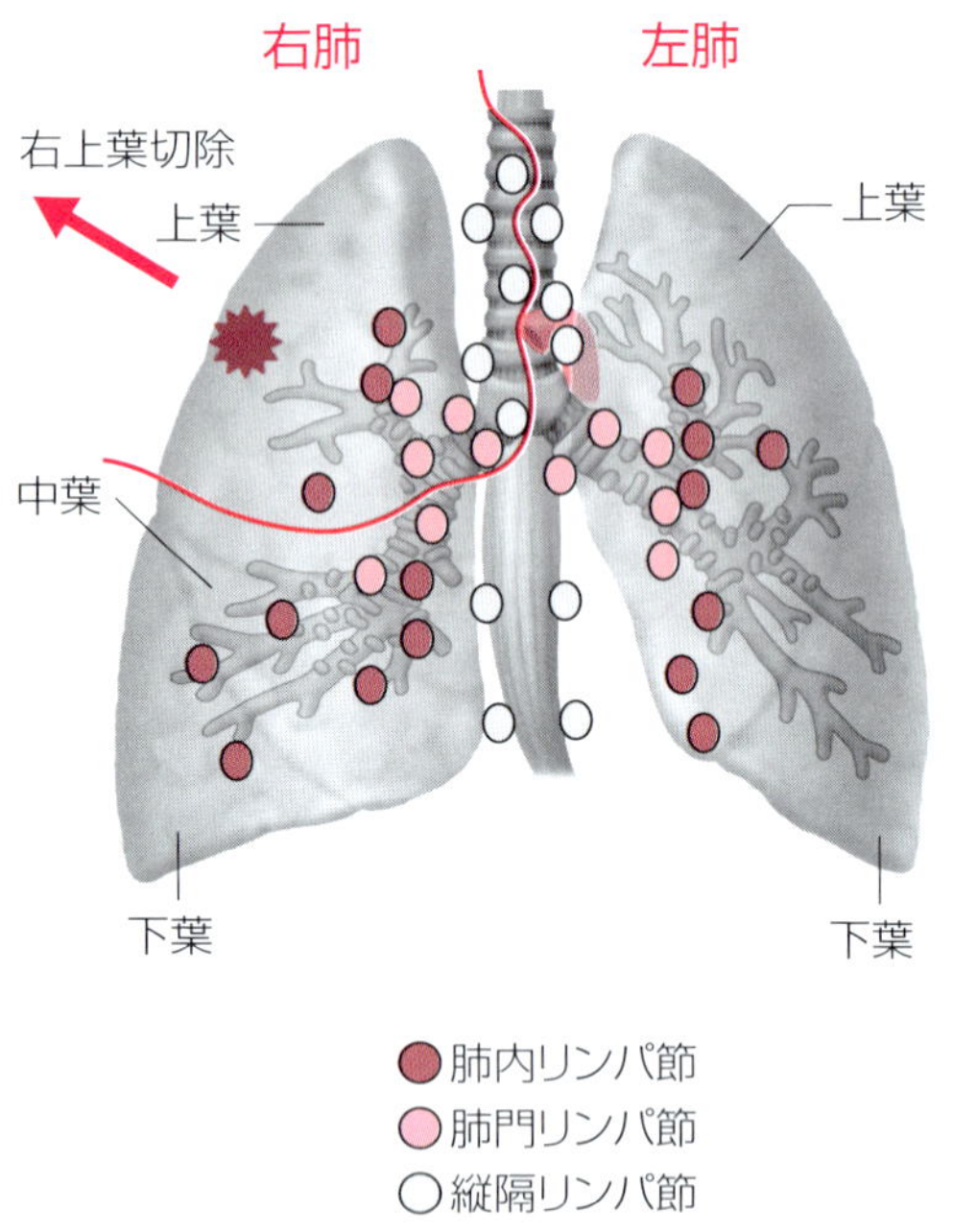

成毛韶夫原図より作成

間や入院日数が短縮され、患者さんの負担は軽減されます。

縮小手術ではリンパ節郭清についての処置が大きく異なり、区域切除では一部切除することもありますが、部分切除では一切行わないため、転移の有無については正確な診断が求められています。

これらの特徴から、縮小手術が適するのは、肺気腫などで肺機能や肺活量が非常に低下している患者さん、ほぼ100％リンパ節転移がないと考えられるすりガラス状陰影（GGO、ごく早期の小さな腺がん）の患者さんなどです。すりガラス状陰影は、CTの普及によって、最近みつかるようになってきたものです。

●胸を開く手術、開かない手術

肺がんの手術では、胸部を切開して、医師本人の目で見て手術を進める開胸手術が一般的ですが、胸腔《きょうくう》鏡を併用して、手術前に患部の様子を観察したり、手術中も直接肉眼では見えにくい部分を確認したりしながら行う場合が増えてきています。

なかには、胸を開かずに、数カ所の小さな切開創から手術器具を挿入《そうにゅう》して、終始胸腔鏡下でモニター画面を確認しながら手術を進める完全胸腔鏡下手術を行っている施設もあります。ただし、この手術は、切開創は明らかに小さくなりますが、手術の所要時間や出血量などは医師の習熟度・経験に左右される面が少なくないことが課題です。

注意すべき合併症

標準的な手術による重大な合併症の危険度は非常に低くなっていますが、一般的におこる可能性のある合併症は次のようなものです。

- 出血
- 肺瘻《ろう》（肺から空気がもれる）
- 不整脈
- 切開創の化膿
- 術後肺炎
- 無気肺（肺の一部または全部に空気が入らずつぶれた状態）

胸を開く手術・開かない手術

●開胸手術

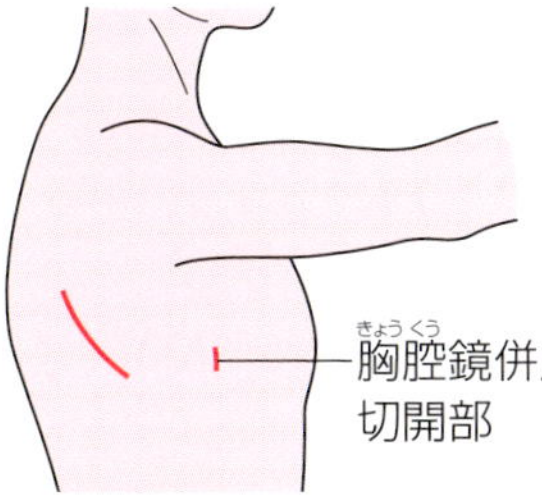

通常行われる「後側方開胸」。胸のわきを約8～10㎝切開する

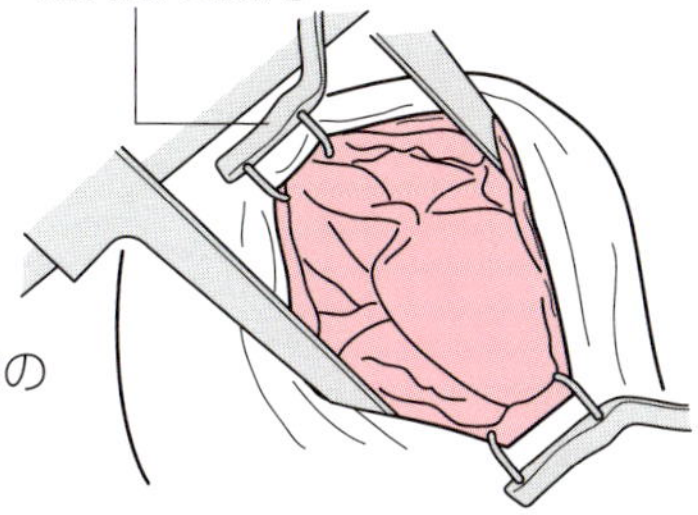

開胸器で肋骨間を押し広げ、手術のスペースを確保

●完全胸腔鏡下手術

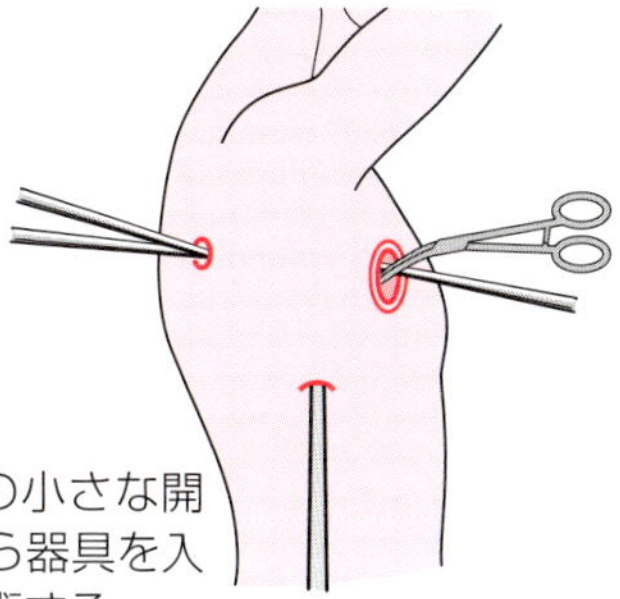

3カ所の小さな開口部から器具を入れて手術する

・気管支断端瘻《だんたんろう》（気管支の切り口から空気がもれる）
・肺塞栓症

●多角的な評価で術式を選ぶ

開胸器の向上や胸腔鏡の利用など、さまざまな工夫によって、切開創は以前より小さくなり、手術後の痛みや、体力回復までの日数など、手術の患者さんへの負担は軽くなってきています。また、安全な手術の方法も確立されており、重大な合併症の発生も極めて低い確率です。

手術療法の最大のメリットは、取りきれれば根治が可能であることです。そのためには手術の視野の確保も重要で、傷の大きさだけが患者さんへの負担を表す目安ではありません。出血量や手術時間などが患者さんに与える影響を含め、安全性と根治性などを総合的に考え、術式を選ぶ必要があるでしょう。

手術療法で大切な呼吸のリハビリテーション

肺がんの開胸手術を行う患者さんにとって、手術前後の呼吸のリハビリテーションは非常に重要です。

開胸手術の後遺症として、肺炎がよくみられますが、これは、手術後の痛みや麻酔の影響から、呼吸が浅くなって痰《たん》を出しにくくなり、肺の奥にたまってしまうことが要因と考えられています。そこで、手術を受ける前に、痰を出しやすくするコツや呼吸法を覚え、必要な関節や筋肉の柔軟性を増したり、筋力を強化したりするトレーニング（呼吸のリハビリテーション）を行い、QOLの低下を防ぐことが勧められています。

手術前にこうしたリハビリテーションを行った人と行わなかった人を比較すると、行った人のほうが合併症の発生率が低下し、回復も速くなることが証明されています。

手術前に勧められる準備やトレーニングとしては、
・禁煙（喫煙者の場合）
・深呼吸（腹式呼吸）の習得
・インセンティブスパイロメトリー（手術前後の呼吸訓練に使用される器具の1つ。深く吸い込む呼吸法を目で確認できるしくみになっている）の使い方
・ストレッチ運動（首・肩甲骨周囲・腰など）
・筋力強化のための運動（腹筋・背筋・脚の筋肉）
・全身の持久力を向上させる運動　などです。

手術後は、病状が安定したらできるだけ早く起き上がるようにし、歩行訓練や、必要な場合は、持久力を向上させる訓練を行って、体力の回復を図り、早めの退院、日常生活への復帰を目指します。

非小細胞肺がんの放射線療法

目的は根治あるいは症状緩和

　がんに対する放射線療法には、患者さんの状態や目的に応じて、最初に発生したがん（原発巣《げんぱつそう》）やリンパ節に放射線を照射して根治を目指す治療（根治的胸部放射線療法）と、脳や骨への転移によっておこる症状を緩和するために行う治療（緩和的放射線療法）とがあります。

　根治的胸部放射線療法は、一般には手術が選択される限局がん（Ⅰ期～ⅢA期）で、持病があるなど、何らかの理由で手術ができない、または手術を希望しない患者さんに対して検討されます。

　最近は、コンピュータの使用で綿密な照射計画を立てることが可能になり、照射技術も向上して、病巣をピンポイントに狙うことができるようになってきています。

　しかし、病巣の周囲の正常な細胞へ全く影響を与えないということは不可能です。

　病巣の位置も大切な条件であり、心臓や主要な動静脈、気道や食道などの器官が集まる縦隔（20ページ図参照）に隣接しているがんに対しては注意が必要です。

●高精度の治療、定位放射線照射

　周辺の正常な細胞への照射を最低限に抑え、がん細胞だけにいかに集中して照射するか、つまり、効果は最大限に合併症は最小限にが、放射線療法の目指すところであり、同時に克服すべき課題でもあります。

　その目標により近づこうと開発された治療技術の一つが定位放射線照射です。ガンマナイフ（脳を対象とし、ガンマ線を病変部に集中照射させる治療装置）のシステムを応用し、すでに一般に普及している放射線治療装置である直線加速器（リニアック）を用いて、同様の効果を狙い、開発された技術です。

　コンピュータ技術の進歩により緻《ち》密《みつ》な照射量の計算が可能になったこと、さまざまな画像診断の技術が向上し、病巣の位置や形状が正確にわかるようになったことなどを背景に、リニアックを回転させるといったさまざまな工夫を重ね、多方向からの放射線の照射を可能にして病巣に集中させることに成功しました。もともとは頭頸部《とうけいぶ》の腫瘍や脳動脈の奇形に対する治療に用いられていましたが、早期の肺がんや転移性肺腫瘍にも使用されるようになっています。

そのほか、通常の照射よりも精度をあげる照射方法として、三次元治療原体照射（ＣＴやＭＲＩ画像などを利用した三次元計画装置を用い、病巣の形にそっくり合わせた照射範囲を作成。周辺の正常細胞への照射を極力避ける方法）などがあります。

非常に大きな破壊力をもつ陽子線治療

放射線療法には、Ｘ線とは性質の異なる粒子線を用いる治療法もあり、日本では、陽子線治療と重粒子線治療が行われています。

陽子線や重粒子線には、一定の深さ以上は進まないという特性があります。その特性を利用すれば、病巣で最大の効果を得ながら、病巣より奥の細胞には影響を与えずに、非常に大きな破壊力をもつ線量を効率よく集中させることができます。

国立がん研究センター東病院では、サイクロトロン（加速器の一種）を用いた陽子線治療を１９９８年末より行っています。

放射線療法の進め方 重要なのは治療計画

肺がんの放射線療法は、大まかにいうと、固定具の準備・作成→治療計画の策定→照射位置のマーキング→実際の治療を開始するといった手順で進められます。

照射量は施設や患者さんの状態によって差がありますが、通常Ⅰ、Ⅱ期で手術ができない患者さんでは、Ⅰ期は1日1回12グレイ（グレイは照射量を表す単位）×４回、Ⅱ期は

定位放射線照射

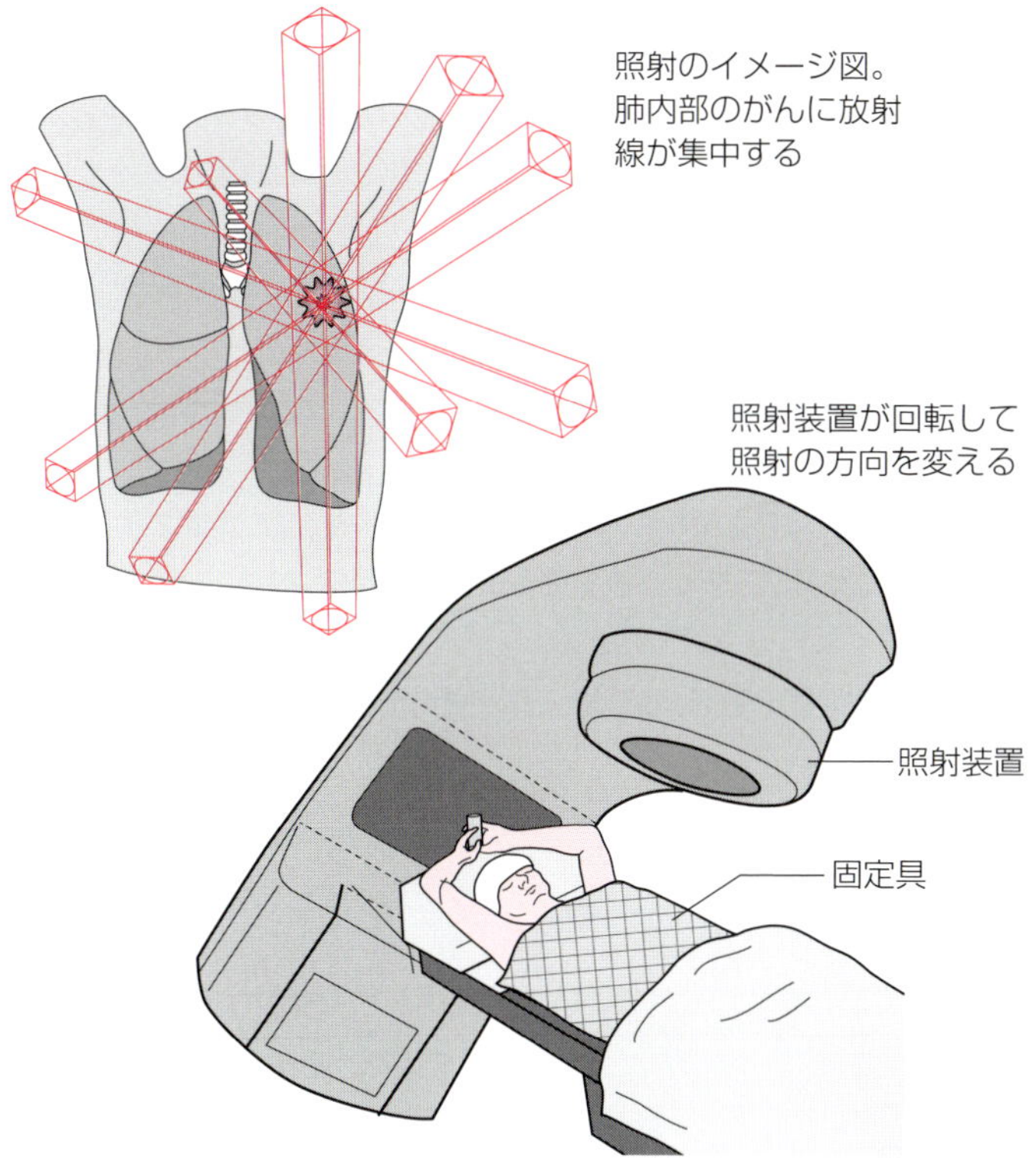

照射のイメージ図。
肺内部のがんに放射
線が集中する

コンピュータを用いて、肺内部のがんで多方向からの放射線が交わるように治療計画を立て、合併症を最小に抑えながら最大の治療効果を狙う。

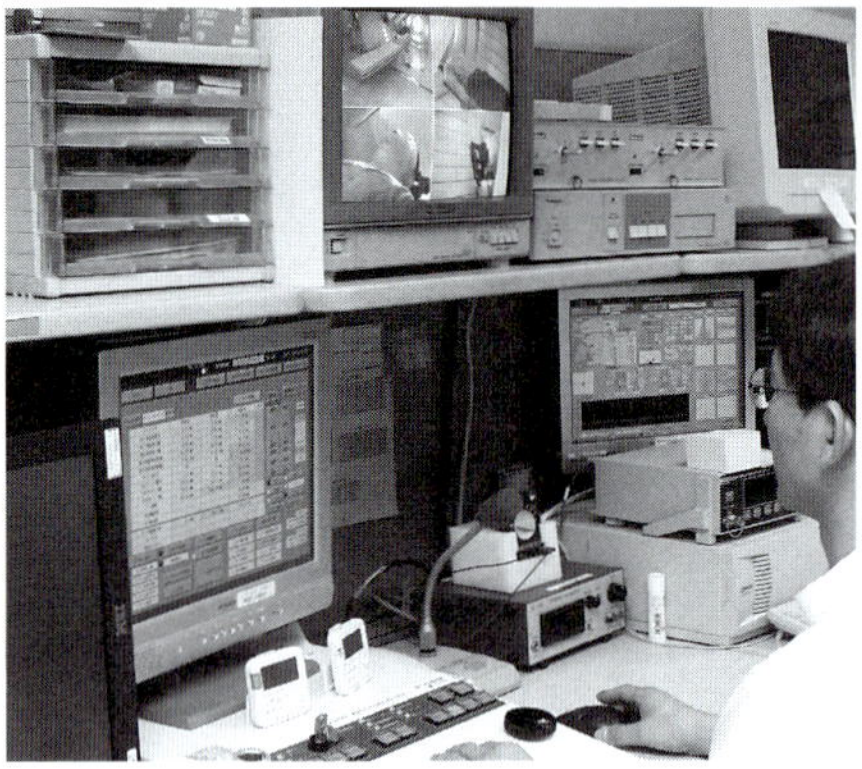

医師、放射線技師が操作室で、計画の確認や陽子線の照射を行う

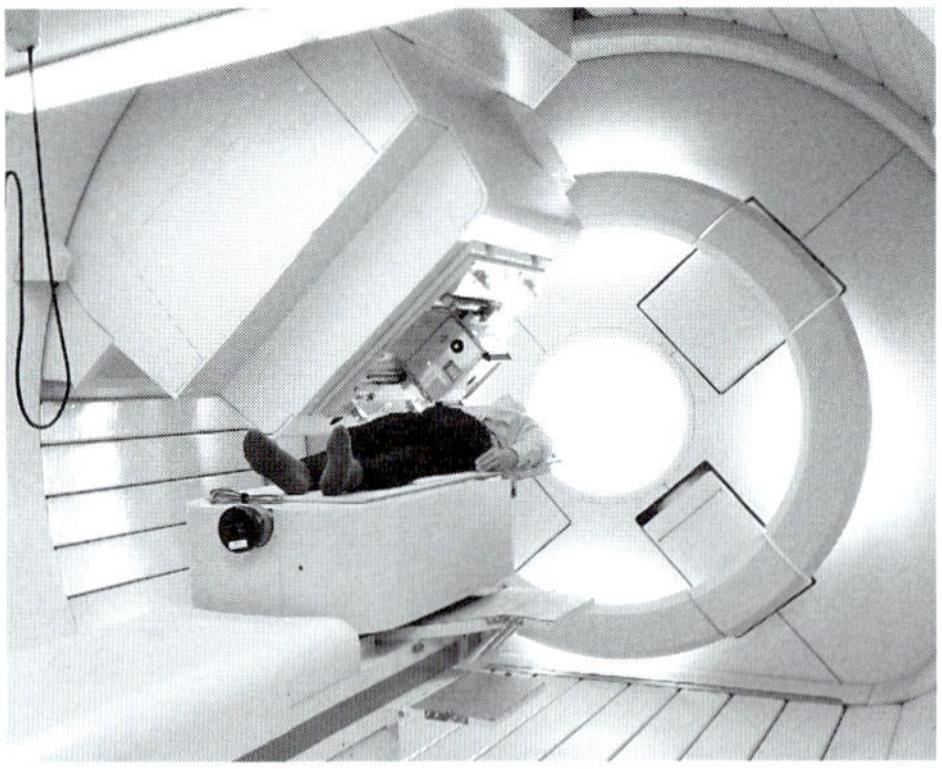

国立がん研究センター東病院の陽子線照射装置。ベッドに寝た状態のまま装置が回転する

1日1回2グレイ×30回、また、Ⅲ期で化学療法と併用する患者さんでは、1日1回2グレイ×30回の照射が行われています。

照射は毎日くり返されますが、そのたびに必要な位置にずれることなく放射線を当てるために、体を固定し、同じ体位が保たれるような器具を、患者さんごとに作ります。

放射線で最も重要な過程の一つが、治療計画の策定です。病巣の位置や形状を正しく把握し、目的に応じて放射線をどこに、どの方向から（一方向からでよいのか、多方向にするのか）、病巣にはどのような線量分布にするか、どのくらいの量を何回に分けて治療するのが効果的かを吟味し、計画を立てます。

通常の照射、三次元治療原体照射、定位放射線照射など、照射法も検討されます。

その後、実際の治療はほとんど通院で行われます。合併症のチェックのため、定期的に放射線治療医の診察が必要です。合併症の程度によっては、治療計画で決めた予定を変更することもあります。

放射線療法を始めて、比較的早い時期に現れる可能性のある合併症には次のようなものがあります。深刻な症状を伴うことはまれですが、症状がつらければ、必要に応じて薬などで対応します。

・疲れやすさ、全身の倦怠感《けんたい》
・食欲減退
・貧血、白血球減少、血小板減少
・皮膚の変化(日焼けのような変化)

このほか、照射範囲の周辺臓器、器官に炎症がおこり何らかの症状が現れることもあります。

・食道炎
・肺臓炎

●緩和的放射線療法で進行を防ぎ症状をやわらげる

緩和的放射線療法の主な対象は、肺がんにおこりやすいとされる脳転移、骨転移です。脳転移の場合、病巣が3個以内であれば、脳定位放射線照射が検討されます。骨転移に対しては、痛みの緩和、骨折予防などを目的に照射が行われます。

緩和的放射線療法は、転移後の生存期間を延ばす、患者さんの活動範囲を維持しQOLを保つといった効果が期待できる重要な治療法です。

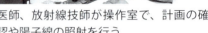

非小細胞肺がんの化学療法

■病期別化学療法の用い方

ⅠA期	手術療法	
ⅠB期	手術療法　±	化学療法
ⅡA期	手術療法　±	化学療法
ⅡB期	手術療法　±	化学療法
ⅢA期	手術療法　±	化学療法
	放射線療法　±	化学療法
ⅢB期	放射線療法　±	化学療法
Ⅳ期	化学療法	

±：がんや患者さんの状態により、各療法を単独で行う場合、あわせて行う場合がある

●なぜ化学療法をするのか

- 血流にのって薬が全身に運ばれる
- 転移したがんに対する効果
- 潜在的ながんに対する効果

→

- 原発巣《げんばつそう》の治療
- 浸潤《しんじゅん》や転移を防ぐ
- 増殖を遅らせる
- 症状を改善する

化学療法（薬物療法）は全身療法

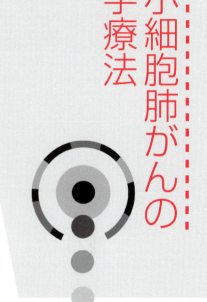

これまで紹介してきた手術療法や放射線療法といった治療法は、がんが発生した箇所（局所）を直接確認しながら切除して取り除いたり、その箇所を狙い、放射線のもつエネルギーによってがん細胞を死滅させようとしたりする治療法であり、これらは局所療法と呼ばれます。

それに対し、抗がん薬を用いる薬物療法（以下、化学療法）は、全身療法といわれます。

化学療法では、さまざまな種類の薬が使われ、内服あるいは点滴などで投与されます。そして、体内に入った薬は血流にのって、体のすみずみの細胞まで届けられ、全身で効果を発揮します。

局所療法では、体のどこかに潜んでいて、画像や目視では確認できないがんには対応できませんし、また、肺とは離れた臓器に複数個転移してしまったがんをすべて切除したり、放射線照射したりすることは不可能

です。こうしたがんに対しては、全身療法である化学療法が有効です。

肺がんは転移しやすく、死亡率の高いがんとして知られています。治りにくいといわれる肺がんの死亡率を低下させるには、再発、転移の予防や治療、進行や病状をうまく管理することが非常に重要になってきます。それに対する効果的な手段が、全身療法である化学療法です。

●根治を目指す手術や放射線の効果を補完する目的でも

化学療法が選択されるのは、局所療法が行えないⅣ期（すでに遠隔転移がみられる）の肺がんの患者さんが中心となります。

しかし、最近では、全身のどこかに隠れているがんをも視野に入れ、再発の予防効果を補強する目的で、根治を目指す局所療法に化学療法を組み合わせる治療法も行われるようになっています。

Ⅳ期の患者さんに限らず、たとえば、Ⅰ～ⅢA期で手術を選択した患者さんの手術後に化学療法を組み合わせたり（場合によっては手術の前に行うこともある）、Ⅲ期で手術を選択しなかった患者さんに、放射線と化学療法を組み合わせた治療（化学放射線療法）を行ったりすることがあります。

●正常な細胞への作用が大きい殺細胞性抗がん薬

肺がんに対する化学療法では、これまでプラチナ製剤（シスプラチン、カルボプラチンなど）に分類される抗がん薬、および第三世代抗がん薬と呼ばれる１９９０年以降に承認された抗がん薬（ペメトレキセド、ゲムシタビン、ＴＳ-１、イリノテカン、ドセタキセル、パクリタキセル、ビノレルビンなど）が主に使われており、使い方の基本はプラチナ製剤一種＋第三世代抗がん薬一種の併用療法で、その効果は一定の評価を得ています（各薬剤の一般名・商品名は次ページの表参照）。

これらはいずれも殺細胞性《さつさいぼうせい》抗がん薬（細胞傷害性抗がん薬）といわれ、がんが細胞分裂を活発にくり返し増殖していく過程に働きかけ、増殖を阻止して細胞を死滅させようとするものです。ただし、そのメカニズムから、細胞分裂がさかんな細胞であれば、正常細胞であっても影響を受けるため、大なり小なりさまざまな副作用が現れます。

●肺がんの治療に変革をもたらした分子標的薬

こうした抗がん薬とは全く異なる考え方で開発されたのが分子標的薬です。分子標的薬は、がんに特徴的なメカニズムを明らかにし、それに関連する特定の物質を攻撃します。正常な細胞への影響を完全に防ぐことはできませんが、よりがん細胞にターゲットをしぼって狙うことが可能です。

第2章で詳しく紹介しますが、分子標的薬の登場によって、劇的な効果が得られる患者さんが現れ始めました。これは、衝撃的な事実として、肺がんに対する化学療法、あるいは治療戦略全体に大きな変化をもたらしつつあるといえます。

■肺がんに用いられる主な抗がん薬

殺細胞性抗がん薬

効果を発揮するしくみによる分類	一般名	商品名	
プラチナ製剤	シスプラチン	ブリプラチン、ランダ　など	
	カルボプラチン	パラプラチン　など	
	ネダプラチン	アクプラ	
代謝拮抗《きっこう》薬	テガフール・ウラシル配合剤	ユーエフティー・UFT	
	ペメトレキセド	アリムタ	＊
	ゲムシタビン	ジェムザール　など	＊
	TS-1（テガフール・ギメラシル・オテラシルカリウム配合剤）	ティーエスワン・TS-1　など	＊
トポイソメラーゼ阻害薬	イリノテカン	カンプト、トポテシン　など	＊
	エトポシド	ラステット、ベプシド　など	
抗がん性抗生物質	アムルビシン	カルセド	
チュブリン作用薬	ドセタキセル	タキソテール　など	＊
	パクリタキセル	タキソール　など	＊
	ビノレルビン	ナベルビン　など	＊

＊は第三世代抗がん薬

分子標的薬

EGFR阻害薬	ゲフィチニブ	イレッサ	
	エルロチニブ	タルセバ	
	アファチニブ	ジオトリフ	
ALK阻害薬	クリゾチニブ	ザーコリ	
	アレクチニブ	アレセンサ	
血管新生阻害薬	ベバシズマブ	アバスチン	

進行がんの多剤併用療法　プラチナ製剤＋第三世代抗がん薬

〈シスプラチン＋ペメトレキセド〉　〈シスプラチン＋ゲムシタビン〉

・シスプラチンの代わりにカルボプラチンを用いることもある

・ベバシズマブを追加することもある

局所進行がんの化学放射線療法に用いられる抗がん薬

〈カルボプラチン＋パクリタキセル〉　〈シスプラチン＋ビノレルビン〉　〈カルボプラチン単剤〉

ただし、これも先に解説したとおり、血管新生阻害薬以外の分子標的薬は、限られた遺伝子変異などを標的にするため、すべての患者さんに効果を示すわけではなく、患者さんのもつがんの特徴によって大きく左右されます。そこで、事前に効果を予測するための、遺伝子検査が不可欠となります。

現在、肺がんの標準治療として用いられている分子標的薬は、ゲフィチニブ（商品名イレッサ）、エルロチニブ（商品名タルセバ）、アファチニブ（商品名ジオトリフ）、クリゾチニブ（商品名ザーコリ）、アレクチニブ（商品名アレセンサ）、ベバシズマブ（商品名アバスチン）です。

分子標的薬が有力な選択肢となった現在、化学療法を開始するにあたっては組織型を特定し、非小細胞肺がんの非扁平上皮がんという組織型であれば、遺伝子変異の有無の確認は必須です。こうした必要な検査を行ったうえで、患者さんのがんの性格・タイプを正しく把握し、病期診断、年齢、体力や持病といった全身状態を加味して、薬の種類や投与法が検討されます。

ほかの治療法と併用する場合の化学療法

潜在的ながんを消失させて再発を予防するため、手術後に術後化学療法を行う場合、Ⅰ期の患者さんでは、テガフール・ウラシル配合剤（商品名ユーエフティー・ＵＦＴ）療法が勧められ、Ⅱ～Ⅲ期では、シスプラチン併用療法（シスプラチン＋第三世代抗がん薬）が行われています。

Ⅲ期で手術が選択できない患者さんの場合、化学療法と放射線療法を組み合わせた化学放射線療法が行われます。両方の治療を同時に行ったほうが効果が高いことがわかっていますが、急性の合併症のおこる頻度《ひんど》が高まることから、患者さんの年齢や、体力、全身状態を吟味し、放射線療法を先に行い、その後に化学療法を進めることもあります。

化学療法は、プラチナ製剤と第三世代抗がん薬を一剤ずつ適宜組み合わせて行われます。

■全身状態を評価するパフォーマンスステータス（PS）

0	症状がなく、社会活動にも問題がない。制限なしに発病前と同じ生活ができる。
1	軽い症状があり、肉体労働は制限を受けるが、歩行や座っての作業、家事、事務などの軽労働はできる。
2	身のまわりのことはできるが、作業は無理になり、介助を必要とすることもある。日中の半分以上、起きていられる。
3	身のまわりの限られたことはできるが、しばしば介助が必要。日中の半分以上は横になっている。
4	身のまわりのこともできず、常に介助が必要。終日、横になっている。

Ⅳ期の肺がんに対する化学療法の進め方

Ⅳ期の患者さんの化学療法を進める際には、まず、組織型の分類（扁平上皮がんであるか、それ以外か）を行います。非扁平上皮がんの場合は、ＥＧＦＲ遺伝子変異とＡＬＫ融

■Ⅳ期非小細胞肺がんの1次治療　抗がん薬の用い方（国立がん研究センター中央病院）

非扁平上皮がん EGFR遺伝子変異が 陽性の場合	PS 0〜1	75歳未満	EGFR阻害薬単剤 プラチナ製剤併用±ベバシズマブ プラチナ製剤併用±維持療法
		75歳以上	EGFR阻害薬単剤 非プラチナ製剤単剤
	PS 2		EGFR阻害薬単剤
	PS 3〜4		ゲフィチニブ単剤
非扁平上皮がん ALK融合遺伝子が 陽性の場合	PS 0〜1	75歳未満	クリゾチニブ単剤・アレクチニブ単剤 プラチナ製剤併用±ベバシズマブ プラチナ製剤併用±維持療法
		75歳以上	クリゾチニブ単剤・アレクチニブ単剤 非プラチナ製剤単剤
	PS 2		クリゾチニブ単剤・アレクチニブ単剤
	PS 3〜4		クリゾチニブ単剤・アレクチニブ単剤 （患者の状態により判断）
非扁平上皮がん EGFR遺伝子変異・ ALK融合遺伝子が 陰性もしくは不明の場合	PS 0〜1	75歳未満	プラチナ製剤併用±ベバシズマブ プラチナ製剤併用±維持療法
		75歳以上	非プラチナ製剤単剤
	PS 2		非プラチナ製剤単剤 カルボプラチン併用
	PS 3〜4		化学療法は勧められない
扁平上皮がんの場合	PS 0〜1	75歳未満	プラチナ製剤併用
		75歳以上	非プラチナ製剤単剤
	PS 2		非プラチナ製剤単剤 カルボプラチン併用
	PS 3〜4		化学療法は勧められない

ALK融合遺伝子（ALK遺伝子転座）　＊PS：前ページ表参照　＊±：がんや患者の状態により加える　＊維持療法：50ページ参照

Ⅳ期非小細胞肺癌の治療

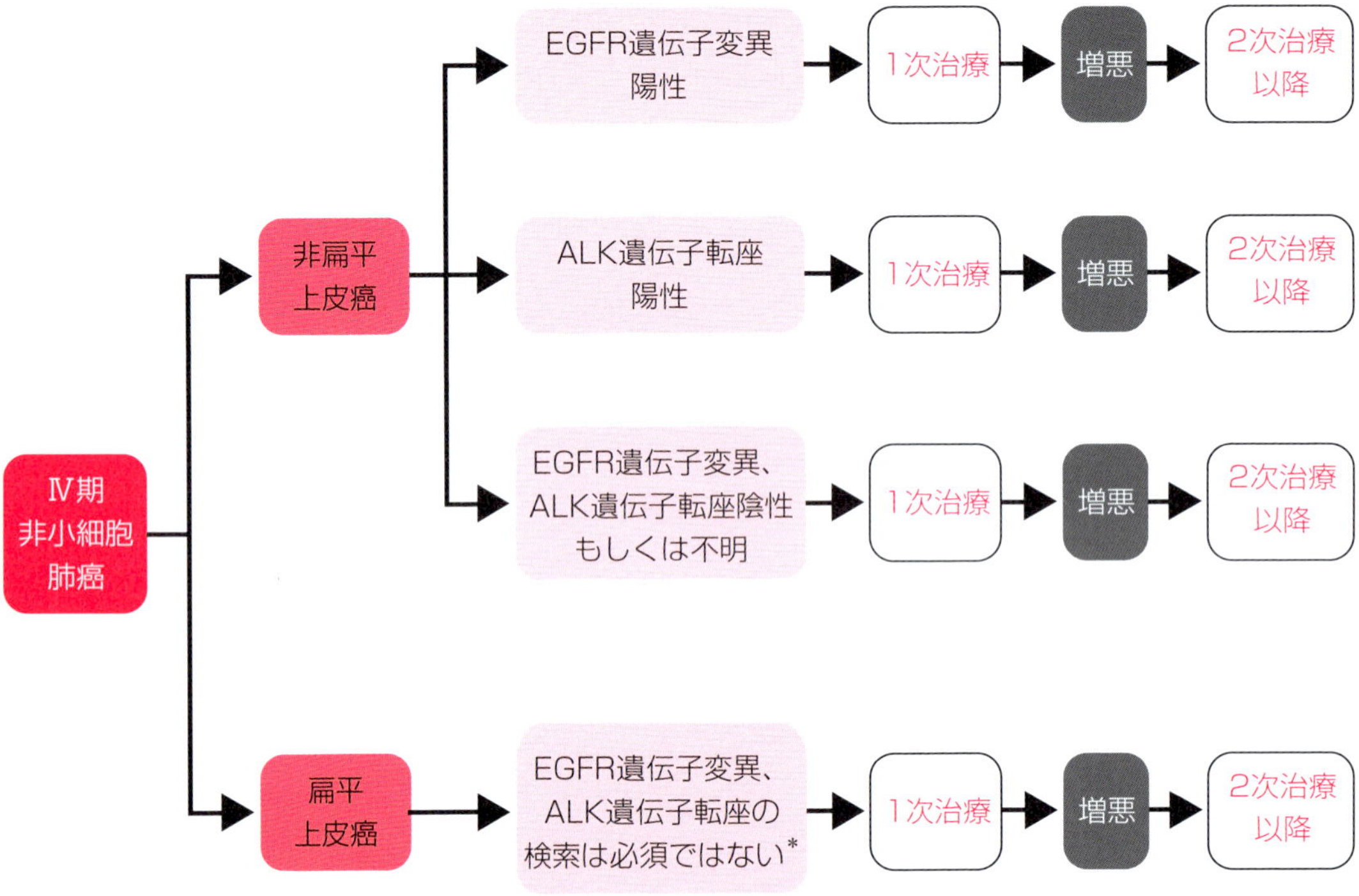

＊診断が生検や細胞診などの微量の検体の場合においては、
腺癌が含まれない組織でもEGFR遺伝子変異、ALK遺伝子転座の検索を考慮する。

日本肺癌学会編：肺癌診療ガイドライン2015年版
http://www.haigan.gr.jp/guideline/2015/2/150002050100.html

合遺伝子の検査が必須です。

あわせて、全身状態と年齢が考慮されます。全身状態の評価の目安として、パフォーマンスステータス（PS）が一般に用いられています（46ページ表参照）。

組織型や遺伝子変異による抗がん薬の種類や組み合わせについては、47ページの表を参照してください。年齢は、75歳で区切っていますが、あくまでも一つの目安にすぎず、患者さん本人をよく診察したうえで判断します。

最初に行われる化学療法を1次治療といいます。それぞれの薬剤（組み合わせも含め）には、レジメンといって、薬剤の種類、投与量、投与法、投与スケジュール（投与日、休薬日、期間）の詳細が決まっており、それを数コース行います。

予定どおりに、決められたコース数を終了することが望ましいのはいうまでもありませんが、副作用の現れ方、体力の消耗度など患者さんの状況によっては、残念ながら治療を中止せざるを得ない場合もあります。

2次、3次治療以降の進め方

従来、Ⅳ期の患者さんでは抗がん薬のみでの根治は望めず、1次治療が無事に継続でき終了した場合でも、一定の時間が経過すると、薬の効果が切れ、病状の悪化がみられることは少なくありません。

一部の分子標的薬では、服用し続けることで、かなり長期にわたって効果が持続し、がんの縮小がみられて、根治を期待させる例もありますが、その一方で、耐性といって薬が効きにくくなっていく例が課題となっています。

1次治療後、がんの増殖などがみられはじめ、再度抗がん薬を用いて行う治療を2次治療、さらに、その後に行う治療を3次治療と呼んでいます。2次治療、3次治療では、それ以前に用いた薬とは異なる薬、組み合わせが選択肢となります。

たとえば、非扁平上皮がんの患者さんでEGFR遺伝子変異陽性の場合、1次治療でゲフィチニブなどの分子標的薬を用いていれば、プラチナ製剤（ベバシズマブを加える場合と加えない場合がある）と第三世代抗がん薬との併用療法、第三世代抗がん薬同士の併用療法、第三世代抗がん薬を単独で用いる治療などから適宜選択されます。

逆に、1次治療でゲフィチニブなどの分子標的薬を用いていなければ、2次治療としては、それらの薬を単

■1次治療　抗がん薬の組み合わせと治療スケジュール
（分子標的薬を使用しない場合）

シスプラチン＋ゲムシタビン	1日目	吐き気止め（内服）、生理食塩水、ゲムシタビン、シスプラチンを点滴
	2〜4日目	吐き気止め（内服）
	8日目	ゲムシタビンと生理食塩水を点滴
	＊3週ごとに4コースくり返す	
シスプラチン＋ペメトレキセド	1日目	吐き気止め（内服）、生理食塩水、ペメトレキセド、シスプラチンを点滴
	2〜4日目	吐き気止め（内服）
	＊3週ごとに4コースくり返す	
シスプラチン＋ビノレルビン	1日目	吐き気止め（内服）、生理食塩水、ビノレルビン、シスプラチンを点滴
	2〜4日目	吐き気止め（内服）
	8日目	ビノレルビンを点滴
	＊3週ごとに4コースくり返す	
カルボプラチン＋パクリタキセル＋ベバシズマブ	1日目	吐き気止め（内服）、生理食塩水、抗アレルギー薬、パクリタキセル、カルボプラチン、ベバシズマブを点滴
	＊3週ごとに4コースくり返す	

非小細胞肺がんの術後補助化学療法

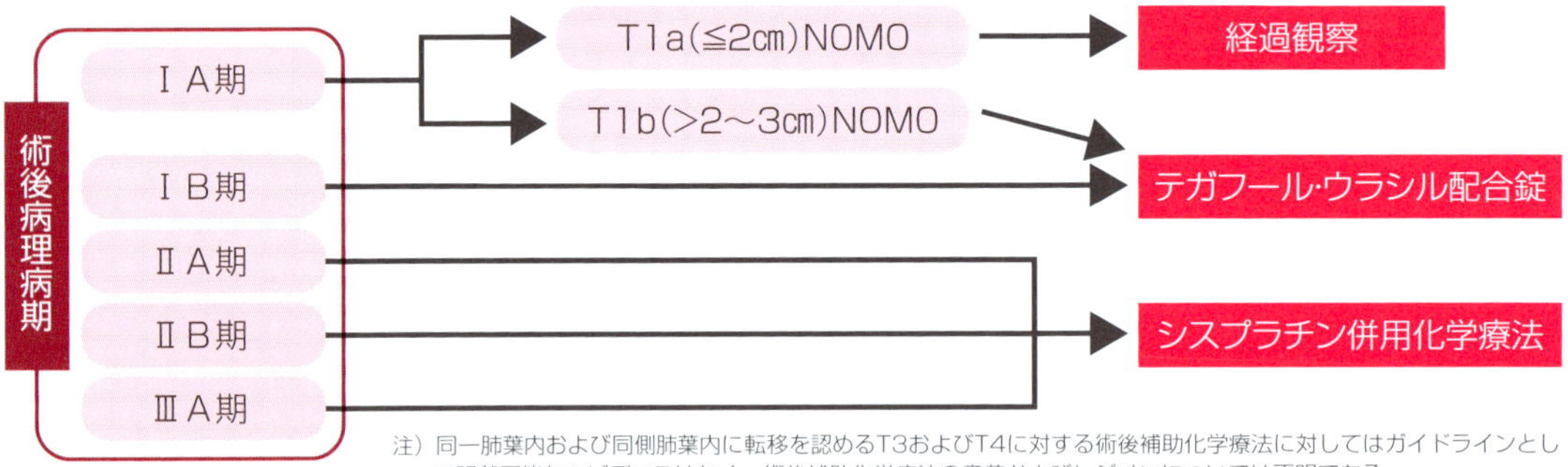

注）同一肺葉内および同側肺葉内に転移を認めるT3およびT4に対する術後補助化学療法に対してはガイドラインとして記載可能なエビデンスはなく、術後補助化学療法の意義およびレジメンについては不明である。

日本肺癌学会編：肺癌診療ガイドライン2015年版　http://www.haigan.gr.jp/guideline/2015/2/150002020100.html#s2-2-2

独で用います。

いずれのタイプであっても、このように前回の治療薬を考慮し進めていきます。

●1次治療後、休まず薬の投与を続ける維持療法

1次治療が終わったあとの進め方として、病状の悪化を待たずに、そのまま継続して、薬の投与を行う治療法があります。これを維持療法といいます。

維持療法には、二つの方法があり、一つは、切り替え維持療法（Switch maintenance）といい、プラチナ製剤＋第三世代抗がん薬の併用療法のコース終了後に、そこで使用した薬剤とは別の薬剤に切り替えて投与する方法です。

もう一つは、継続維持療法（Continuation maintenance）といい、当初のプラチナ製剤＋第三世代抗がん薬の併用療法後に、第三世代抗がん薬のほうを継続して投与する方法です。

これらの方法は効果が認められており、一つの選択肢になり得ます。

ただし、患者さんの状態によっては大きな負担になることも十分に考えられます。一方で比較的良好な体力で1次治療を終えたにもかかわらず、病状の悪化とともに大きく体力が衰え、2次治療を断念せざるを得ない患者さんもいます。

維持療法を含め、化学療法の進め方については、患者さんの全身状態だけでなく、生活の過ごし方、価値観などがかかわってくるので、患者さんと医師がよく話し合い、納得したうえで治療法を選択することが大切です。

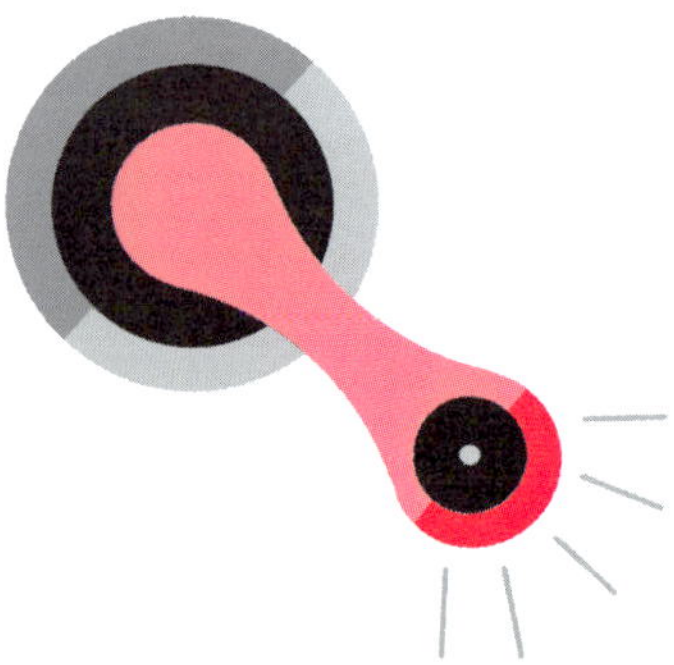

小細胞肺がんの治療

病期は限局型と進展型に分けられる

先に述べたように、肺がんは組織型から小細胞肺がんと非小細胞肺がんに分類されます（22ページ参照）。

小細胞肺がんは、肺がん全体の約15％を占め、喫煙者に多いがんです。進行が速く、転移しやすいという特徴があり、発見されたときには離れた臓器への転移がおこっていることも少なくありません。しかし、増殖がさかんということは、一方では化学療法（抗がん薬治療）や放射線療法がよく効くということであり、治療による延命効果が高く、初期であれば治癒の可能性もあります。

小細胞肺がんの病期は多くの場合、限局型、進展型の二つに分けられ、この分類に従って治療方針が決められます。限局型は片方の肺とその近くのリンパ節にがんがとどまっている状態、進展型はその範囲を越えて、もう一方の肺や遠くの臓器に転移がみられる状態です。

小細胞肺がんの場合は、画像検査などでがんが片方の肺のみと診断されても、検査ではとらえきれない転移が全身のどこかに隠れている可能性が否定できません。そのため、限局型、進展型とも、全身療法である抗がん薬が治療の基本となります。

限局型であれば、これに放射線療法を組み合わせて治療を行います。

限局型の治療

限局型の小細胞肺がんには、抗がん薬と放射線療法を同時に用いる方法が標準治療となっています。

抗がん薬は2剤を併用します。放射線療法を加える場合の抗がん薬は通常、シスプラチン（商品名ブリプラチン、ランダなど）と、放射線療法と相性のよいエトポシド（商品名ラステット、ベプシドなど）になります。2剤併用のスケジュールは4週間ごとに1コース、計4コースを行って終了するのが一般的です。治療は53ページの表のように進められ、必要に応じて副作用を抑える薬が追加されます。

放射線療法はできるだけ早い時期に、化学療法と同時に行うほうが効果が高いことが明らかになっているため、化学療法開始の2日目から照射を始めます。

照射回数は同じ線量なら1日1回より2回に分けて照射したほうが治療効果が高く、1日2回を週5日、3週間続けて計30回というのが標準です。ただし、患者さんの肺の状態によっては、1日の照射回数、照射線量、期間などが調整されます。

限局型の場合、この治療によって患者さんの95%はがんが半分以下に縮小され、30～40%はX線写真でがんがほぼ消失した状態になります。

ただし、限局型であっても放射線療法を行えるかどうかは、肺の状態で判断されます。小細胞肺がんは喫

限局型と進展型の2つに分類

●限局型

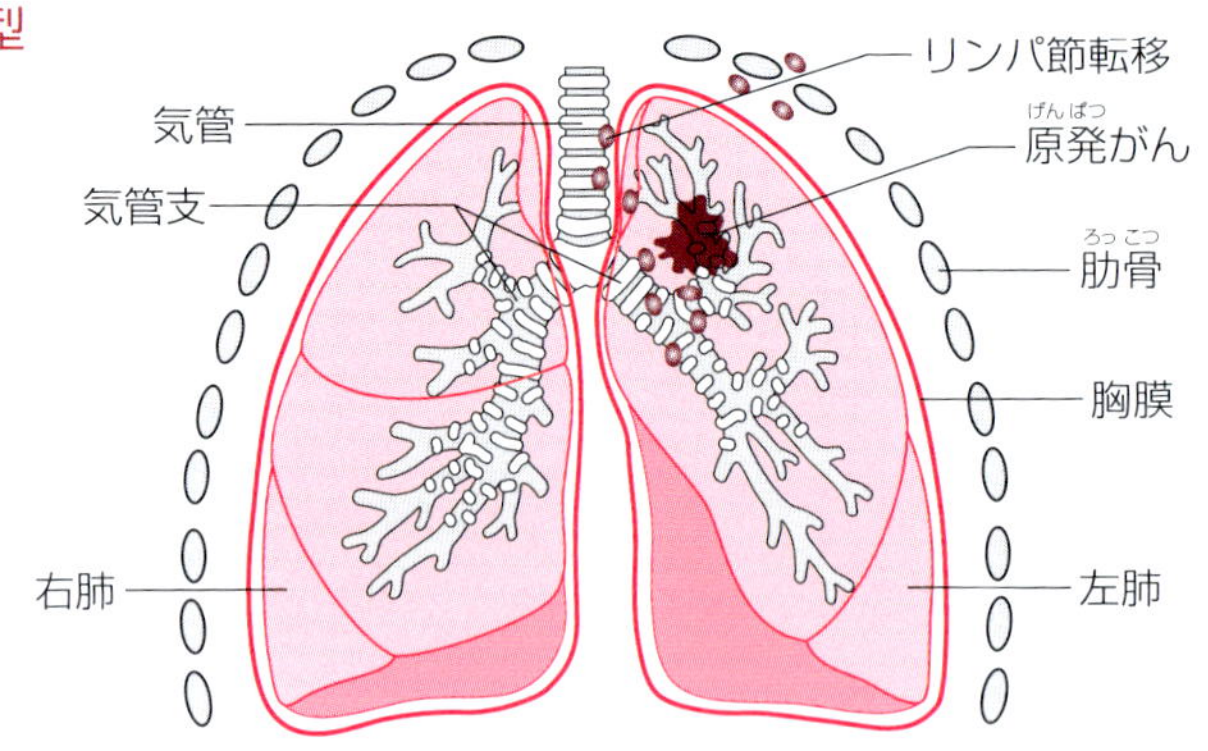

限局型	進展型
・がんのある肺と同側の胸部に病巣が限られている ・がんの広がりが、病巣と同じ側の肺門《はいもん》リンパ節、両側の*縦隔《じゅうかく》リンパ節、両側の*鎖骨上窩《さこつじょうか》リンパ節までに限られている *縦隔：左右の肺の間の空間 *鎖骨上窩：鎖骨部分のくぼみ	・限局型の範囲を越えてがんが広がっている ・もともとのがん（原発がん）のある肺の反対側の肺、脳や骨、肝臓などに遠隔転移 ・反対側の肺門リンパ節に転移 ・*がん性胸水《きょうすい》 *がん性胸水：肺を包む胸膜の間に水がたまっている状態。

●進展型

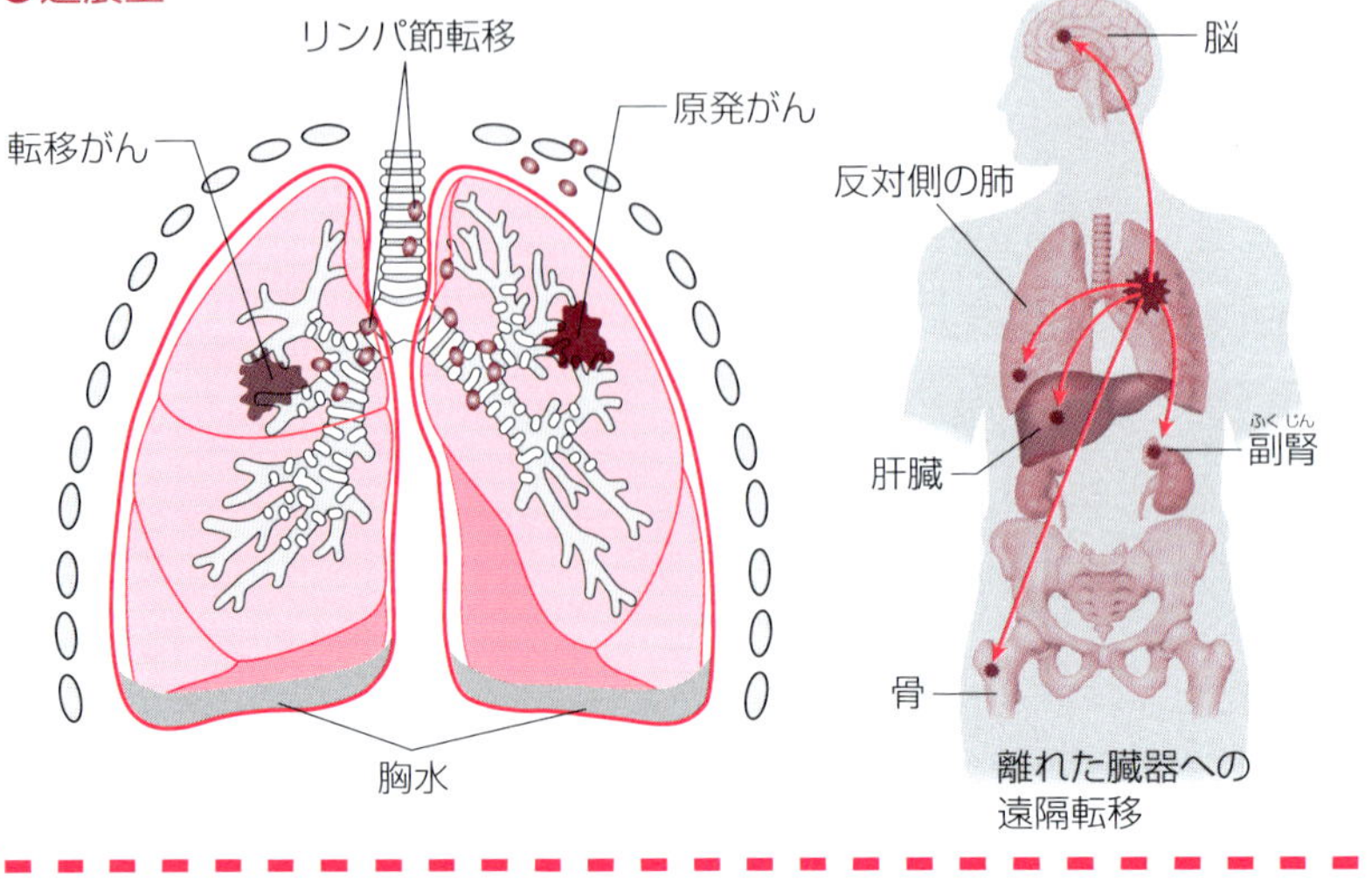

限局型小細胞肺癌の1次治療

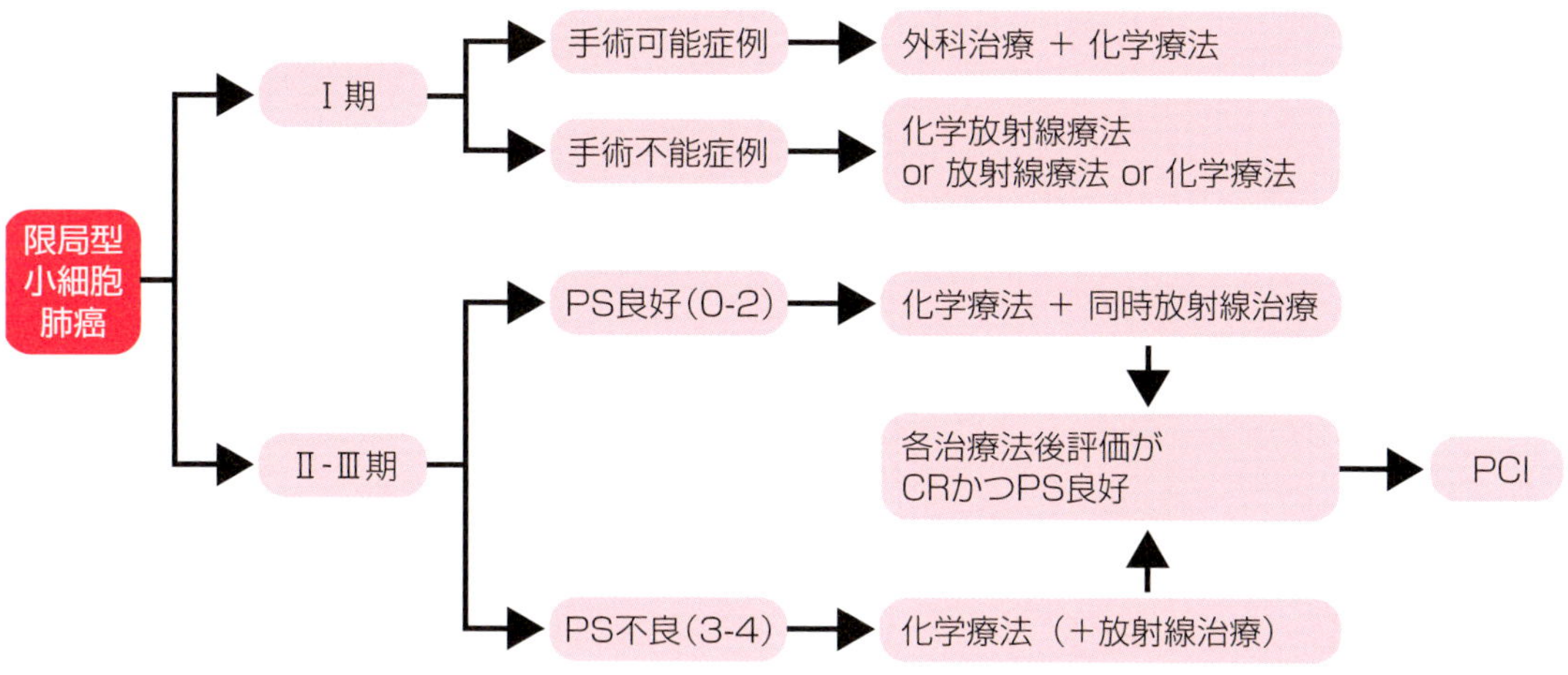

日本肺癌学会編：肺癌診療ガイドライン2015年版　http://www.haigan.gr.jp/guideline/2015/3/150003010100.html

- PS：全身状態を評価するパフォーマンスステータス（46ページ参照）
- CR：完全奏功（画像上、がんが完全に消失した状態）
- PCI：予防的全脳照射（55ページ参照）

■限局型小細胞肺がんの化学放射線療法スケジュール

シスプラチン＋エトポシド	1日目	シスプラチン ＋ エトポシド
	2、3日目	エトポシド
	＊3〜4週ごとに4コースくり返す	
放射線療法	1日2回×週5日で3週間（計30回）	
＊放射線療法は化学療法開始2日目から（併用）		

煙との関係が深いため肺が傷んでいる患者さんも多く、放射線の照射による肺へのダメージが大きすぎると判断される場合は、化学療法のみで治療することになります。

●ごく早期なら手術可能な場合も

まれな例ですが、ごく早期の限局型でTNM分類のI期（ほかの臓器、リンパ節に転移が認められない）の場合には、根治を目指して手術を行い、術後に化学療法を加えます。

一般には、手術後体力が回復した時期に、シスプラチンとエトポシド、またはシスプラチンとイリノテカン（商品名カンプト、トポテシンなど）の併用療法が行われます。

この治療による5年生存率は70〜80％に達します。

進展型の治療

進展型の小細胞肺がんに対しては、現在、シスプラチンとイリノテカンを組み合わせた2剤併用の化学療法が標準治療です。

進展型小細胞肺がんの1次治療

国立がん研究センター中央病院の場合

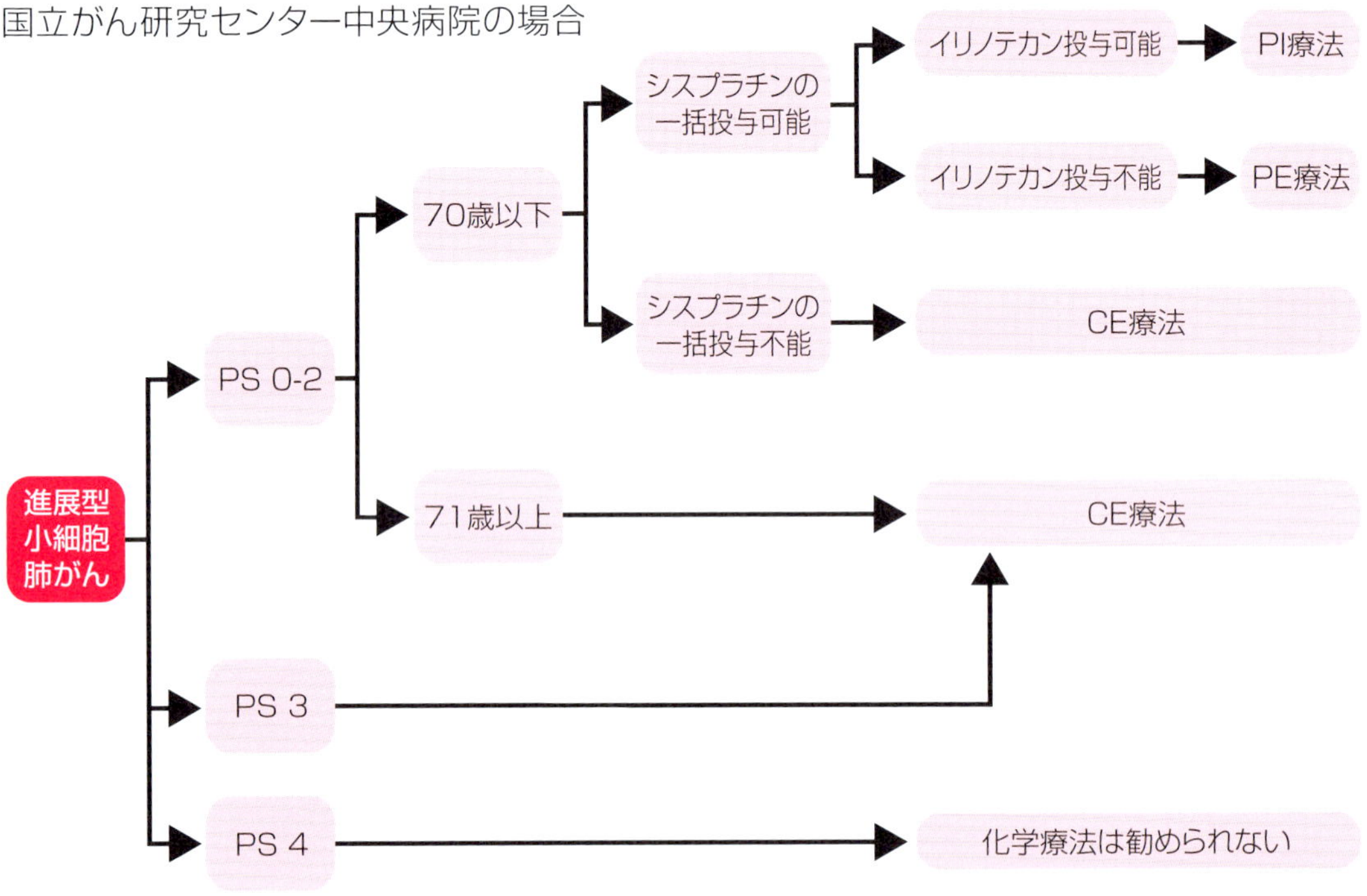

＊緩和療法については、PSの数値にかかわらず、必要に応じてがん治療と併行して行う。
＊PS：全身状態を評価するパフォーマンスステータス（46ページ参照）
＊療法名については次ページ表参照

1種類の抗がん薬（単剤）で治療を行うより、数種類の抗がん薬を組み合わせる多剤併用療法のほうが治療効果が高く、生存期間を延長できることが明らかになっています。

イリノテカンで副作用が強く出る患者さんにはシスプラチンとエトポシドの2剤、高齢の患者さんには腎臓への影響が大きいシスプラチンに変えてカルボプラチン（商品名パラプラチンなど）とエトポシドの2剤を用いるなど、患者さんに合わせて組み合わせを変えます。

投与スケジュールは1コースが3～4週間、これを4コース行います（次ページ表参照）。通院治療も可能ですが、1コース目は副作用の管理のため入院治療となります。

この治療によって患者さんのおよそ60～70％はがんが半分以下に縮小し、10～20％はX線写真でがんがほぼ消えた状態になります。

●抗がん薬の副作用

抗がん薬はさかんに分裂・増殖をくり返すがん細胞を狙って効果を発

揮しますが、正常細胞への影響も避けられず、副作用が現れます。

よくみられる副作用としては、吐き気や嘔吐《おうと》、便秘や下痢、食欲低下、倦怠感、口内炎、手足のしびれ、脱毛などが挙げられます。また、自覚症状がなく検査でわかる副作用として、骨髄の障害による白血球の減少、貧血、血小板の減少、肝機能障害、腎機能障害などがみられ、十分な注意が必要です。

最近はあらかじめ副作用の対策・管理に配慮したうえで、治療が行われるようになってきています。

■進展型小細胞肺がんの化学療法スケジュール
（国立がん研究センター中央病院）

PI療法	シスプラチン＋イリノテカン	1日目	シスプラチン＋イリノテカン
		8、15日目	イリノテカン
		＊4週ごとに4コースくり返す	
PE療法	シスプラチン＋エトポシド	1日目	シスプラチン＋エトポシド
		2、3日目	エトポシド
		＊3週ごとに4コースくり返す	
CE療法	カルボプラチン＋エトポシド	1日目	カルボプラチン＋エトポシド
		2、3日目	エトポシド
		＊3～4週ごとに4コースくり返す	

再発に関する対策

●脳転移予防のための全脳照射

小細胞肺がんでは脳転移の頻度《ひんど》が高いことが大きな問題となっています。脳には血液脳関門という異物の侵入を防ぐバリアがあり、血流にのって全身に運ばれる抗がん薬も届きにくいため、その効果があまり期待できません。

そこで治療によってがんがほぼ消失したことが確認されたら、脳転移の予防のために脳全体への放射線照射（予防的全脳照射）が、限局型の小細胞肺がんには標準的に行われています。

●再発時の治療

小細胞肺がんでは抗がん薬の効果で、がんが小さくなったり、ほぼ消えた状態になったりしても、その後の再発や他臓器への転移を防ぐのは、難しいという現状があります。

再発の場合は、基本的に抗がん薬単剤による化学療法を行いますが、多剤併用も臨床試験として試みられています。再発に対する標準的な化学療法は定まっていませんが、再発後の化学療法が生存期間を延長させ、生活の質（ＱＯＬ）の改善に役立つという報告もあります。選択される抗がん薬はアムルビシン（商品名カルセド）、ノギテカン（商品名ハイカムチン）などです。

ただし、全身状態が低下している場合には抗がん薬の効果より副作用の影響が強く出ることになりかねません。化学療法を持続するかどうかをよく見極め、苦痛をやわらげるための治療への切りかえが生活の質を保ちつつ、かえって寿命を延ばす可能性もあると考えられています。

これからの緩和ケア

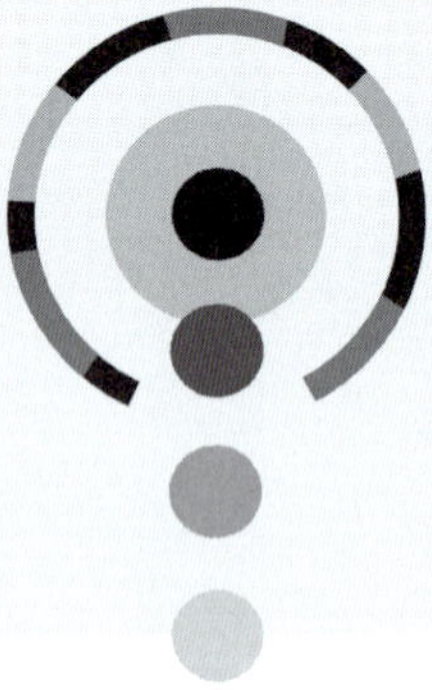

緩和ケアは診断時から始まる

2人に1人ががんにかかる時代といわれていても、他人事と思っている人は少なくないでしょう。

実際に「あなたは、がんです。病期は○期、治療としては…」と診断を受け、その後の治療法の説明をされて平常心でいられる人はほとんどいないのではないでしょうか。

「がん」専門を標榜《ひょうぼう》している施設を受診する方々であっても例外ではなく、「がんであると伝えられ、頭が真っ白になってしまった、説明は何も頭に入らなかった」という患者さんは多くみられます。初診の患者さんの診察にあたっては、患者さんが途方にくれてしまわないように、看護師が同席し、診断に伴う大切な治療法の説明や選択肢などに対する診察直後のフォローを行っている施設もあります。

がんという病気は、ほとんど自覚症状がない段階で診断されることも多く、病名を伝えられたことによって、その時点では症状が乏しいにもかかわらず、死に至る病、死を意識せざるを得ない病として、患者さんには認識されます。

患者さんにとってみれば、突然、重い決断を伴う問題がいくつもなげかけられ、期間を区切られたなかで結論を求められる状態です。患者さんに与える精神的な影響（苦痛）は、すでにそこから始まっており、家族や家族との関係にも当然影響を与えます。

緩和ケアは、たとえば、このようながんと診断されたことによる患者さんの最初の不安や戸惑いへの対応をはじめ、病気の進行や治療に伴って現れる身体的、精神的な種々の症状への治療やケア、薬の副作用の管理など、患者さんを取り巻く多くの

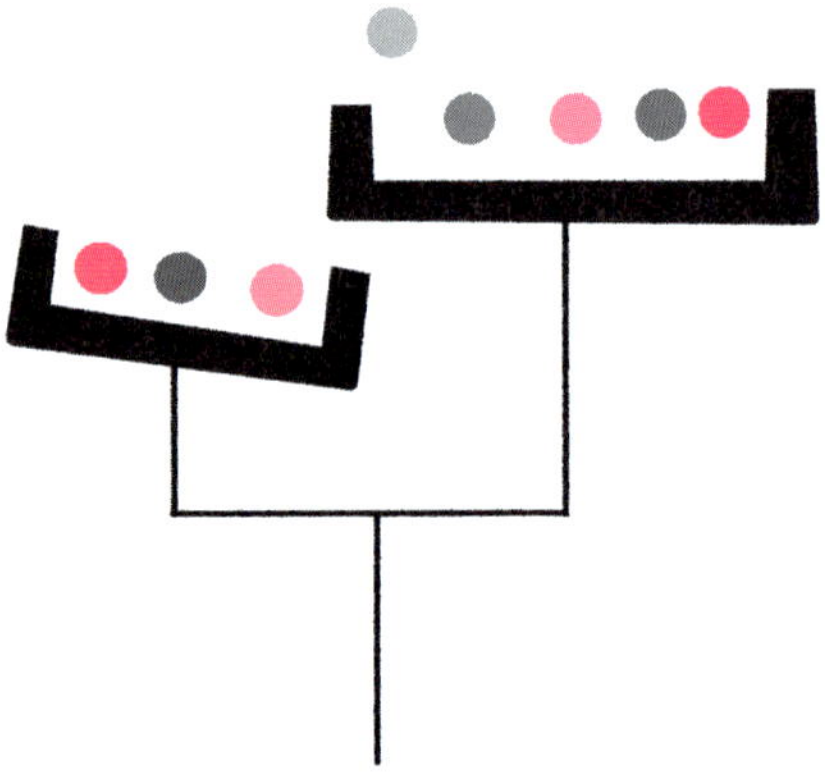

ことがらについてのサポートを提供するものです。

つまり、緩和ケアはがんと診断された、そのときから始まっています。一般には、まだ、緩和ケアというと、がんが進行してしまってからの痛みに対するケアをはじめとする、終末期のケアのみを思いおこす人が多いかもしれません。医療に携わる者が中心になり、そうした誤解を払拭《ふっしょく》していくような行動を実践し、必要なケアを提供していくことが求められているといえます。

なお、医療の現場では、ほぼ同様の意味合いでサポーティブケア（支持療法）という呼称が用いられる場合もあります。がんの患者さんの増加に伴い、多くの職種がかかわるこうしたケアの重要性が注目され、学術的な研究を推進する目的で、2015年4月には、日本がんサポーティブケア学会が発足しています。

緩和ケアが提供するもの

がんになっても自分らしく暮らしていけるように、がんの診断を受けたそのときから、体と心の苦痛に対応するさまざまな面でのサポートが始まる。

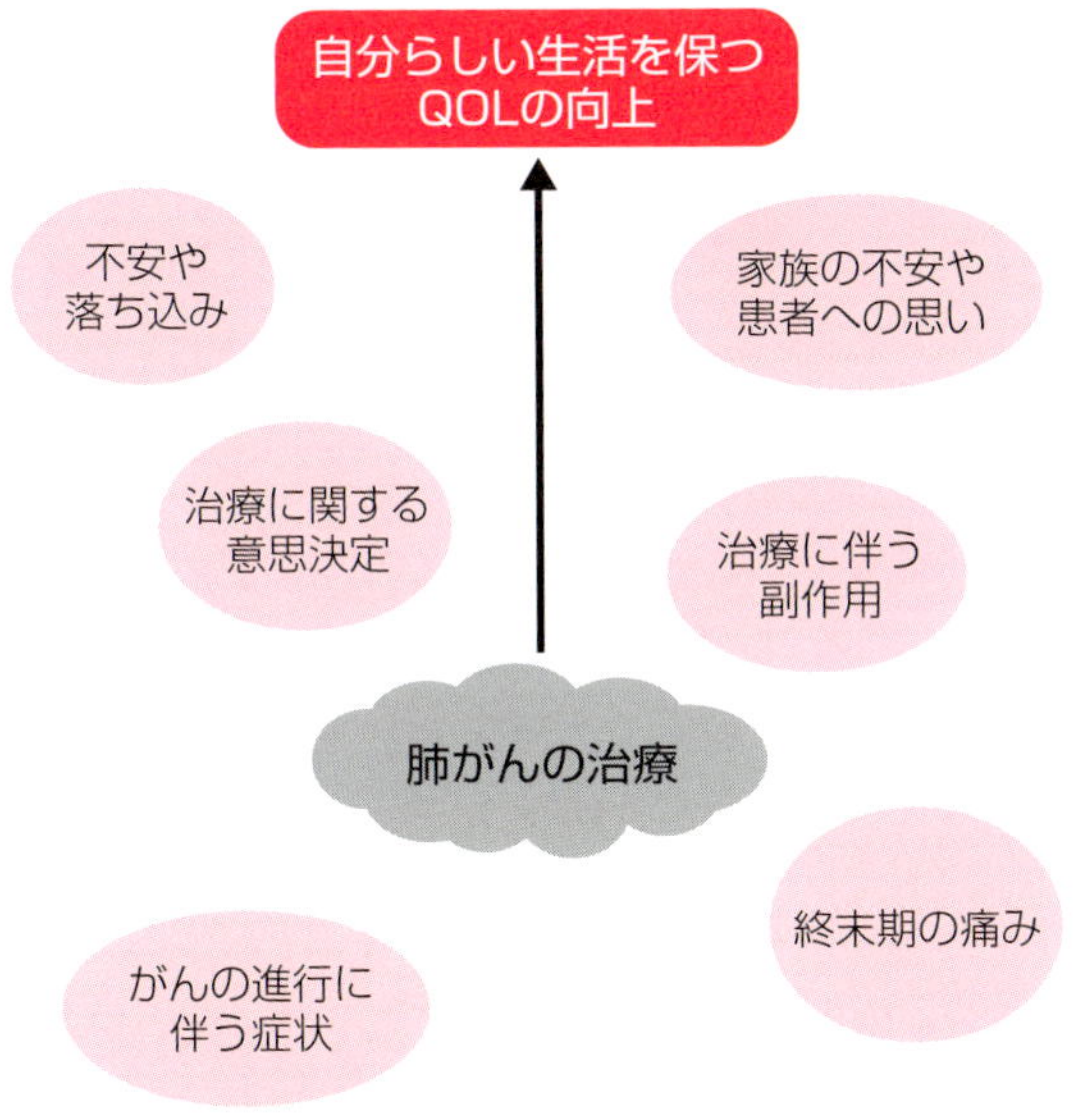

相談支援センターがサポートすること

- がんについての情報の提供
- 自宅療養についての相談
- 治療にかかる費用の相談
- 仕事上の問題にかかわる相談
- 地域の医療機関の紹介

●心身・社会的問題からスピリチュアルまで切れ目なく

WHO（世界保健機関）によれば、緩和ケアは次のように定義されています。

「生命を脅かす疾患による問題に直面している患者とその家族に対して、痛みやその他の身体的問題、心理社会的問題、スピリチュアルな問題を早期に発見し、的確なアセスメントと対処を行うことによって、苦しみを予防し、やわらげることで、QOLを改善するアプローチである」

緩和ケアに対するこのような理解は、残念ながらこれまでの日本の医療の現場では、患者さんはもちろん、医療スタッフの側でさえ深まっているとはいえませんでした。医療スタッフの意識がそのレベルであれば、行われるケアもそれに沿ったものにならざるを得ません。行き場のない悩みを抱えたまま、つらい治療に耐えていた患者さんが少なからずいたことになります。

この解決に向け、近年、国による

緩和ケア推進の検討が始められ、「がんと診断されたときからの緩和ケア」は、がん対策推進基本計画のなかで重点的に取り組むべき課題として挙げられています。

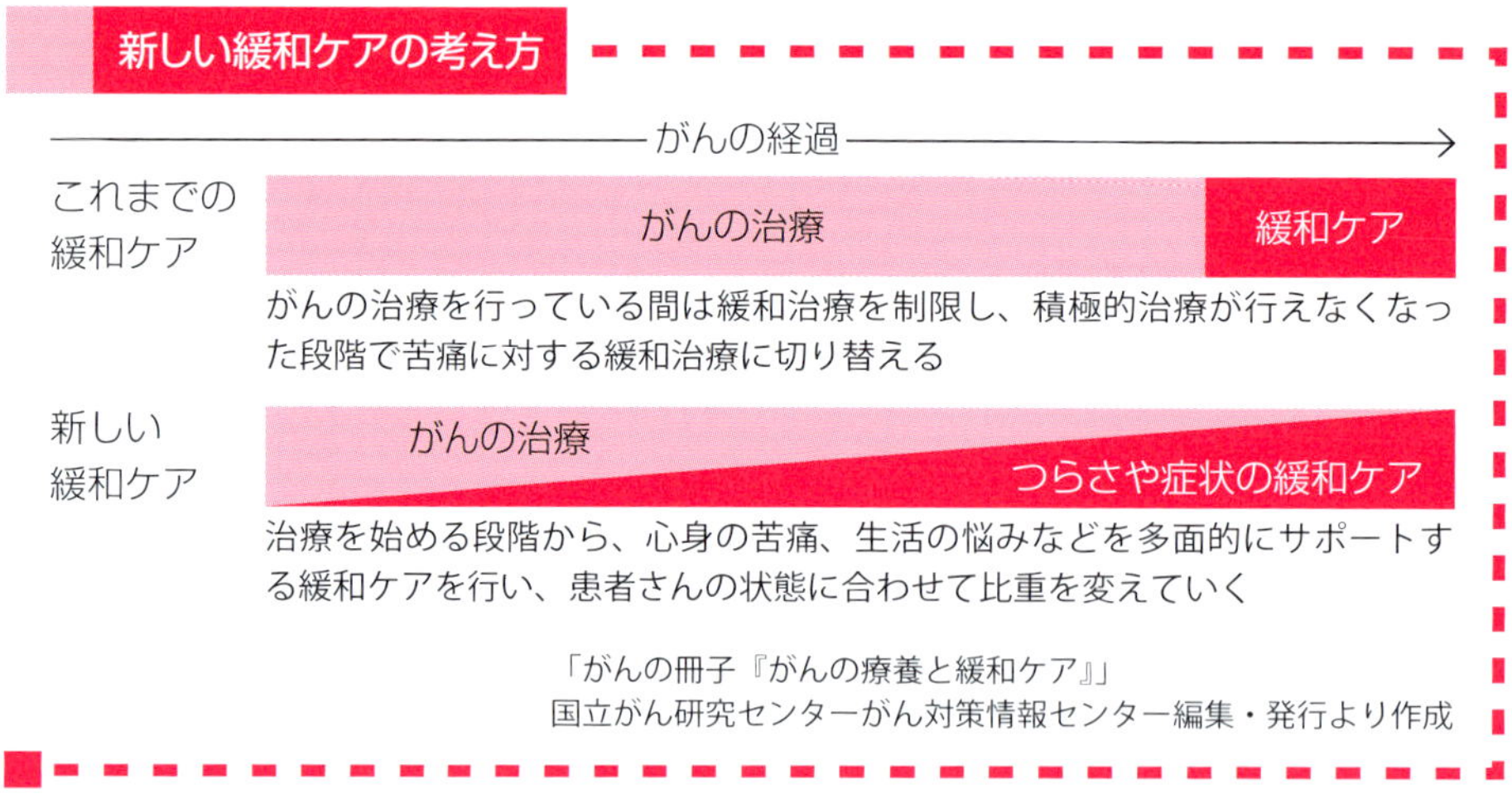

国立がん研究センターがん対策情報センター編集・発行より作成

具体的には、ＷＨＯの定義に呼応するように「がん患者とその家族が可能な限り質の高い生活を送れるよう、緩和ケアが、がんと診断されたときから提供されるとともに、診断、治療、在宅医療などさまざまな場面で切れ目なく実施される必要がある」とされています。

そこで、かかわるスタッフの意識と技術の向上を図るための知識や手法の研修、地域が連携して切れ目ないケアができる体制など、具体的な施策が提案されはじめています。

さまざまな悩みに正面から向き合う

国立がん研究センター中央病院では、緩和医療科、精神腫瘍科、アピアランス支援センター、相談支援センターなどを中心に緩和ケアの充実を図っています。

●アピアランス支援センター

たとえば、アピアランス支援センターは非常に特徴のある部門で、治療に伴う患者さんの外見の悩みに対して正面から向き合うプログラムを用意し、活動を展開しています。

手術、抗がん薬、放射線など、がんに対する治療法はどの治療法であっても、傷あと、脱毛、皮膚の変色、爪の変化など、患者さんの外見にさまざまな変化を少なからずもたらします。病気を治すためには避けられないことと理解していても、患者さんにとって外見が変わることは大きなストレスとなります。外見が気になって活動範囲が狭められてしまうこともあります。

それらを解決するために、オープンしたのがアピアランス支援センターです。アピアランス支援センターは皮膚科医、形成外科医、腫瘍内科医をはじめ、心理士、薬剤師、看護師、美容専門家も含め、チームで患者さんの問題に対応しています。

●相談支援センター

相談支援センターは、がん診療連携拠点病院に設置された、患者さんからの一つひとつの相談に、個別に対応する部門です。

　相談員は、患者さんが抱えるさまざまな悩みをはじめ、医療や社会的な問題への支援を専門としています。具体的には、①がんの診断、治療にかかわる情報提供、②治療中の療養上の相談、③仕事の問題についての相談、④緩和ケアを提供する病院など、地域の医療機関との連携にかかわる業務、などを担当します。

　国立がん研究センター中央病院には、診断・治療の早期から相談支援センターのサポートが得られる体制が整っており、全国の相談支援センターのモデルになっています。

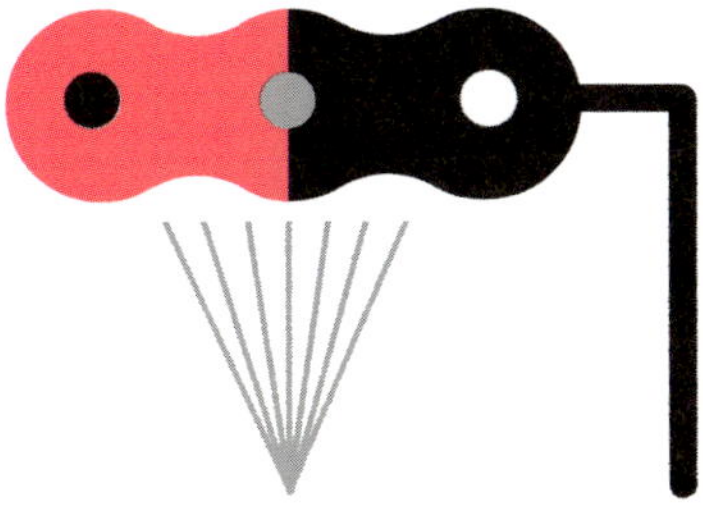

●患者さんの状態に応じて地域につなげる

緩和ケアが本来、がんと診断されたときから始まるとすれば、そのタイミングで、患者さんへの適切な説明が必要です。外科手術で根治が望める患者さんであっても、進行期で治療の選択肢が数少ない患者さんであっても同様に、自分の状態に応じた緩和ケアの必要性が理解されなければなりません。死と向き合うときがやってくるかもしれない可能性を、医療スタッフはためらわずに患者さんと共有する姿勢が重要です。

　緩和ケアの形は決して決まりきったものでなく、患者さんごとに違ってきます。たとえば、肺がんの進行期の患者さんでいえば、体力や使っている薬によって、おこってくる副作用も違います。もちろん家族構成や職業、社会的地位によっても悩みは変わってきます。薬の効果が落ちてくる時期になれば、そうしたいろいろな背景を含めて、治療の主役を緩和ケアへとスイッチすることになるかもしれません。

　がん治療においては、病状と病院の機能に応じて、複数の医療機関の支援を得ることが一般的です。国立がん研究センター中央病院でも、緩和ケアの入院、外来、往診などへの対応を依頼する医療機関と連携しています。相談支援センターの担当者とともに、緩和ケアの必要性に応じて、一人ひとりの患者さんに最も適した施設を見つける相談に応じ、その実績には定評があります。また、抗がん薬治療など、がんを制御する治療が難しくなった患者さんにも、通院が可能な限りは来院してもらい、継続的に見守ります。

　患者さんとその家族にとって真に役立つ緩和ケアの定着は、日本のがん医療の質を変える大きな条件です。

　患者さんが出合う問題、抱えるストレスは一様ではありません。それらにふさわしいスタッフたちが協力してかかわりながら、患者さんとともに解決に向けて、充実したケアを提供するためのいっそうの努力が求められています。

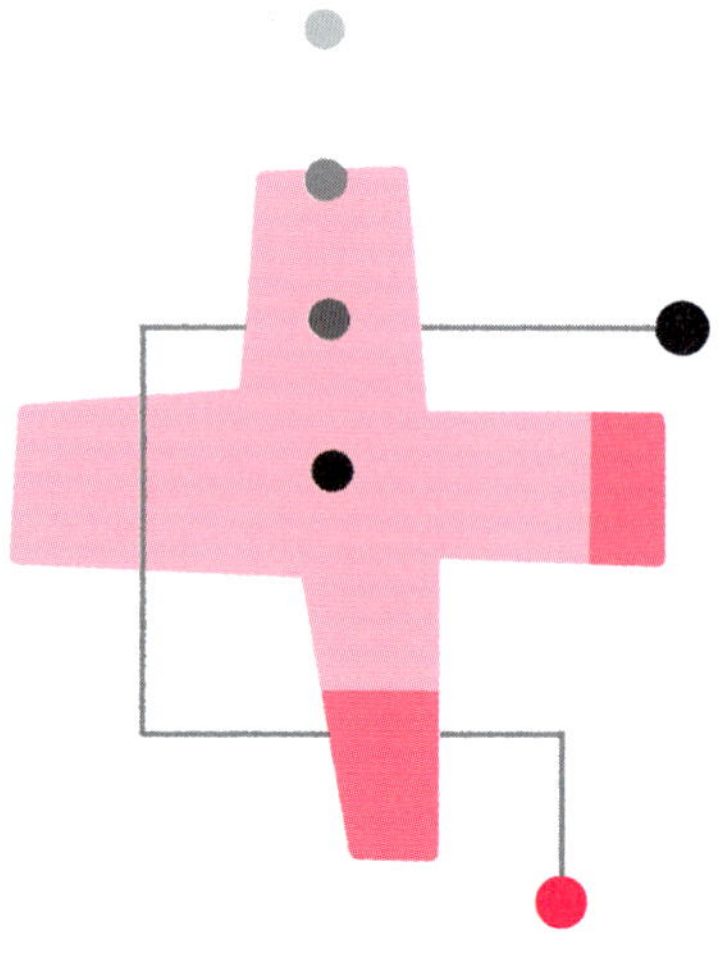

第2章

肺がんに対する最新・近未来の治療法

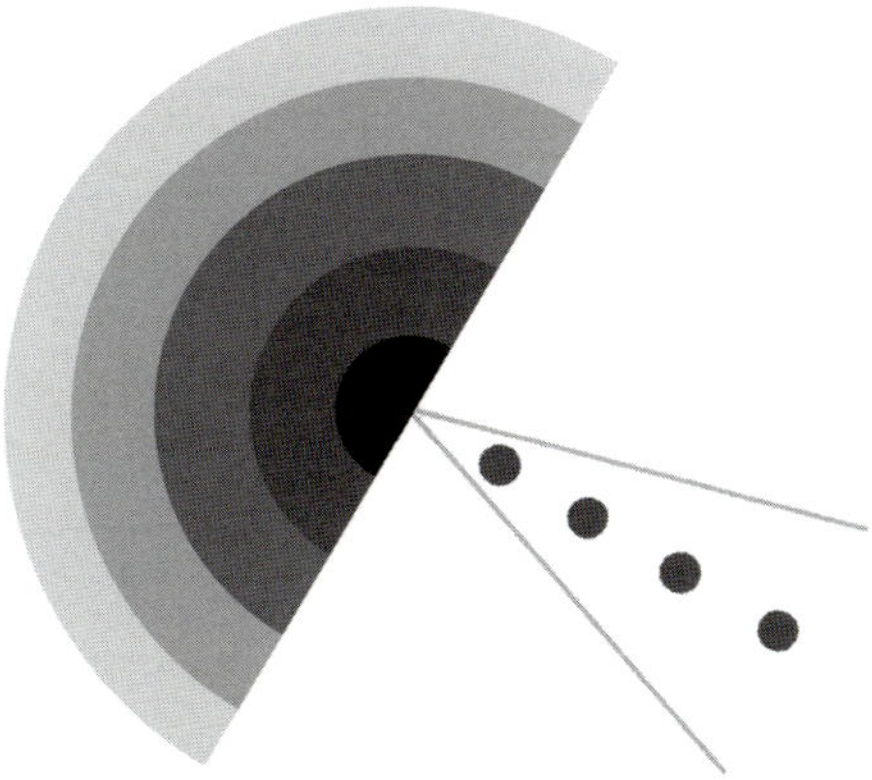

新しい肺がん治療薬の開発を目指しています

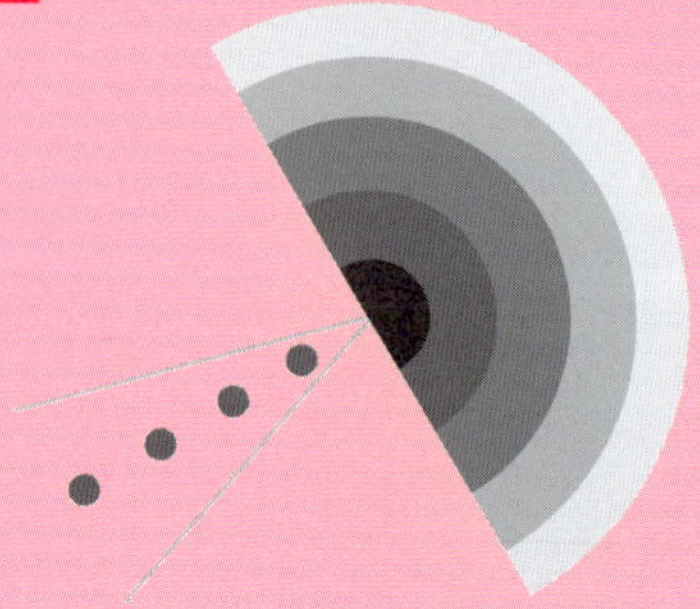

大きく変貌した肺がんに対する薬物治療

1990年代までは、がんの薬物治療いわゆる抗がん薬治療は、臓器別、がん種ごとに一種類（単剤）ずつ有効と思われる抗がん薬を、数種類組み合わせる多剤併用療法が用いられてきました。

肺がんに対する当時の治療法は、プラチナ製剤といわれる薬剤にもう一つの抗がん薬を併用する2剤併用療法が選択されました。これは現在でも重要な役割を担っています。

●ゲフィチニブ登場とEGFR遺伝子変異

2002年、こうした薬物治療に大きな変化がもたらされました。わが国で世界に先駆けて発売されたゲフィチニブ（商品名イレッサ）の登場です。ただし、ゲフィチニブも最初はこれほど画期的な薬になるとは誰も思っていませんでした。ゲフィチニブは上皮成長因子受容体（EGFR）を抑制する薬として開発され、開発当初は腫瘍の増大を抑えて患者さんの寿命を延ばす効果を期待した薬でした。ところが、実際に投与したところ一部の患者さんの肺がんが劇的に縮小することがわかりました。ただし、しば

日本人肺腺がんの遺伝子異常の頻度と分子標的薬

遺伝子異常	頻度	分子標的薬
EGFR遺伝子変異	40～50％	ゲフィチニブ エルロチニブ アファチニブ
ALK融合遺伝子	5％	クリゾチニブ アレクチニブ
HER2遺伝子変異・増幅	3％	アファチニブ* トラスツズマブエムタンシン*
MET遺伝子変異	2％	クリゾチニブ*
ROS1融合遺伝子	1％	クリゾチニブ*
BRAF遺伝子変異	1％	ベムラフェニブ* ダブラフェニブ* ダサチニブ*
RET融合遺伝子	1％	バンデタニブ* スニチニブ* アレクチニブ*など
RAS遺伝子変異	10％	セルメチニブ*

*日本で未発売、または肺がんに対する保険未承認

らくは、なぜゲフィチニブが効く患者さんと、効かない患者さんがいるかは謎でした。

２００４年に、ゲフィチニブが劇的に効く患者さんの肺がん細胞のＥＧＦＲ遺伝子に変異があることが報告されました。この変異は日本人の肺腺がん患者さんの40～50％程度にみられ、この変異こそが肺がんの原因であるとわかったのです。ＥＧＦＲ遺伝子の変異により異常な増殖信号が出続けるために細胞ががん化していること、そのがん化の原因をＥＧＦＲ阻害薬のゲフィチニブが抑えることが解明されました。

●原因となる遺伝子異常が続々判明

２００７年には肺がんでＡＬＫ融合遺伝子がみつかり、この遺伝子異常も肺がんの原因であることがわかりました。このような肺がんに対してはクリゾチニブ（商品名ザーコリ）、アレクチニブ（商品名アレセンサ）というＡＬＫ阻害薬がすでに日本で承認、使用されています。

その後、ＲＯＳ１融合遺伝子、ＲＥＴ融合遺伝子、ＢＲＡＦ遺伝子変異、ＨＥＲ２遺伝子異常、ＭＥＴ遺伝子変異などが肺がんの原因遺伝子異常であることがわかってきました。それぞれの頻度は少ないですが、これらの遺伝子異常に効果が期待される薬が開発中です。

●期待される免疫療法

最近までは、科学的に有効性が証明された肺がんに対する免疫療法はありませんでしたが、免疫抑制機構を解除する薬が肺がんにも有効であることが示されました。肺がんに対する免疫療法は、遺伝子異常を標的とした薬剤とならび、現在、最も期待されている治療です。

ただし、巷《ちまた》で行われている、いわゆる免疫療法のすべてに効果が期待できるわけではないことに注意が必要です。

（大江裕一郎）

新しい治療を開発するには臨床試験が必要です

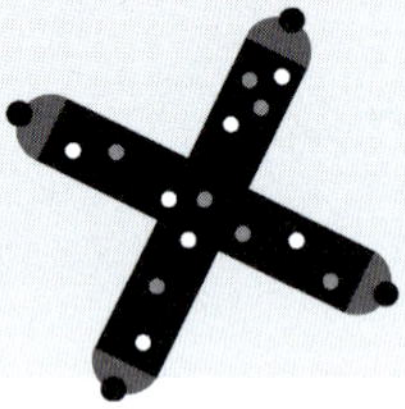

新しい有効な治療薬や治療法を開発し、それが、日常の臨床で用いられるようにするためには、多くの患者さんの協力のもと、治験・臨床試験を行うことが不可欠です。

●治験・臨床試験とは

「臨床試験」とは、患者さんに試験的に新しい診断法や治療法（薬だけではなく、外科的な治療や放射線治療、あるいはその組み合わせなども含む）を試みることです。

臨床試験のなかで、特に新しい薬に対して国からの承認を得るために、その有効性と安全性を検討する試験を「治験」といいます。

また、２００３年に、薬事法（現：医薬品、医療機器等の品質、有効性及び安全性の確保等に関する法律）が改正され、製薬企業のみならず、医師が自ら治験を企画・立案し、実施できるようになり、これを医師主導治験と呼びます。

外国で承認されているのに国内では未承認の薬剤、あるいは適応外使用が一般的となっている医薬品や医療機器について、さらに製薬企業が

臨床試験と治験

- 臨床試験
  - 治験
    - 製薬企業が依頼して実施する試験（治験）
    - 医師が自ら実施する治験（医師主導治験）
  - 医師・研究者主導臨床試験

病気の予防、診断、治療方法などに関してヒトを対象とする研究のすべてを「臨床研究」といい、そのうち、患者さんに試験的に新しい診断法や治療法を試み、その有効性、安全性を確認するのが「臨床試験」。臨床試験のなかで、新しい薬の承認を得るための試験を「治験」という。「医師・研究者主導臨床試験」は薬物以外に、手術、放射線、またこれらの組み合わせなども対象とする。

「国立がん研究センターがん情報サービス」（ganjoho.jp）資料より

ためらうような薬剤についても、医師が、臨床的に価値があると思った研究を行うことで、国の承認を目指すことができます。

国からの承認を受ける前の、治験に使用される薬を「治験薬」といいます。こうした治験薬は、治験として、実際の患者さんに使用されますが、その結果、安全性に問題があったり、期待した効果がなかったりといった理由で開発が中止され、薬として発売されないことも少なくありません。つまり新しい治験薬が必ずしもよい薬であるとは限らないのです。それを見極めるために治験が行われます。

治験の開始にあたっては綿密な計画が立てられ、患者さんの募集・選定などが行われますが、参加する患者さんについては厳格な基準が設けられていて、その基準をすべて満たしていなければ、参加することができません。これらの基準は、治験に参加する患者さんの安全性を確保するためと、治験薬の安全性や有効性を科学的に評価するために設けられるものです。

薬剤の基礎研究から承認までのプロセス

期間	段階	内容
5〜8年	基礎研究	・薬剤の候補の選定 ・規格、製造法、安定性などの確立
	非臨床試験	・動物などを対象とした有効性と安全性の評価
3〜7年	臨床試験（治験）	・ヒトを対象とした3段階の試験で、有効性、安全性を確認
	↓ 承認申請	・厚生労働省、医薬品医療機器総合機構による審査
	↓ 承認	・厚生労働大臣による承認
	発売	・製造販売後調査

厚生労働省ホームページ資料より作成

●臨床試験は、目的ごとに3段階行います

治験・臨床試験は、第Ⅰ相試験、第Ⅱ相試験、第Ⅲ相試験（フェーズ1、フェーズ2、フェーズ3ともいう）と段階的に実施していきます。

第Ⅰ相試験では、主に副作用の種類と程度を目安にして治験薬を少ない量から徐々に増やしていき、治療にちょうどよい投与量を決定します。また、治験薬の投与前後に採血をして、血中の濃度や代謝される速度などを調べます。

最近では、第Ⅰ相試験の段階で薬の投与量を

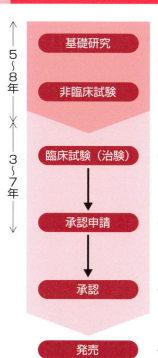

調べるだけではなく、より多くの患者さんに薬を使用してある程度の有効性までみることが多くなっています。第Ⅰ相試験では、動物試験を経た治験薬を初めてヒトに対して使用する試験もあり、慎重に安全性をみていきます。

第Ⅱ相試験では、第Ⅰ相試験で決定した投与量での効果と副作用を検討します。第Ⅱ相試験では多くの場合、どれくらいの患者さんでがんが縮小するかを調べますが、第Ⅱ相試験でもランダム化して（無作為化：患者さんをランダムに二つのグループに分け、その状態にかかわらず、いずれかの治療に割り当てる）、治験薬を使うグループと、従来の標準治療薬を使うグループなどに分け、その効果を比較する場合があります。特に有効性が高いと期待される薬剤は第Ⅱ相試験の結果により国から承認される場合があります。この場合は、承認後に第Ⅲ相試験が実施されます。

第Ⅲ相試験では、新薬を含む治療法が従来の治療法より本当に優れているかどうかを最終的に評価します。従来の治療法と新しい治療法を比べるために治療法をランダム化で決めることが一般的です。第Ⅲ相試験に参加した場合には、必ずしも新しい治療を受けられるとは限らず、従来の標準治療薬やプラセボ（偽薬）が投与される場合もあります。また、行われている治療

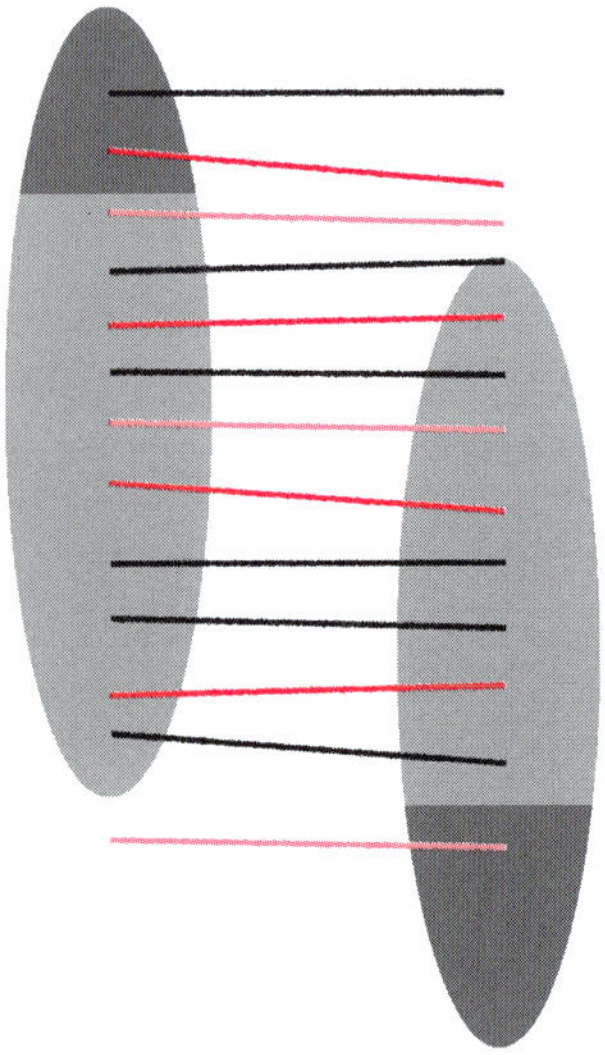

治験・臨床試験第Ⅰ～Ⅲ相の目的

●第Ⅰ相試験（フェーズ1）
がん種を特定せず、少数の患者さんに参加してもらう。段階的に投与量を増やしていき、薬の安全性の確認、有効で安全な投与量や投与方法等を調べる。

●第Ⅱ相試験（フェーズ2）
がん種や病態を特定し、前段階よりも多い数の患者さんに参加してもらう。前段階で有効で安全と判断した投与量や投与方法を用い、薬の有効性と安全性を確認する。

●第Ⅲ相試験（フェーズ3）
より多くの患者さんに参加してもらう。新しい薬や治療法が従来の薬や治療法（標準治療）と比べ、有効性や安全性の面で優れているかどうかを比較試験で確認する。

「国立がん研究センターがん情報サービス」(ganjoho.jp) 資料より

について、新しい薬と従来の薬のどちらが使用されているか、患者さん自身にも医師にも知らされない盲検《もうけん》化《か》という方法がとられる場合もあります。このようなランダム化、盲検化は薬の有効性を正確に評価するためには、どうしても必要な方法です。

通常は国内外の第Ⅲ相試験で従来の治療より生存期間や無《む》増悪《ぞうあく》生存期間（病気が悪化しないで生存している期間）が長いことが証明された場合に、薬として承認されます。

臨床試験から標準治療へ

臨床試験では、新しい薬や治療法、その組み合わせなどを、従来の治療法と比較。優れた結果が確認できれば、新しい標準治療へと発展する。

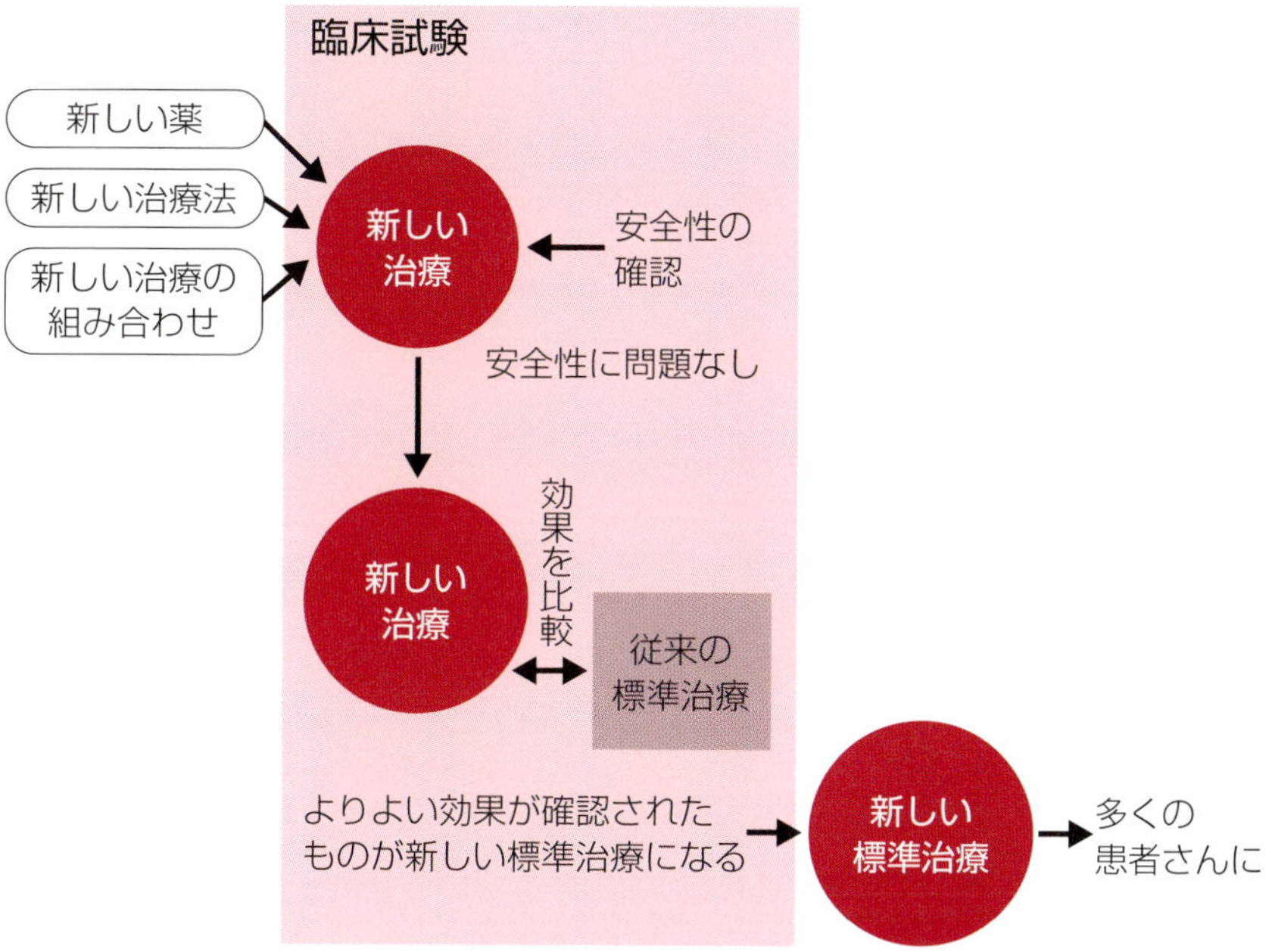

「国立がん研究センターがん情報サービス」(ganjoho.jp) 資料より

●多くの患者さんの協力で有効な薬剤が生まれます

近年、非常に多くの治験が多くの病院で実施されています。同じ治験薬であっても、対象とする患者さんの条件や薬の使い方など、使用する状況により複数の治験が実施されている場合が少なくありません。同じ肺がんでも、初回治療として使用する場合や、2次治療、3次治療として使用する場合、術後療法として実施する場合などがあり、それぞれ別々の治験が実施されます。そして、それぞれの治験ごとに参加できる患者さんの条件も異なってきます。また、一つの治験は数カ月～2年程度の期間で終了しますので、参加できる治験があるかは治験を実施している医療機関に問い合わせ、情報を収集する必要があります。

多くの患者さんが治験に参加するなど、一般の方々の協力があって初めて、新しく有効な薬剤の開発が推進されるのです。

（大江裕一郎）

事前に効果を予測し、治療をスタートするシステムの確立

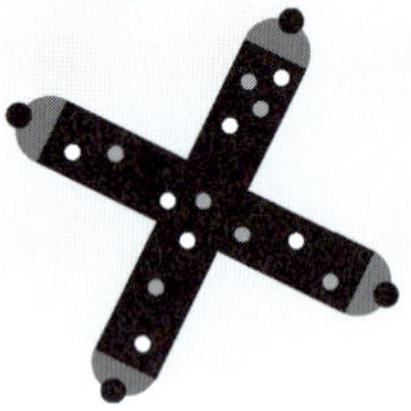

●まれな遺伝子異常のある患者さんにも分子標的治療の恩恵を

非扁平上皮がん（特に腺がん・22ページ参照）では、先に述べたＥＧＦＲ遺伝子変異やＡＬＫ融合遺伝子のほかにも、頻度は低いながらＲＥＴ融合遺伝子やＲＯＳ1融合遺伝子、ＢＲＡＦ遺伝子変異、ＨＥＲ2遺伝子異常といった、分子標的治療が効果を発揮すると予想される遺伝子異常が発見されています（76ページ参照）。

現在、発がんにかかわる遺伝子異常の研究は国際的にも注目され、多くの研究機関・研究者が取り組んでおり、さらに今後も、新たな標的となる遺伝子異常が発見されていく可能性が予測されます。

そこで、これからの肺がん治療にとっては、分子標的薬治療の恩恵を、必要とする患者さんが、効率よく受けられるようにすることが重要です。たとえば、比較的割合の多いＥＧＦＲ遺伝子変異やＡＬＫ融合遺伝子だけでなく、全体の1～2％程度というほかのまれな遺伝子異常を含め、一人ひとりの肺がんの患者さんに対して、そのような遺伝子異常をもっているか、もっていないかをみつけ出し、そのうえで、有望な薬物治療が受けられるようにするシステムが求められます。

●遺伝子異常の効率的な検査と治療のためのスクリーニングプロジェクト

現在は、ＥＧＦＲ遺伝子変異とＡＬＫ融合遺伝子については、標準的な手順として、それぞれ別の方法による検査が行われています。しかし、今後は、その頻度にかかわらず、現在、わかっているすべての遺伝子異常を効率的にみつける検査方法の開発が必要です。さらに、そうした検査結果に基づき、効果が期待される患者さんが適切な分子標的薬の治験・臨床試験に参加できる体制を整えなければなりません。

ＬＣ-ＳＣＲＵＭ-Ｊａｐａｎ（Lung Cancer Genomic Screening Project for Individualized Medicine in Japan）は、肺がんの遺伝子異常

LC-SCRUM-Japanプロジェクトの流れ

RET融合遺伝子、ROS1融合遺伝子など、頻度の低い遺伝子異常をみつけ出し、治験・臨床試験との連携により、肺がん患者さんに有効な分子標的治療を届けることを目指している。

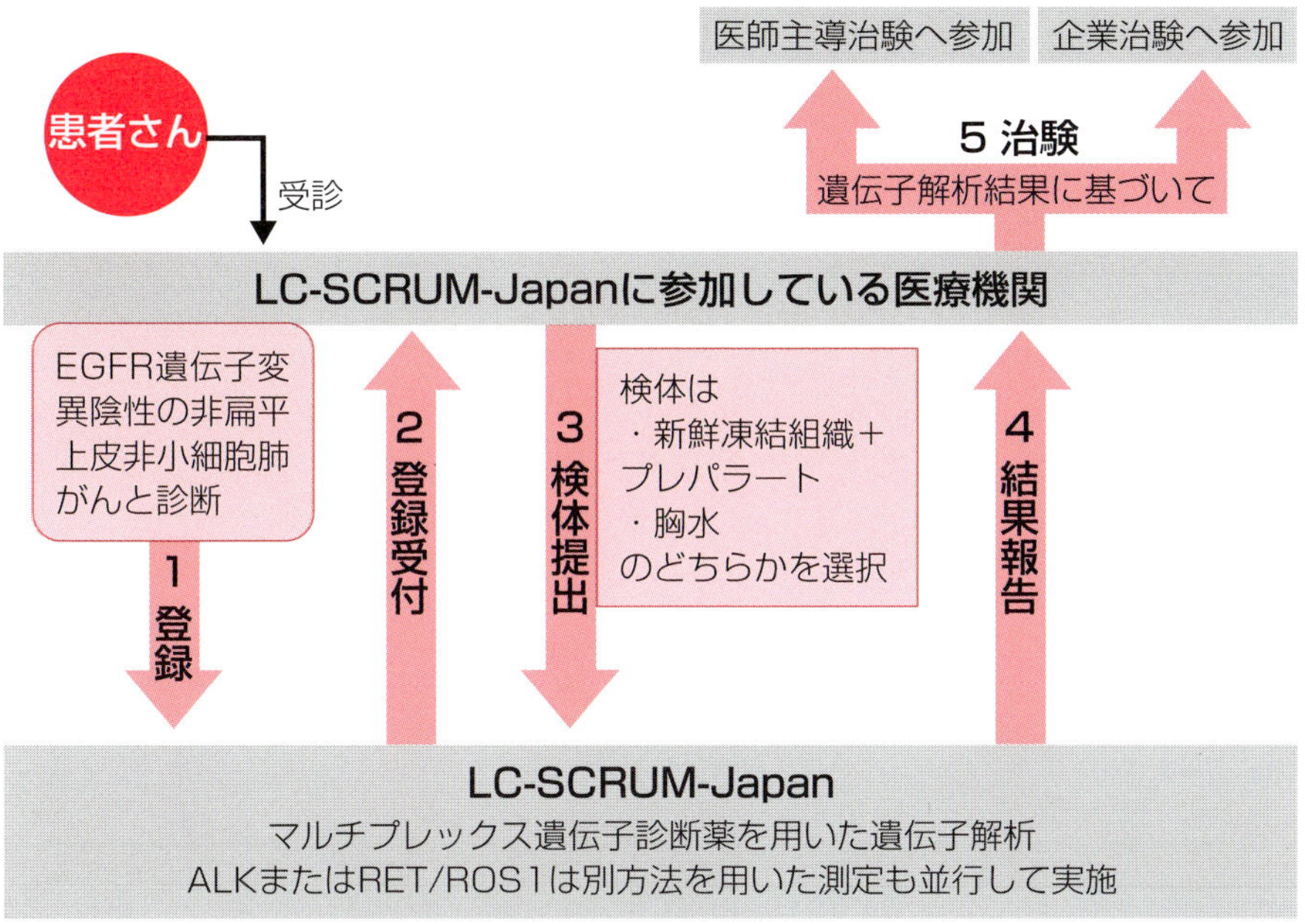

国立がん研究センター・先端医療開発センターホームページLC-SCRUM-Japan資料より作成

を効率よい検査でみつけ出して、遺伝子異常を有する肺がんの実態を明らかにし、その患者さんが有望な治験や臨床試験を受けることができる体制を作るプロジェクトです（上図）。国立がん研究センター東病院呼吸器内科を中心として、日本全国１８０以上の施設が参加して遺伝子解析が行われています。

すでに、このプロジェクトが活用され、ＲＥＴ融合遺伝子やＲＯＳ１融合遺伝子陽性の肺がんに対する分子標的薬の治験が行われて成果を上げました。また現在も、ＢＲＡＦ遺伝子変異やＨＥＲ２遺伝子異常を有する肺がんの患者さんを対象とした分子標的薬の治験が行われており、今後も有望な分子標的薬の治験・臨床試験との連携が計画されています。

さらに、これまでは化学療法の選択肢しかなかった扁平上皮がんや小細胞肺がんの一部にも、遺伝子変異や融合遺伝子など分子標的治療に結びつく可能性のある遺伝子異常がみつかってきています。たとえば、扁平上皮がんの一部では、ＦＧＦＲという分子の融合遺伝子・遺伝子変異・増幅がみつかり、これに対してＦＧＦＲ阻害薬が有効である可能性があり、現在開発が進められています。

ＬＣ‐ＳＣＲＵＭ‐Ｊａｐａｎは、扁平上皮がんや小細胞肺がんにも、その対象の範囲を広げており、すべての種類の肺がんの遺伝子異常を見出し、それらに対する有効な分子標的治療の開発を目指しています。

（神田慎太郎）

分子標的薬がこれからの肺がん治療のポイントです

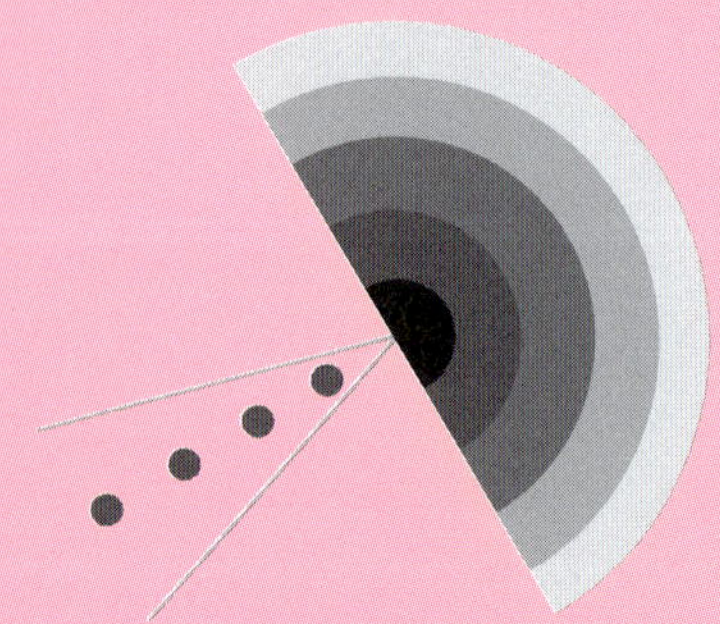

遺伝子異常と肺がん治療

●遺伝子変異とがんの発生するメカニズム

たとえば、喫煙が肺がんの発生に強く関係していることはよく知られています。これは、喫煙によって、遺伝子が傷つけられること＝遺伝子の変異が積み重ねられることでがんが引き起こされると理解されています。がんは、遺伝子の病気ともいわれますが、遺伝子に変異が生じると、本来の正常な細胞とは異なる性格をもつがん細胞に変化して増殖を重ね、ある程度のかたまりになると、がんとなります。がん細胞に変化した後も遺伝子変異は続き、がん細胞の性質は悪性化していきます。

実は、遺伝子の変異は、体のどの細胞にも常におこっているのですが、細胞はそれを修復するしくみも備えており、通常、変異は次の細胞に引き継がれないようになっています。しかし、喫煙をはじめ有害な化学物質、放射線、紫外線などいろいろな環境要因の影響や加齢によって、修復する力が低下すると、遺伝子の傷が蓄積されていってしまい、ついにがん細胞に変化してしまうと考えられています。

遺伝子変異でがんは発生する

細胞が備えている遺伝子の変異を修復する力が弱まると、変異が蓄積されていきがん細胞が発生する。がん細胞が増殖を重ねていくと、やがてがんとなる。

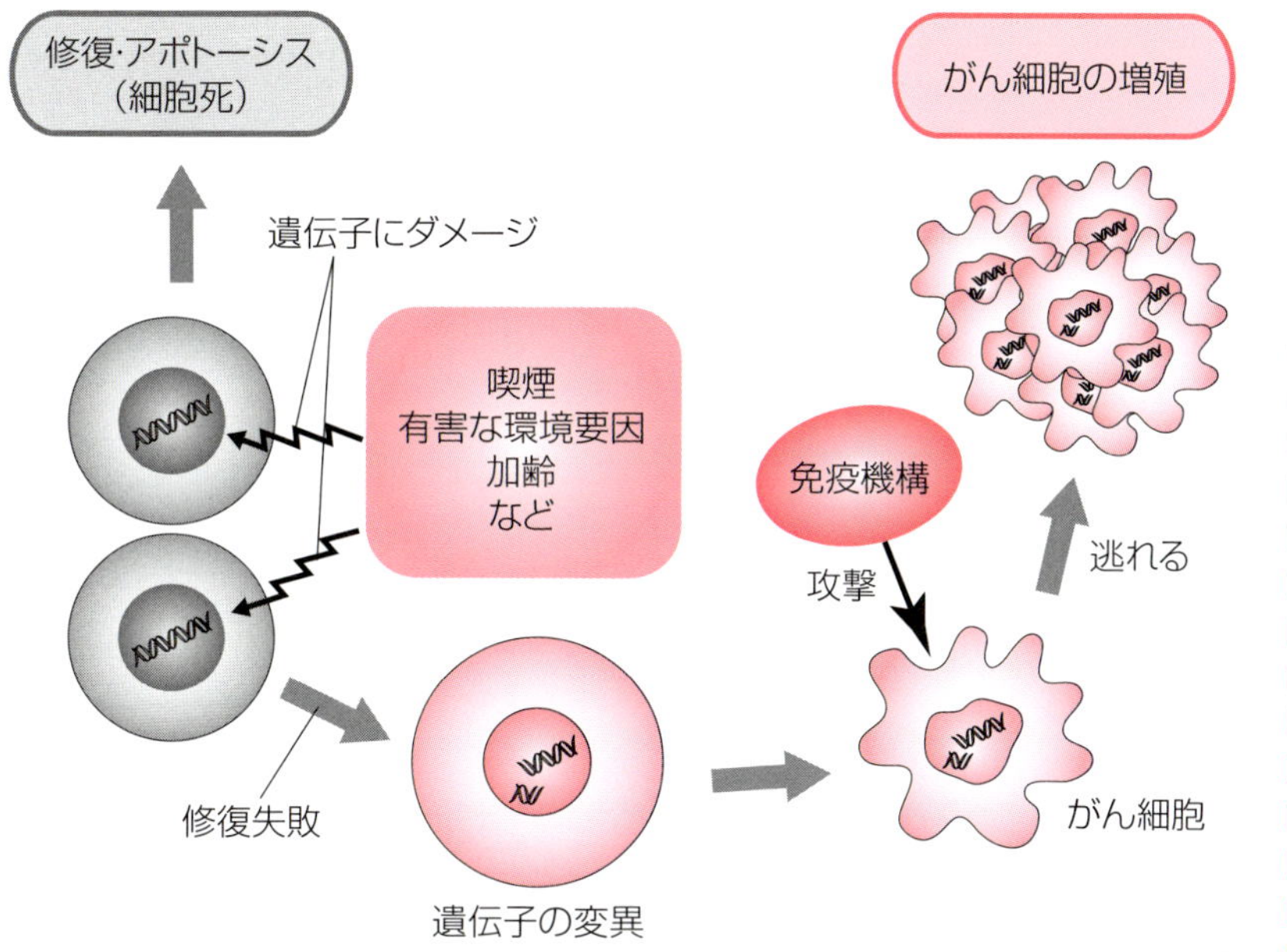

正常な細胞では、増殖と、増殖を止めることが必要に応じて適切にコントロールされています。ところが、がん細胞は際限なく増え続け、増殖が加速されると、さらに遺伝子変異の可能性も高まります。増殖というがん細胞がもつ最も特徴的な性質のメカニズムについては、すでにいくつかの説が提唱されていますが、近年、分子生物学的な研究が目覚ましい進歩を遂げる時代に入り、遺伝子レベルで解明されはじめています。

●肺がんを発生させる遺伝子変異の発見

肺がんの領域においても、研究は遺伝子のレベルにまで深化し、増殖や転移にかかわる遺伝子変異が明らかになっています。このうち、一部の遺伝子変異は、肺がんの増殖や転移のみならず、そもそものがん細胞の発生においても大きく関係していることが解明されました。今や、肺がんの治療を考えるうえで、特定の遺伝子変異をみつけることは重要な課題です。

一部の肺がんでは、がんの発生に強く関係しているＡＬＫ、ＲＯＳ１、ＲＥＴなどの遺伝子に異常が生じていることが明らかとなっています。同時に、それらを標的とし、その働きを阻止する治療薬が登場しはじめ、より効率的に肺がんの治療を進める戦略が求められるようになってきています。

●がん増殖を断ち切る分子標的薬

最近の抗がん薬の研究は、がん細胞の発生にかかわる遺伝子の発見・解明と、創薬技術の進歩により、特定の分子（主にたんぱく質）の働きを抑える分子標的薬の開発が大半を占めています。

　分子標的薬には、細胞の内部に入り込んで細胞増殖のシグナル伝達（7ページ、次ページコラム参照）を阻止する低分子阻害薬（経口）と呼ばれるタイプと、細胞の表面にある抗原に結合してその働きを抑える抗体薬（注射薬）と呼ばれるタイプがあります。

　また、標的とする分子の種類から大きく三つに分かれます。まず、細胞の増殖促進にかかわる増殖因子、受容体（レセプター）、細胞内でのシグナル伝達にかかわる酵素などを標的にするもの、次にがん細胞の増殖に欠かせない血管新生にかかわる物質を標的にするもの、そして、細胞の表面に現れる抗原を標的とするものです。

●予測とは異なる副作用と効果

　当初、分子標的薬は、〝副作用がない薬〟、〝腫瘍縮小作用はなく増殖抑制作用のみをもつ薬〟と考えられていました。

　ところが、実際に患者さんに対する使用が始まると、当初の予測とは反した結果が得られました。副作用については、従来の抗がん薬（殺細胞性薬）と同様、さまざまな副作用が存在し、一部には命にかかわる重い副作用もおこり得ます。このため、使用においては十分な注意が必要です。患者さんの全身状態、年齢、臓器機能、合併症の有無・状態などによって慎重に判断しなければなりません。

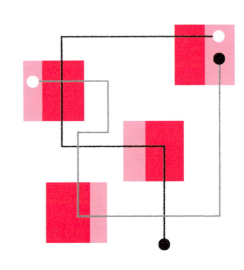

　しかしながら、適応が適切に判断され、十分に全身管理がなされた状況で薬が用いられた患者さんに対しては、高い確率で効果が得られ、特に一部の患者さんには劇的な腫瘍縮小作用が得られます。

●これからのがん治療は個別化治療へ

　従来、肺がんは病理組織学的（顕微鏡などを用いて診断する）に非小細胞肺がんと小細胞肺がん（22ページ参照）に大きく分けられ、その組織型に基づいて治療が行われてきました。しかし、発がんにかかわる遺伝子異常の発見により、患者さんのがんのタイプはより細分化されるようになっています。そして、そのタイプ別に効果を狙った分子標的薬の開発により、治療法もまた細分化（個別化）されはじめています。

現在、肺がんでは遺伝子異常が認められた患者さんに対してＥＧＦＲ阻害薬、ＡＬＫ阻害薬の２種の薬剤が承認されていますが、特定の分子を標的とした薬剤開発はますます進んでいます。さらに、多種類の遺伝子異常を効率的に発見する検査方法の開発、検査結果と治療の選択を適切にマッチングさせるシステムの構築など、多くの研究が試みられ、一人ひとりの患者さんのがんの性格に適した個別化治療は現実のものとなりつつあるといえます。

（山本　昇）

異常なシグナル伝達と細胞増殖を薬で阻止する

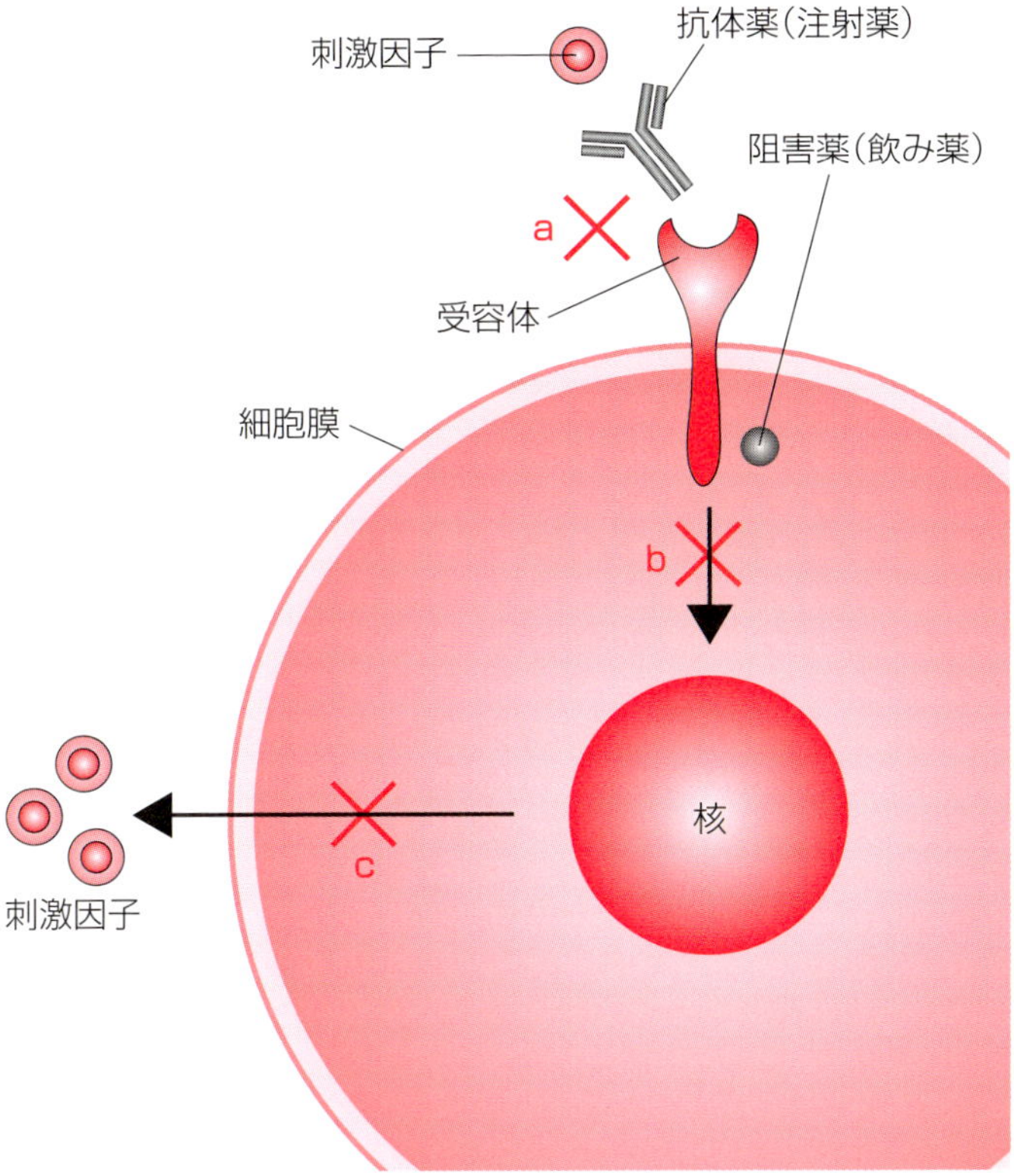

私たちの細胞は、さまざまな物質（刺激因子や受容体など）、酵素などを介しておこる多彩な化学反応によって、適切な増殖、細胞死のタイミングをコントロールして、組織を修復したり、臓器の機能を維持したりして正常を保っています。このような細胞間あるいは細胞内で行われる情報交換（細胞の増殖や抑制などの司令を伝える一連の反応）をシグナル伝達と呼び、それを、一定の設計図にのっとり、整然と管理するのが遺伝子の役割です。

がん細胞は、遺伝子に何らかの変異が生じ、設計図に誤りがおこった状態です。本来、つくられるべき物質の性質が変わってしまったり、あるいは、必要な反応が妨げられたり、不要な反応がくり返されたりして、シグナル伝達に不具合が生ずると、細胞増殖の暴走が始まってしまいます。この暴走にかかわる物質の働きを止めるのが分子標的薬です。a 情報を受け取る部位（受容体）に作用し、増殖の信号を細胞内に伝達するのを阻止する、b 細胞内の一連の反応を抑え、DNAへの情報伝達を阻害する、c DNAまで伝わってしまった情報が、さらに次の細胞に伝わるのを止める、など、いくつかの経路を標的とする薬剤が開発されています。

2000年代

■フルダラビン（2000）
▶アナストロゾール（2001）
◆リツキシマブ（2001）
◆トラスツズマブ（2001）
◆ゲフィチニブ（2002）
▶エキセメスタン（2002）
■カペシタビン（2003）
■オキサリプラチン（2005）
◆イマチニブ（2005）
▶レトロゾール（2006）
■テモゾロミド（2006）
◆ボルテゾミブ（2006）
■ペメトレキセド（2007）
◆エルロチニブ（2007）
◆ベバシズマブ（2007）
◆ニロチニブ（2007）
◆セツキシマブ（2008）
◆スニチニブ（2008）
◆ソラフェニブ（2008）
■サリドマイド（2009）
◆ラパチニブ（2009）
◆ダサチニブ（2009）

2010年以降

■ベンダムスチン（2010）
◆エベロリムス（2010）
◆テムシロリムス（2010）
◆パニツムマブ（2010）
■エリブリン（2011）
◆クリゾチニブ（2012）
◆アキシチニブ（2012）
◆パゾパニブ（2012）
◆オファツムマブ（2013）
◆ペルツズマブ（2013）
◆レゴラフェニブ（2013）
◆アファチニブ（2014）
◆アレクチニブ（2014）
◆T-DM1（2014）
●ニボルマブ（2014）
◆ベムラフェニブ（2014）
◆ラムシルマブ（2015）
◆レンバチニブ（2015）
●イピリムマブ（2015）

日本における抗がん薬の歴史

それぞれの年代に、日本で認められた
抗がん薬の種類を色別に示している。

■ 殺細胞性薬
▶ ホルモン薬
◆ 分子標的薬
● 免疫系作用薬

1950～70年代

■ブスルファン（1957）
■シクロホスファミド（1962）
■マイトマイシンC（1963）
■5-FU（1967）
■ビンクリスチン（1968）
■ビンブラスチン（1968）
■メトトレキサート（1968）
■シタラビン（1971）
■ドキソルビシン（1975）
■メルファラン（1979）

1980～90年代

▶タモキシフェン（1981）
■シスプラチン（1983）
■イホマイド（1985）
■ダカルバジン（1986）
■エトポシド（1987）
■エピルビシン（1989）
■カルボプラチン（1990）
■メルカプトプリン（1991）
■イリノテカン（1994）
■トレチノイン（1995）
■パクリタキセル（1997）
■ドセタキセル（1997）
■ゲムシタビン（1999）
■TS-1（1999）

がんの増殖を促進する遺伝子異常を標的とした肺がん治療

遺伝子異常標的薬の基礎知識

●検査、治療薬選択が標準化しているEGFR阻害薬とALK阻害薬

がんは遺伝子の異常によって細胞が無秩序に増殖・転移するようになる病気ですが、近年、一部の肺がんには、そのがん化に特に重要な役割を担っている遺伝子の異常があることが解明されてきています。

ＥＧＦＲ遺伝子変異とＡＬＫ融合遺伝子は重要な遺伝子異常の代表であり、肺がんにおける頻度も高く、それらの遺伝子異常を有する肺がんに対するＥＧＦＲ阻害薬（ゲフィチニブ、エルロチニブ、アファチニブ）とＡＬＫ阻害薬（クリゾチニブ、アレクチニブ）はすでに実用化され、治療の第一選択となっています。

したがって、進行非小細胞肺がん（特に肺腺がん）と診断され、抗がん薬による治療を検討する際には、確定診断のために気管支内視鏡検査などで採取された患者さんのがんの組織を用いて、ＥＧＦＲ遺伝子変異やＡＬＫ融合遺伝子の有無を検査することが非常に重要です。その検査結果によって、薬の効果が期待できる患者さんかどうかを見極めることができます。

日本人の肺腺がんに認められる遺伝子異常

EGFR遺伝子変異が50%を超える一方、頻度1〜2%のほかの遺伝子異常も判明している。

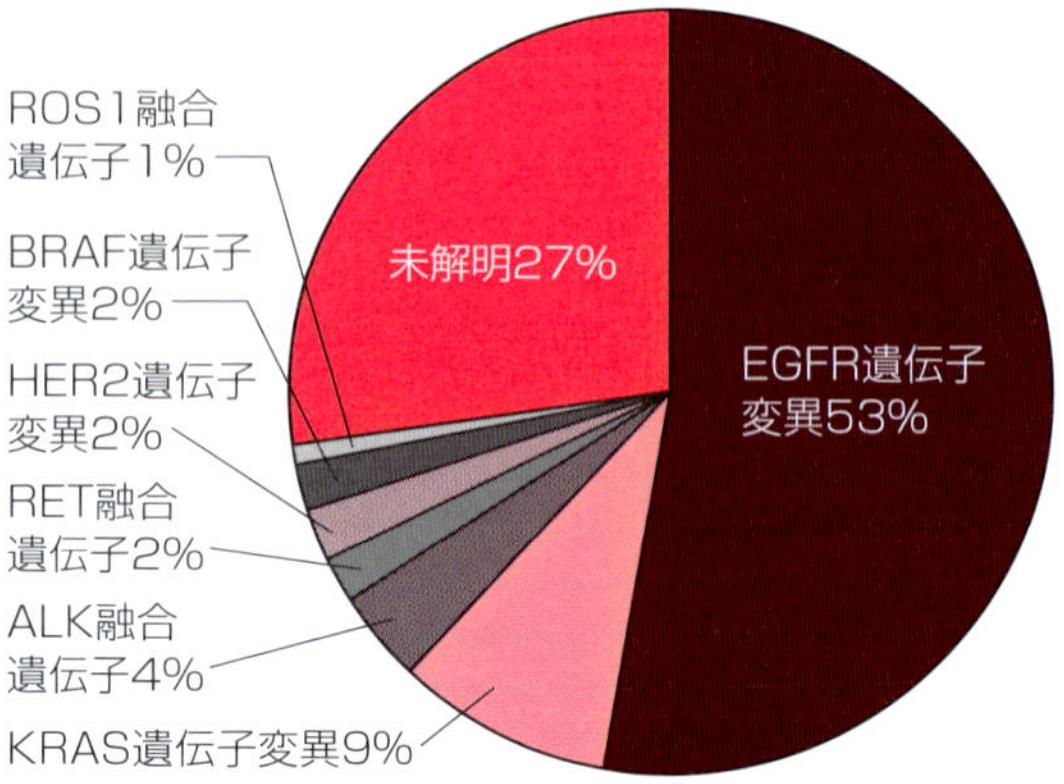

Kohno T,et al. Nature Medicine. 2012 ; 18 : 375-377

Ⅳ期非小細胞肺がんの標準治療には分子標的薬が用いられる

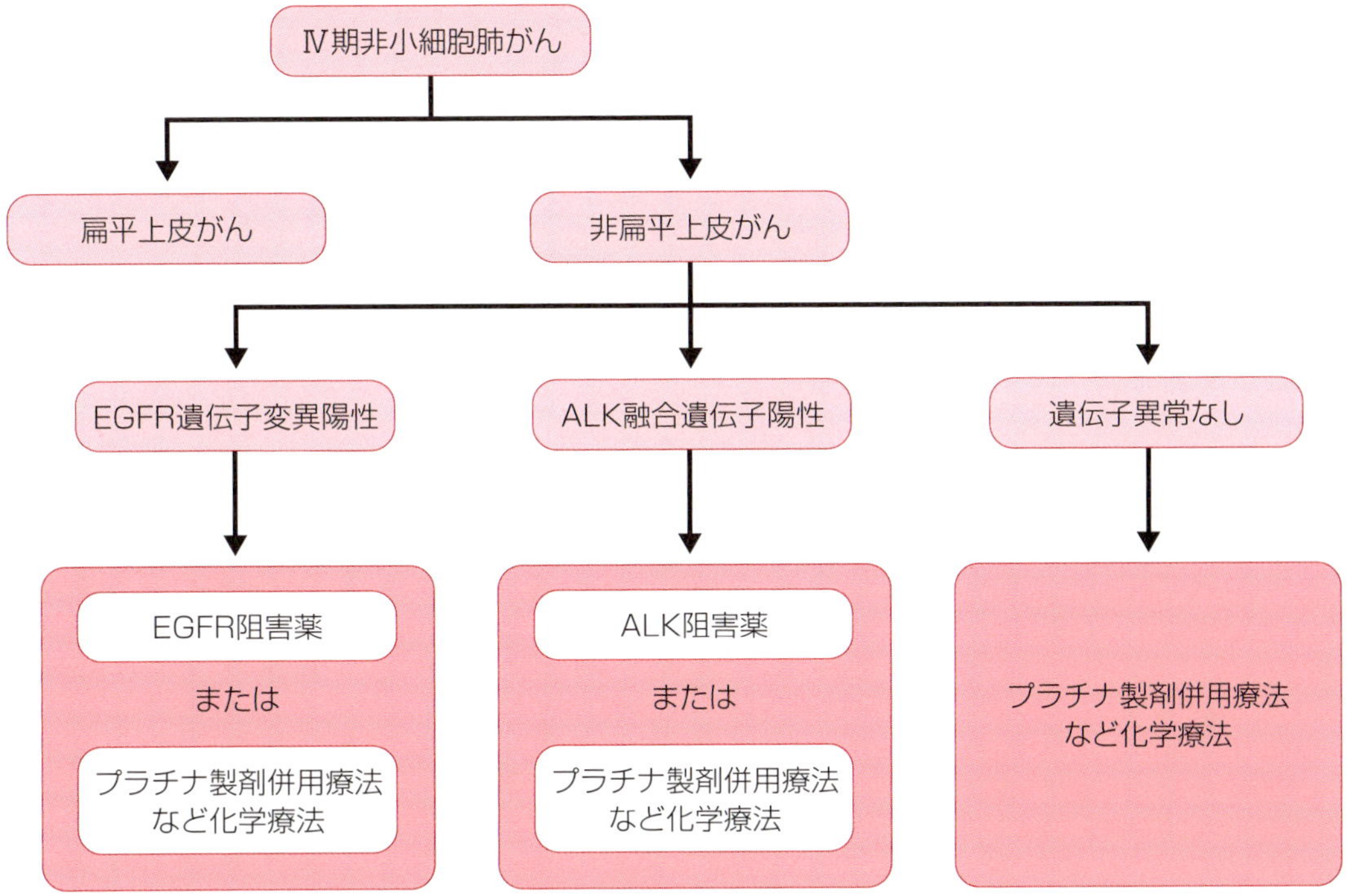

こうしたＥＧＦＲ遺伝子変異、およびＡＬＫ融合遺伝子の検査は、保険診療の範囲内で実施することができ、検査結果に従い治療薬を選択することが、標準治療として推奨されています。また、正確で再現性の高い検査方法、検査手順が研究され、検査法の手引き（ガイドライン）などの整備も進められています。

●そのほかの遺伝子異常も研究が進む

これら治療が標準化された遺伝子異常のほかにも、ここ数年、ＨＥＲ２遺伝子異常、ＲＯＳ１融合遺伝子、ＢＲＡＦ遺伝子変異、ＲＥＴ融合遺伝子など、発がんや、がんの増殖、転移にかかわる遺伝子異常が発見され、それに効果的な治療薬の開発、研究がさかんに行われています。いずれも頻度は高くはありませんが、異常の有無の効率的な検査法、適切な治療薬の解明が進めば、肺がん患者さん一人ひとりがもつ、がんの性質に合った治療の選択、つまり個別化治療がさらに実現されていくでしょう。

また、先行しているＥＧＦＲ阻害薬やＡＬＫ阻害薬では、薬が効かなくなる耐性への対応が課題となっています。治療効果を延長させ、さらに治療効果を向上させるための治療方法の治験・臨床試験が進められています。

（神田慎太郎）

第3世代EGFR阻害薬

I　II　**III**
（治験の進行段階）

第3世代のEGFR阻害薬は、従来のEGFR阻害薬が効かなくなるT790M遺伝子変異にも効果があり、遺伝子変異のないEGFRにはあまり作用しないとされます。

日本人の肺腺がんの約40〜50%の患者さんにはEGFRの遺伝子変異（L858Rやエクソン19の部分欠失など）があります。このような患者さんには、ゲフィチニブ（商品名イレッサ）、エルロチニブ（商品名タルセバ）、アファチニブ（商品名ジオトリフ）といったEGFR阻害薬がよく効き、EGFR遺伝子変異のある肺がん患者さんにはEGFR阻害薬が標準治療となっています。しかし、残念ながらEGFR阻害薬は半数の患者さんが1年程度で効果がなくなり、その他の患者さんでも2〜3年以内に効果がなくなる場合がほとんどです。

EGFR阻害薬が効かなくなる原因の一つにT790Mといわれる遺伝子変異の出現があります。T790MはEGFR阻害薬が効かなくなった患者さんの約半数に出現しているといわれています。

最近、このT790Mという遺伝子変異が出現した患者さんにも効果が期待される第3世代EGFR阻害薬の開発が進んでいます。多くの製薬企業がこのタイプの薬の開発を行っていますが、かなり有望な薬と期待されています。薬によってはT790Mが出現して従来のEGFR阻害薬が効かなくなった患者さんにも、従来

第3世代EGFR阻害薬のがん縮小効果

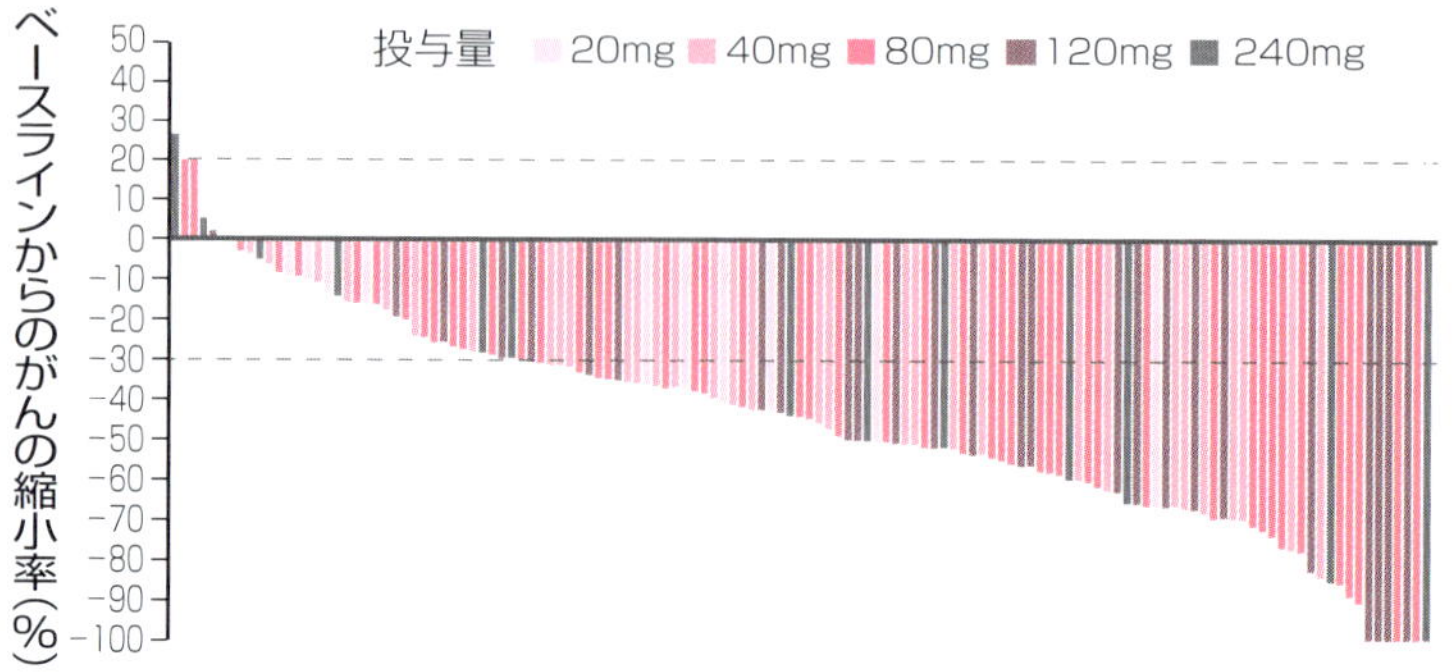

1本の棒が一人の患者さんのがんの大きさの変化を示す。−30%は治療後にがんの大きさが30%縮小。T790Mが出現して従来のEGFR阻害薬が効かなくなった患者さんのほとんどでがんが小さくなっている。

Jänne PA, et al. N Engl J Med. 2015 ; 372 : 1689-1699

第1世代EGFR阻害薬の耐性化と第3世代EGFR阻害薬の作用

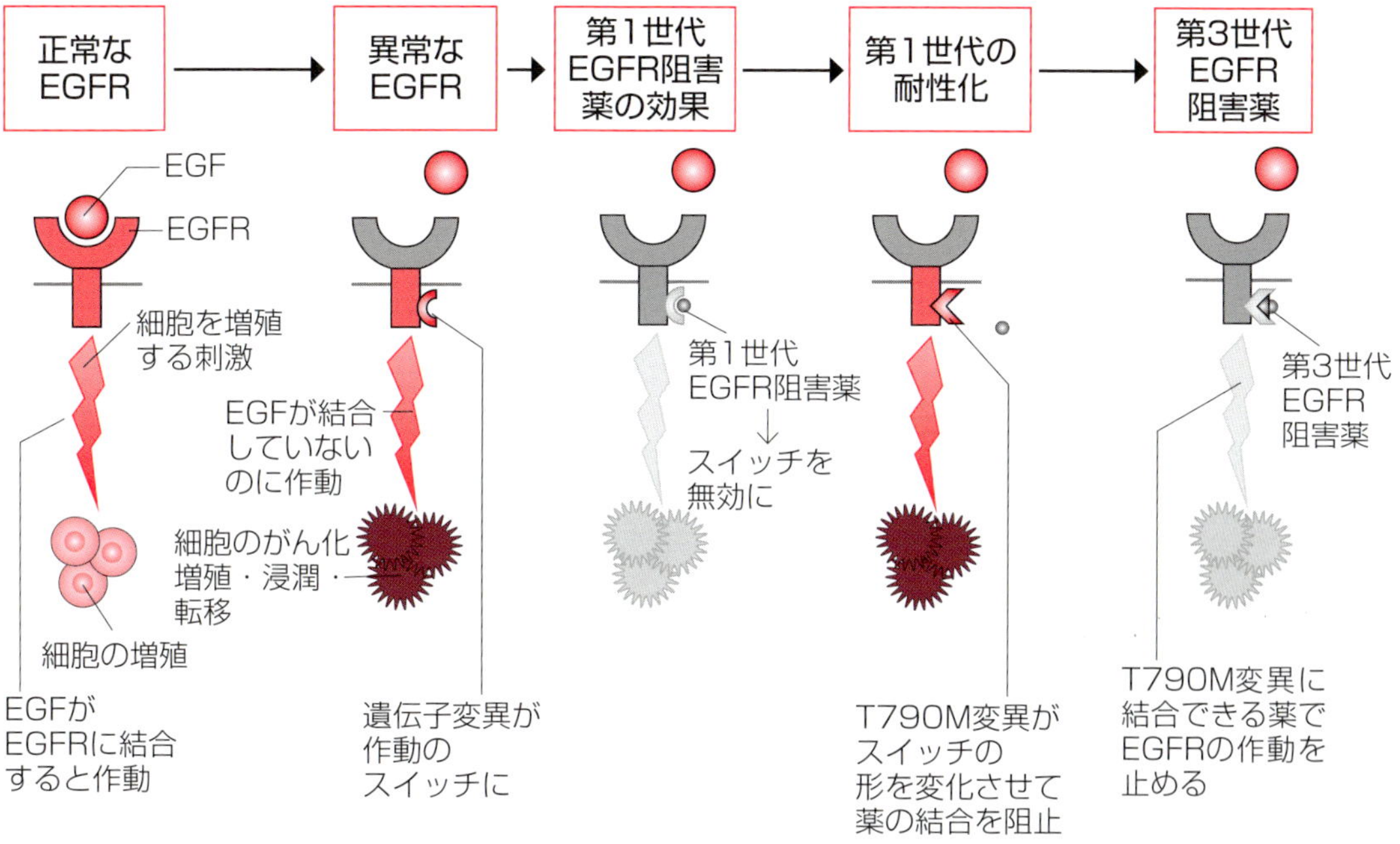

のＥＧＦＲ阻害薬を最初に使ったのと同じような効果が認められています。

現在、これらの薬の開発はＴ７９０Ｍが出現して従来のＥＧＦＲ阻害薬が効かなくなった患者さんを中心に進められていますが、初回治療としてＥＧＦＲ遺伝子変異のある肺がん患者さんに使う場合や術後化学療法として使う場合、さらには他の抗がん薬と併用する場合などの研究も進められています。

（大江裕一郎）

■EGFR阻害薬の特徴

世代	薬剤	正常のEGFRに対する作用	EGFR感受性変異に対する効果	耐性変異(T790M)に対する効果
第1世代	ゲフィチニブ エルロチニブ	中	強	弱
第2世代	アファチニブ	中～強	強	中
第3世代	AZD9291 CO-1686 ASP827 TAS-121など	弱	強	強

第3世代のEGFR阻害薬は従来のEGFR阻害薬が効かなくなるT790Mにも効果があり、さらに副作用の原因となる遺伝子変異のない正常のEGFRにはあまり作用しないとされている。

抗EGFR抗体

Ⅰ Ⅱ Ⅲ
（治験の進行段階）

EGFRが細胞の外から受け取るがん増殖のシグナルを遮断するのが抗EGFR抗体です。標準治療に加えることで治療効果が上がるかどうかを中心に研究が進められています。

細胞の外の情報を細胞の中に伝達する方法として、細胞の膜を貫通する受容体というたんぱく質を利用する方法があります。上皮成長因子受容体（EGFR）もこのたんぱく質の一つであり、細胞の外からの細胞増殖・成長の刺激のシグナル（信号）を受け取って、細胞内に伝達する機能を担っています。

正常の細胞にもEGFRは存在しますが、大腸がん、頭頸部がん、肺がんなど多くのがんでは、このEGFRが細胞膜に過剰に存在していたり、一部に変異をおこして過剰に活性化されていたりすることが知られており、がん治療のターゲットとなっています。

EGFR阻害薬には低分子化合物と抗EGFR抗体の2種類があります。この低分子化合物と抗EGFR抗体は薬剤が作用する部位が異なっています。本項の抗EGFR抗体は、EGFRが外からのシグナルを受け取る部分を妨害することで、がんへの増殖刺激のシグナルを遮断し、抗腫瘍効果を発揮しています。

低分子化合物の代表としては、ゲフィチニブ、エルロチニブ、アファチニブが挙げられ、すでに肺がん領域ではしっかりとした効果があることが知られています。一般的に、これらの低分子化合物の治療対象は、EGFR遺伝子変異を認める非小細胞肺がんの患者さんが中心になっています。

一方で、抗EGFR抗体の代表として、大腸

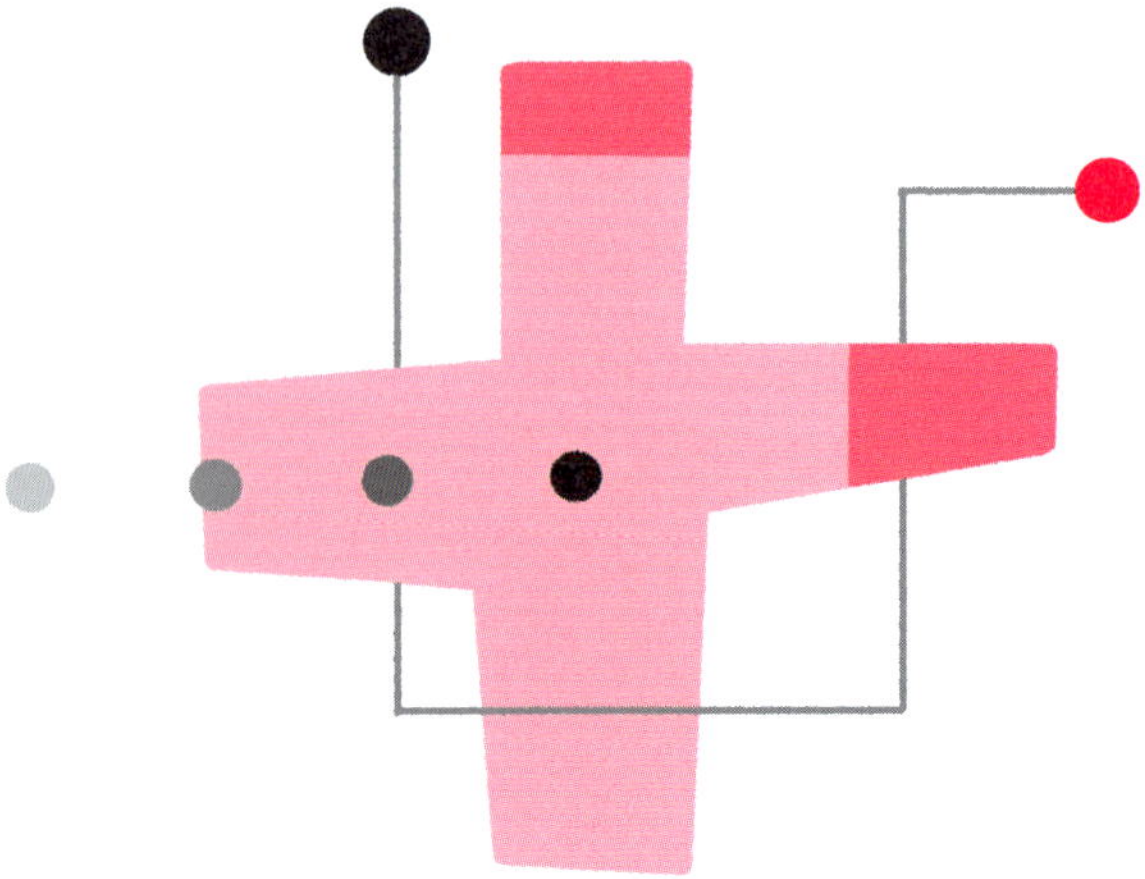

抗EGFR抗体がシグナルを遮断

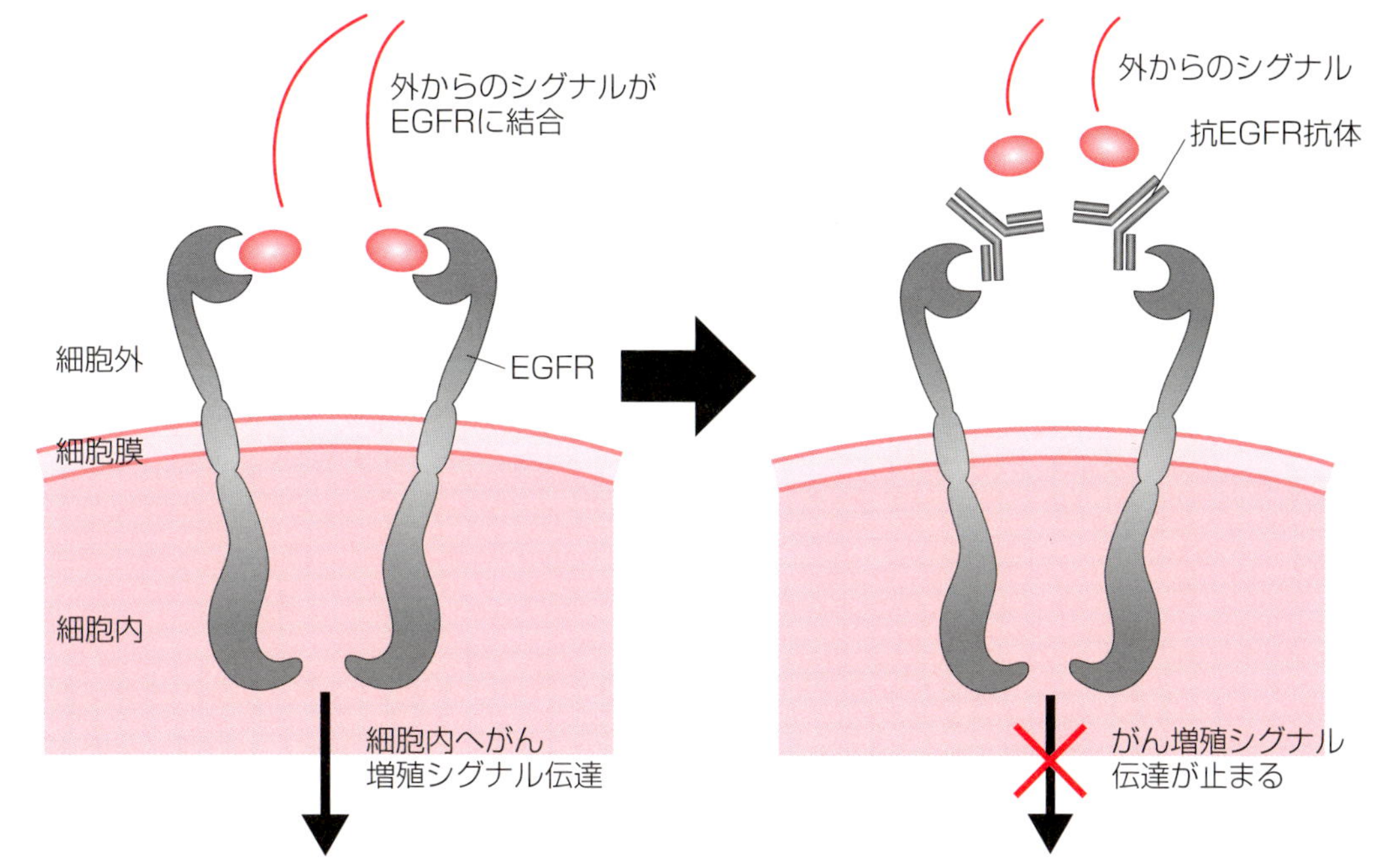

細胞の外からのシグナルが細胞膜にあるEGFRに結合し、細胞の中にシグナルが伝達されていく。

抗EGFR抗体は、この細胞の外からのシグナルがEGFRに結合する部分を妨害する。

がんや頭頸部がんですでに承認されているセツキシマブ（商品名アービタックス）やパニツムマブ（商品名ベクティビックス）が挙げられ、大腸がんや頭頸部がんではこれらの薬剤が生存に寄与することが証明されています。

　現在、肺がんでは、標準治療に抗ＥＧＦＲ抗体を追加することで、治療の増強効果があるかどうかの研究が中心に行われています。この抗ＥＧＦＲ抗体を追加する治療対象は、ＥＧＦＲ遺伝子変異を認める患者さんのみに絞ってはいません。

　非小細胞肺がんでは、シスプラチンとビノレルビンにセツキシマブを追加した場合や、肺扁平上皮がんでシスプラチンとゲムシタビンに、別の抗ＥＧＦＲ抗体であるネシツムマブ（日本未発売）を追加した場合に、標準治療を上回る効果があったことが報告されています。

　また、ゲフィチニブやエルロチニブで病状が制御できなくなった場合に、低分子化合物のアファチニブと抗ＥＧＦＲ抗体のセツキシマブを併用して投与すると効果がみられたことも報告されています。ただし、この併用療法は副作用の上乗せも強く、日本では標準治療にはなっていません。

（山本　昇・板橋耕太）

次世代ALK阻害薬

Ⅰ Ⅱ **Ⅲ**
(治験の進行段階)

ALK融合遺伝子をもつ患者さんに有効なクリゾチニブは、耐性が大きな問題となっています。次世代のALK阻害薬を目指し効果や安全性を評価する研究が進められています。

ALK、EGFR、ROS1など、肺がんの分子標的薬の対象となる遺伝子は、細胞のシグナル伝達にかかわるたんぱく質の合成を担っている場合が多くなっています。

たとえば、外部から送られてきた「増殖しろ!」という信号(シグナル)は、細胞表面でアンテナのような役割をしている「受容体」が受け取り、細胞内に伝えます。すると、細胞内では次々に化学的な変化がおこり、連鎖的に情報が伝わって、細胞を増やすために必要な働きを担うたんぱく質などが活性化します。これは本来、人が体を維持するための正常な反応ですが、がん細胞では、受容体の変化などによって、「増殖しろ!」という信号が過剰に、際限なく出し続けられています。この異常な信号を止めるのが薬剤の役割です。

ALK阻害薬の場合には、がん細胞内に薬剤を作用させ、「増殖しろ」という信号を伝達する一連の反応を阻止し、目的のたんぱく質の活性化を抑えて、増殖を止めます。

一方、がん細胞は「増殖」のために信号の伝達を維持しようとし、薬剤によってシグナル伝達の経路が邪魔されないように、受容体の形を変えたりします。

ALK融合遺伝子をもつ肺がんの患者さんに対して、非常に有効な治療薬としてクリゾチニ

ALK融合遺伝子

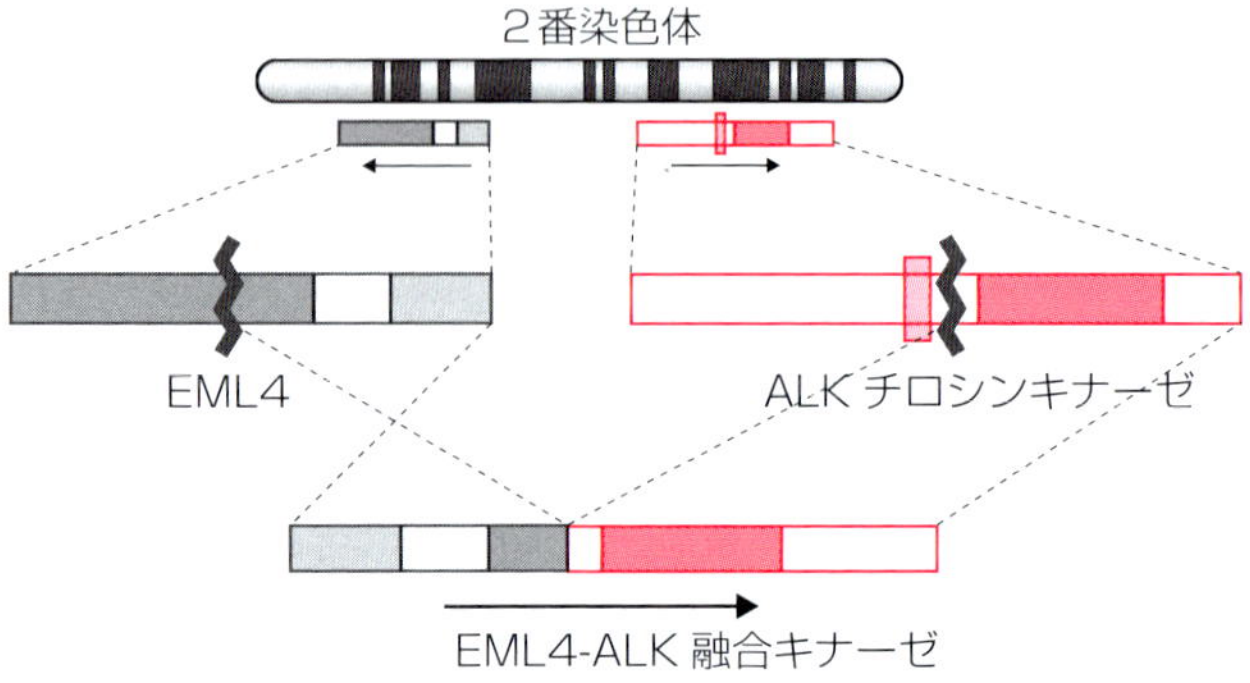

同じ染色体の一部であるEML4とALKが切断されて融合し(転座)、異常な融合遺伝子となって、細胞増殖の信号を過剰に発信する。

キナーゼ:細胞の増殖を促す分子

http://www.jst.go.jp/pr/announce/20120213/

ALK融合遺伝子をもつ患者さんにおけるアレクチニブの効果

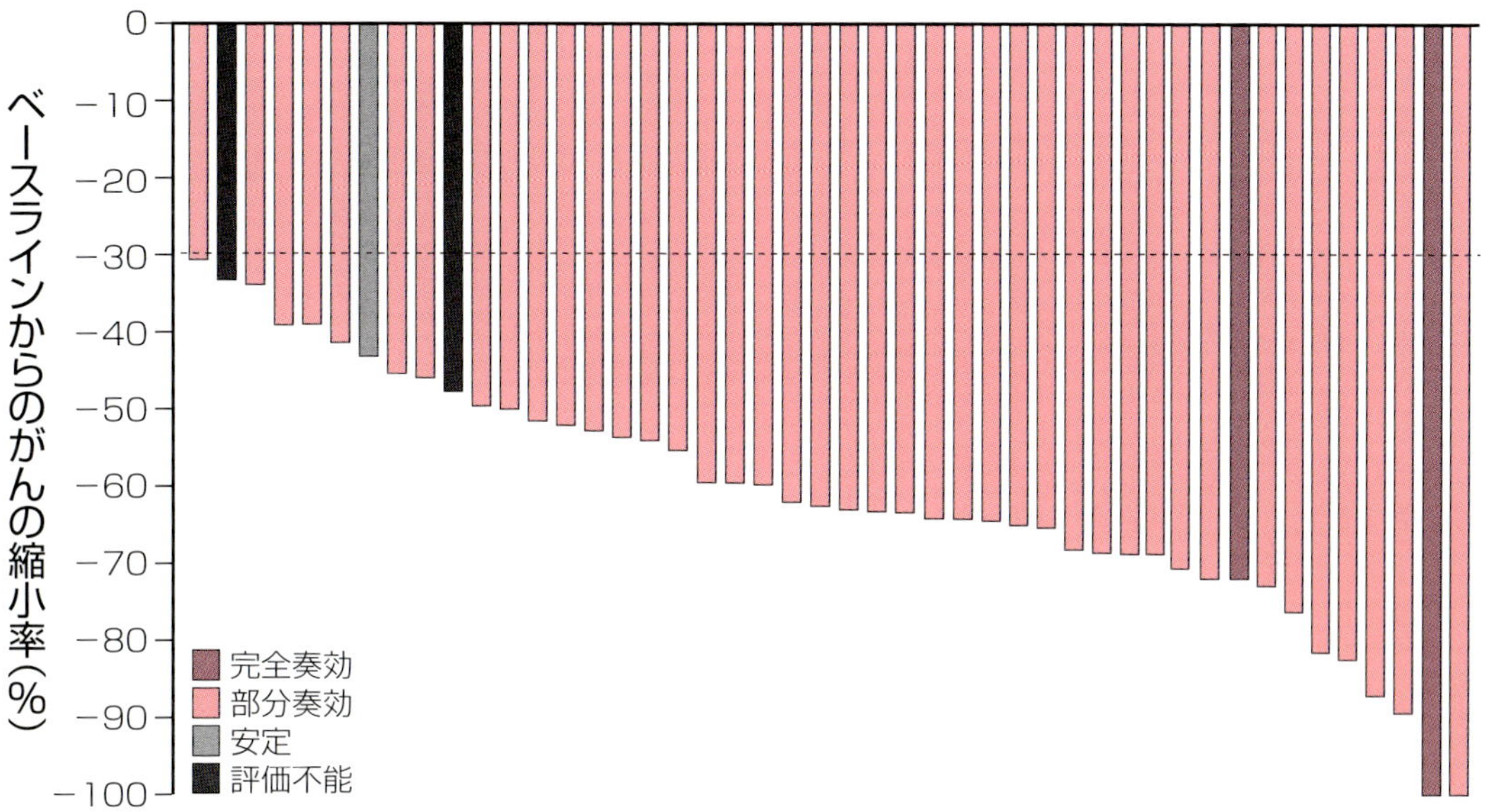

ALK融合遺伝子をもつ患者さんを対象とした、アレクチニブの有効性を評価する研究の結果。1本の棒が一人の患者さんを表し、多くの患者さんにがんの縮小効果がみられる。

Seto T, et al. Lancet Oncol. 2013 ; 14 : 590-598

ブ（商品名ザーコリ）が注目されてきましたが、大きく改善する患者さんがいる一方で、効果が期待できない、持続できない患者さんも出てきており、耐性は大きな課題となっています。

クリゾチニブは、もともとはＡＬＫを限定的に標的にした薬ではなく、ＭＥＴというほかの信号を伝える遺伝子を標的として開発された経緯があります。クリゾチニブに次いで登場した、ＡＬＫ阻害薬のアレクチニブ（商品名アレセンサ）やセリチニブ（日本未発売）はＡＬＫの阻害を中心にして開発された薬で、クリゾチニブが無効となった患者さんにも有効という報告があります。

また、クリゾチニブの効果が期待できなくなり、がんが再発してしまう場合について、がん細胞を分析した結果、耐性をもたらす細胞の変化に、いくつかの形式が報告されています。これらの細胞に現れた変化の違いによって、効果のある薬剤が異なるとの報告もみられます。

日本では、２０１５年12月の時点で、クリゾチニブとアレクチニブのどちらを先に使用したほうが効果が持続するかを比較する臨床試験や、セリチニブや他剤の安全性、有効性を評価する研究が実施されたり、計画されたりしています。

（後藤　悌）

※セリチニブは2017年4月時点で標準治療のひとつとして使用可能になっています。

ROS1阻害薬

I　II　III
（治験の進行段階）

ROS1の異常な活性化は、がん細胞の増殖を引きおこします。ROS1融合遺伝子をもつ患者さん対し、クリゾチニブの有効性を認める研究結果が出ています。

発がんにかかわる異常な遺伝子の一つに、融合遺伝子があります。融合遺伝子とは、二つの正常な遺伝子が結合して、一つの異常な遺伝子を構成しているものです。

肺がんにかかわる融合遺伝子としてよく知られるものにALK融合遺伝子がありますが、ROS1融合遺伝子による肺がんは、細胞内で、ALK融合遺伝子と同じような遺伝子の変化が生じることで発症します。

ROS1遺伝子とCD74、EZRなどの2つの遺伝子が融合し、ROS1が異常に活性化されることが発がんの引き金となります。

この融合遺伝子は、肺腺がんの1％程度の頻《ひん》度《ど》でみられるほか、胆管がん、胃がん、卵巣がん、グリオブラストーマ（膠《こう》芽《が》腫《しゅ》：脳腫瘍の一種）でも、同様の遺伝子の変化が存在していることが報告されています。

ROS1遺伝子と他の遺伝子の融合

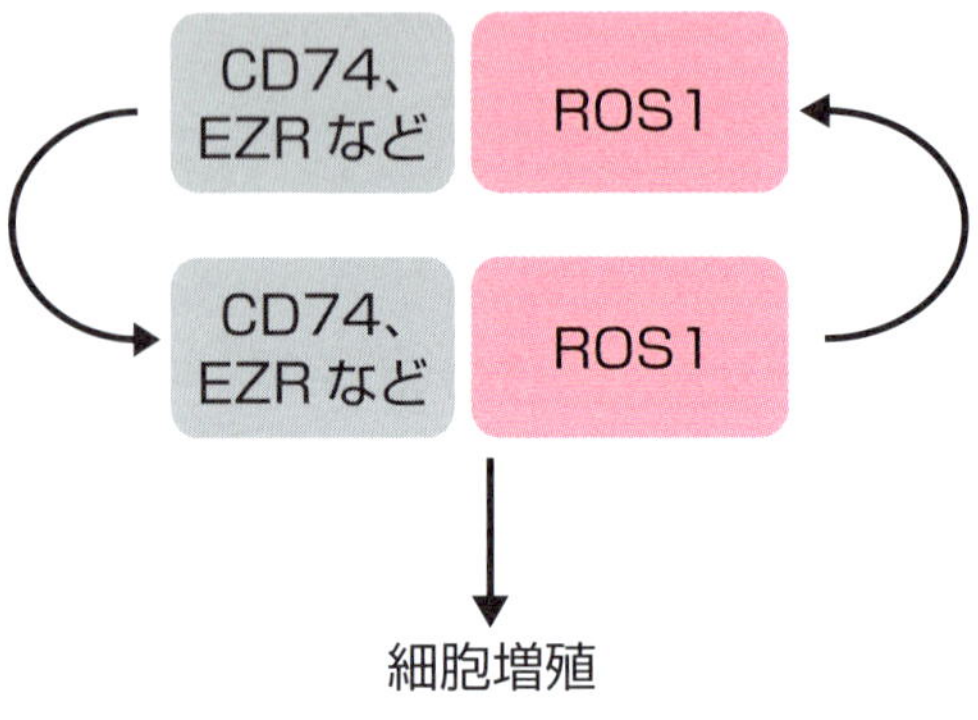

ROS1遺伝子とCD74、EZRなどの2つの遺伝子が融合すると、ROS1が異常に活性化され、がんの増殖がおこる。

治療については、ROS1はALKと同じような構造をもっているため、ALK融合遺伝子をもつ肺がん患者さんに効果を発揮するALK阻害薬が有効ではないかと予測されました。2007年にROS1融合遺伝子による肺がんの存在が確認されると、2012年にはクリゾチニブが治療薬として有望なことが報告されています。

2014年には、50人のROS1融合遺伝子をもつ患者さんを対象に、クリゾチニブの有効性を評価する研究の結果が発表されました。それによると、72％の患者さんで腫瘍の大きさが

※クリゾチニブは2017年夏頃に標準治療のひとつとして使用可能になる予定です。

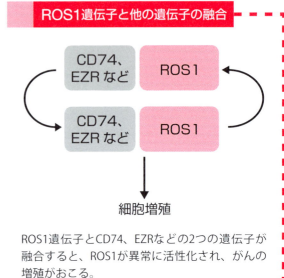

ROS1融合遺伝子をもつ患者さんにおけるクリゾチニブの効果

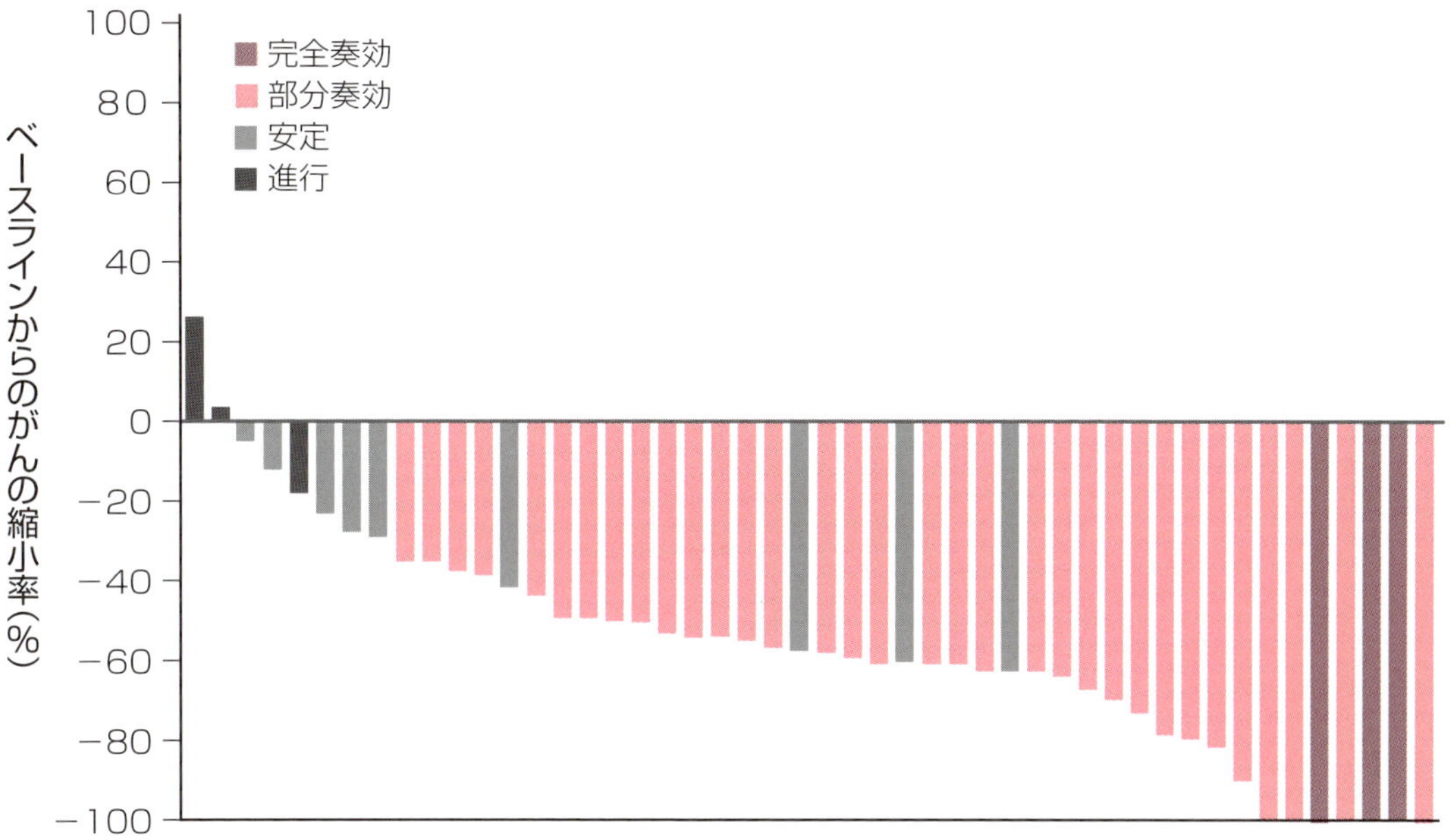

50人のROS1融合遺伝子をもつ患者さんを対象とした、クリゾチニブの有効性を評価する研究の結果。
72%の患者さんで腫瘍の大きさが半分以下になった。

Shaw AT, et al. N Engl J Med 2014 ; 371 : 1963-1971

30%以下になり、再び増大するまでの期間は中央値で19カ月にも及びました。

　国内の患者さんについては、アジア全体の試験に参加し、クリゾチニブの有効性を評価する研究が行われています。すでに患者さんの登録は終了し、その結果を待っている段階です。

　クリゾチニブ以外にも、ＲＯＳ１融合遺伝子を標的とした薬剤が開発されており、２０１５年中には、臨床研究が始まろうとしています。

　ＲＯＳ１融合遺伝子をもつ（陽性）患者さんの頻度は肺腺がんの１%程度であるということは、肺腺がんの患者さん１００人に対して検査を行ってみて、初めて１人の陽性の患者さんがみつかるということになります。

　この検査は通常の診療で行われるようなものではなく、日本の各施設が、独自で行うことは難しいといわざるをえません。そこで、国の研究の一環として、肺腺がんの患者さんを対象に、希少な遺伝子異常であるＲＥＴ、ＡＬＫ、ＲＯＳ１などの融合遺伝子をみつけるための試みが計画され、２０１３年２月から、全国的に開始されています（ＬＣ‐ＳＣＲＵＭ‐Ｊａｐａｎ）。まれな遺伝子異常の有無を特定し、有効な治療を見出すシステムの構築を目指しています（68ページ参照）。

（後藤　悌）

RET阻害薬

Ⅰ　Ⅱ　Ⅲ
（治験の進行段階）

RET融合遺伝子をもつ患者さんの頻度は低いのですが、若年者、非喫煙者に多いという特徴があります。このタイプの肺がんに対する分子標的薬の有効性を評価中です。

RET融合遺伝子は、肺がんの発生・進展・細胞の生存にかかわる重要な遺伝子の変異です。その頻度は低く、すべての肺がん患者さんのうち1～2%にしか認められていません。そのほかの特徴として、若年者、非・軽喫煙者に多く、またEGFR、ALK、KRAS、BRAFといったその他の遺伝子変異とは一緒に存在しないことが知られています。また、RET融合遺伝子は肺がん以外にも、甲状腺髄様がんで認められています。

肺がんの患者さんにおけるRET融合遺伝子については、2012年の同じ時期に、日本、米国、韓国の3つの研究チームそれぞれから報告され、注目を集めました。国立がん研究センターでは、同センターを中心に、この報告から1年未満という短期間で、RET融合遺伝子のある肺がん（非扁平非小細胞肺がん）の患者さんに対する新しい分子標的薬バンデタニブの臨床試験（LURET試験）を開始し、早期に臨床に用いられることを目指しています。

RET融合遺伝子は、RET受容体型チロシ

国立がん研究センター中央病院におけるRET融合遺伝子陽性肺がんの特徴

国立がん研究センター中央病院で集計されたデータでは、RET融合遺伝子陽性群は1,874例中22例で、陰性群と比較して、若年者、非喫煙者に多く、全例が腺がんの症例だった。

		合計	RET融合遺伝子	
		1,874例	なし（%）	あり（%）
年齢（歳）	中央値	63.1	63.2	57.5
	幅	23～89	23～89	28～78
性別	男性	809	798(43.1)	11(50.0)
	女性	1,065	1,054(56.9)	11(50.0)
喫煙歴	非喫煙者	867	852(46.1)	15(68.2)
	元・現喫煙者	1,007	1,000(53.9)	7(31.8)
組織型	腺がん	1,620	1,598(86.3)	22
	扁平上皮がん	203	203(11.0)	0
	大細胞がん	8	8(0.4)	0
	肉腫様がん	43	43(2.3)	0

ンキナーゼというたんぱく質を合成します。チロシンキナーゼは、通常、私たちの細胞の増殖を促す重要な分子ですが、何らかの遺伝子の変異が現れると、チロシンキナーゼが過剰に活性化してしまい、がんの発生を誘導することが解明されています。このチロシンキナーゼを阻害する薬をチロシンキナーゼ阻害薬と呼びます。肺がんにおける分子標的薬の先駆けであるEGFR阻害薬もこの種の薬の一つです。

以前から、RET受容体型チロシンキナーゼを含む、複数のチロシンキナーゼを阻害するマルチキナーゼ阻害薬が開発されてきました。たとえば、スニチニブ（商品名スーテント）は、消化管間葉系《かんようけい》腫瘍（GIST：胃や小腸などの消化管の壁にできる悪性腫瘍の一種）、腎細胞がん、膵神経内分泌腫瘍に対し、保険診療として認められています。また、ソラフェニブ（商品名ネクサバール）は腎細胞がんと肝細胞がんに対し、認可されています。

現在、LURET試験でその効果の確認が進められているバンデタニブも、こうしたマルチキナーゼ阻害薬の一種です。RET、EGFR、VEGFなどの働きを抑制することで、がんの増殖を抑えると考えられています。この薬は、アメリカ、カナダ、ヨーロッパではすでに、進行性の甲状腺髄様がんの治療薬として承認されていますが、日本では未承認の薬です。LURET試験の結果が待たれるところです。

さらに、マルチキナーゼ阻害薬の一つであるカボザンチニブも、2015年の米国臨床腫瘍学会において肺がん患者さんへの効果が示唆されました。

日本では、RET融合遺伝子がある肺がんの患者さんに対して保険診療として認可されているRETチロシンキナーゼ阻害薬はまだありませんが、今後の開発が期待されています。

（藤原　豊・吉田和史）

RET阻害薬はチロシンキナーゼの活性化を抑える

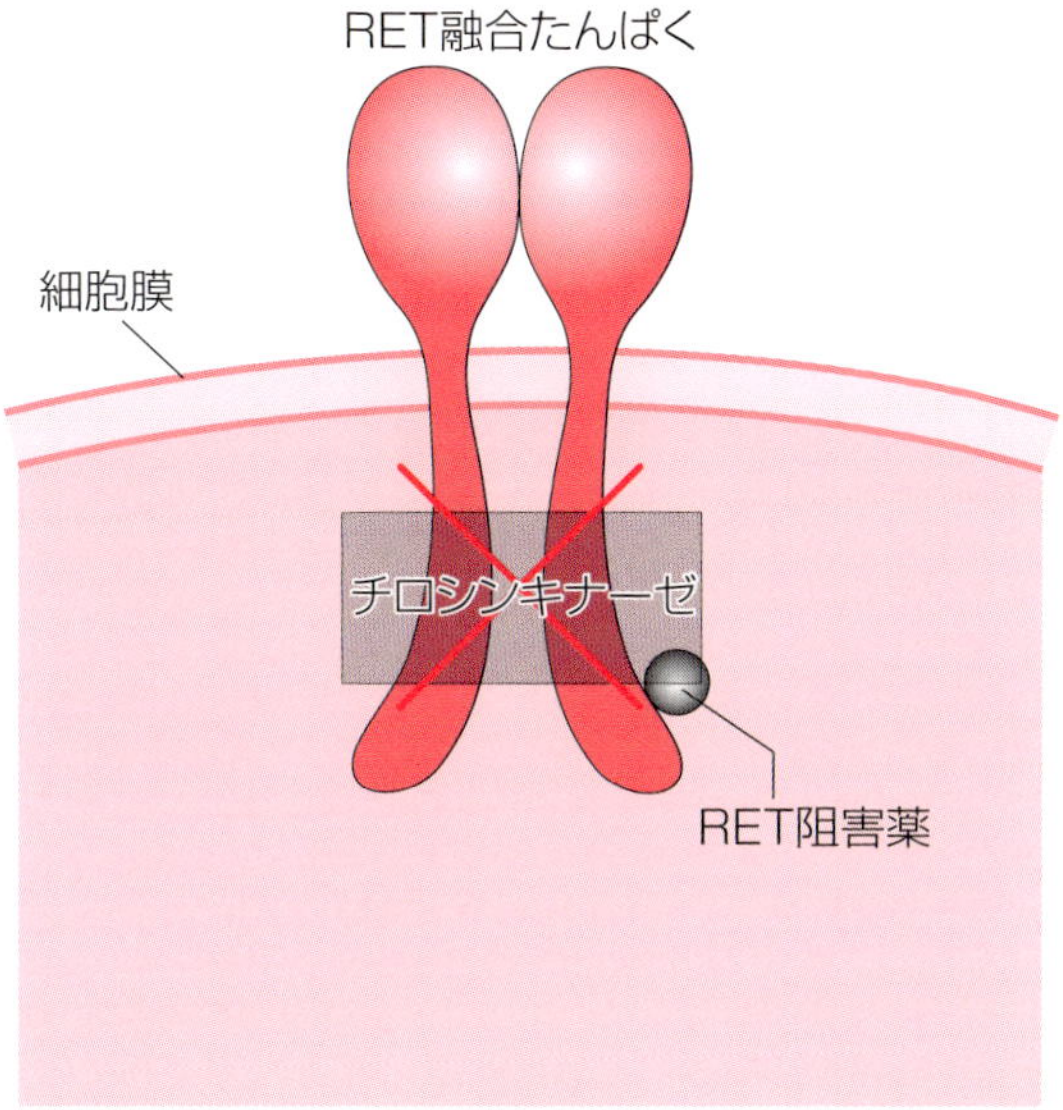

RETチロシンキナーゼは細胞内にあり、RET融合遺伝子により活性化してがんの発生、増殖を進める。RET阻害薬はこのチロシンキナーゼに結合して活性化を抑制することで、細胞の増殖を抑える。

BRAF阻害薬

Ⅰ Ⅱ Ⅲ
（治験の進行段階）

肺がんに対するBRAF阻害薬の有効性が示され、BRAF遺伝子変異により活性化されるシグナル伝達経路を阻害する薬との、併用療法試験が進行中です。

BRAF遺伝子変異は、悪性黒色腫や肺がん、大腸がんなど、さまざまな種類のがんでその存在が報告されています。

BRAF遺伝子によって合成されるBRAFたんぱくは、細胞の分裂・増殖を調整する役割をもっているたんぱく質です。このBRAF遺伝子が変異を起こすとBRAFたんぱくが過剰に活性化され、一連のシグナル伝達が促進され、がん細胞の増殖が進んでいきます。

さらに、こうしたBRAF遺伝子変異のなかでも、V600Eの変異が、BRAFキナーゼ（細胞の分裂・増殖にかかわる酵素の一種）を活性化させ、がんの増殖・進展に大きくかかわっていることが明らかになっています。

BRAF・V600E遺伝子変異が認められる代表的ながんは悪性黒色腫であり、その変異を標的とした治療薬の臨床研究も進んでいます。

BRAF・V600E遺伝子変異があり、切除ができない、もしくは進行期にある悪性黒色腫の患者さん対し、BRAF阻害薬であるベムラフェニブ（商品名ゼルボラフ）と、これまで

■各がんにおけるBRAF遺伝子変異の頻度とその特徴

がんの種類	変異の頻度とタイプ	臨床学的特徴
悪性黒色腫	46～48% V600E変異が多い ほか15種類の少数変異あり	V600E遺伝子変異は、若年者、日光暴露による発症が多い
大腸がん	7.9～15.2% V600E変異が多い	BRAF遺伝子変異のない群と比較し予後不良
甲状腺がん	44%：乳頭がん 24%：未分化がん V600E変異が多い	乳頭がんでは、リンパ節浸潤や転移のリスク因子となっている
非小細胞肺がん	1～2%：腺がん 4%：扁平上皮がん 約半数がV600E変異	V600E以外の遺伝子変異ではBRAF阻害薬は無効

BRAF阻害薬が細胞の異常なシグナル伝達を止める

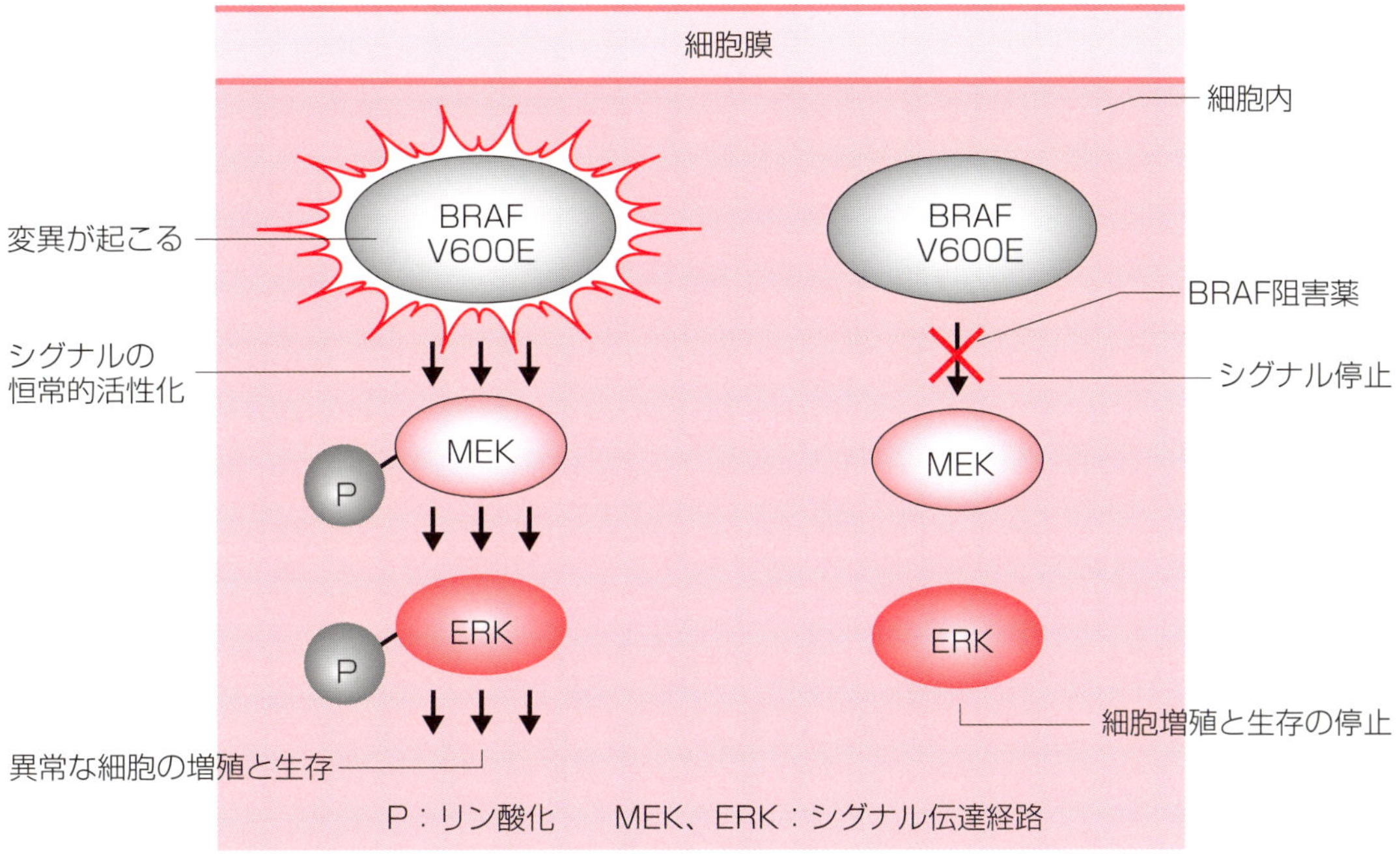

BRAF・V600Eの遺伝子変異により細胞のシグナル伝達が異常に活性化（リン酸化）され、がん細胞の増殖を促す。BRAF阻害薬はその活性化を停止し、細胞増殖を抑制する。

の標準治療の効果を比較する臨床試験が行われています。その結果、ベムラフェニブのほうが腫瘍の増殖を抑制する効果にすぐれ、生存期間の延長を認めたことが報告されています。

ベムラフェニブは日本でも悪性黒色腫に対し、２０１４年12月に承認、２０１５年２月に販売が開始されました。

最近では、ＢＲＡＦによって活性化されるＭＥＫというシグナル伝達経路を阻害するＭＥＫ阻害薬を併用することで、ＢＲＡＦ阻害薬を単独で使用するよりも有効であることが報告されています。

肺がんにおいてもＢＲＡＦの遺伝子変異検査が行われており、非小細胞肺がん患者さんの１〜２％の頻度で変異が認められ、その約半数がＶ６００Ｅ遺伝子変異であることが報告されています。２０１４年に、ＢＲＡＦ・Ｖ６００Ｅ遺伝子変異がある肺がん患者さんを対象とした、ＢＲＡＦ阻害薬ダブラフェニブの効果を評価する臨床試験が行われ、その有効性が示されています。

この結果をふまえ、現在、ＢＲＡＦ阻害薬とＭＥＫ阻害薬の併用療法による臨床試験が進行中であり、その結果が待たれています。

（藤原　豊・吉田和史）

MET阻害薬

Ⅰ Ⅱ **Ⅲ**
（治験の進行段階）

MET遺伝子の異常はがん細胞の増殖を促進し、EGFR阻害薬の耐性化に影響すると考えられています。現在、METキナーゼを阻害するクリゾチニブの有効性を試験中です。

METは、肝細胞増殖因子（HGF）と結合することで活性化する受容体チロシンキナーゼの一つで、細胞の増殖や転移のシグナル伝達にかかわっていると考えられています。MET遺伝子は、METたんぱくを合成しますが、さまざまながんにおいて、この遺伝子の増幅や、過剰なMETたんぱくの発生が認められ、がん細胞の増殖や転移、浸潤《しんじゅん》の促進にかかわっていることがわかっています。

日本人の非小細胞肺がんの患者さん全体のなかで、21％程度にMET遺伝子の増幅が確認されており、これらの患者さんではその経過（生命予後：生存期間）が悪いことが報告されています。

また、EGFR遺伝子変異がある肺がんの患者さんに対して、EGFR阻害薬であるゲフィチニブやエルロチニブを用いた場合、患者さんの半数が、およそ1年で薬剤耐性が生じ、治療効果が期待されなくなることが示され、課題となっています。

これら薬剤耐性が現れた患者さんのがん細胞を解析すると、10％程度の患者さんで、新たにMET遺伝子増幅の出現が認められ、EGFR阻害薬が効かなくなる耐性化への関連が示唆されています。そこで、MET遺伝子は、耐性克服の治療標的としても注目されています。

治療薬の一つとして、METたんぱくに対する抗MET抗体薬が開発されています。この抗体薬を用い、METたんぱくが過剰に発現している肺がんの患者さんに対して、エルロチニブ

MET遺伝子増幅がEGFR阻害薬の耐性化に関与

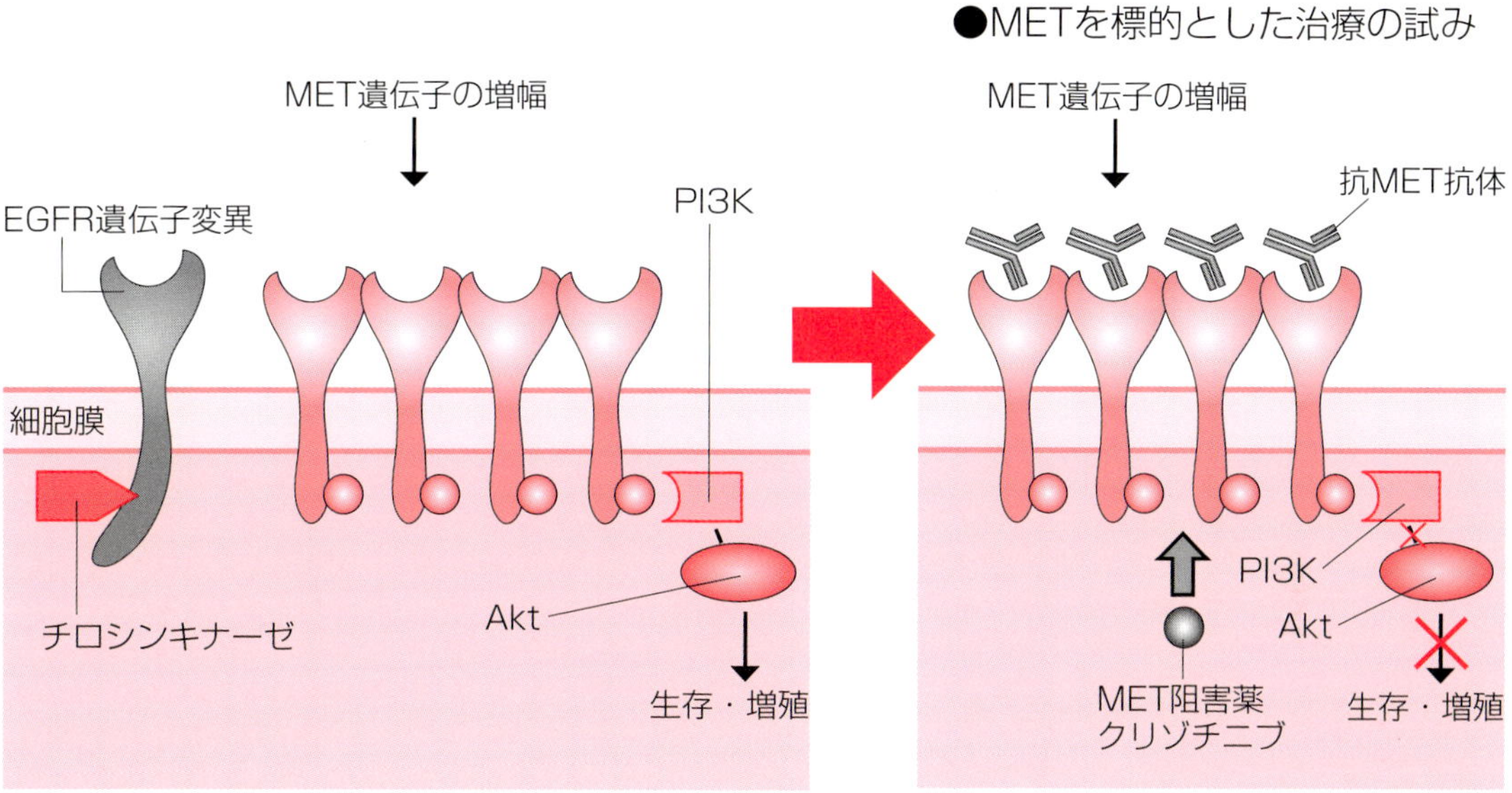

EGFR阻害薬がチロシンキナーゼに結合して活性化を止めるが、MET遺伝子の増幅があると、まったく別の経路で細胞は生存・増殖してしまう。

Akt：METによって刺激されるシグナル伝達経路

METたんぱく、METキナーゼを阻害する治療薬の開発が行われているが、現在のところ確立した治療法には至っていない。

との併用療法についての臨床試験が行われました。しかし、その上乗せ効果は認められませんでした。

抗体薬とは異なるアプローチとして、MET阻害薬が開発され、臨床試験が行われています。しかし、これまでのところ抗MET抗体薬と同様に、期待された効果を得ることができていません。

近年注目されている薬剤が、ALK阻害薬のクリゾチニブです。クリゾチニブは、現在、ALK遺伝子変異が認められた肺がんの患者さんに対する治療薬として、承認・発売されている薬剤です。クリゾチニブは、もともと、その作用から、ALK、ROS1とともにMETを標的としており、METキナーゼを阻害することが知られていました。

少数ながら、MET遺伝子の増幅を認める肺がんの患者さんに対し、クリゾチニブが効果を示したとの報告が散見されています。

そこで、現在、MET遺伝子の増幅を認める非小細胞肺がんの患者さんに対するクリゾチニブの有効性を確認するための、単剤使用による臨床試験が進んでおり、その結果が待たれているところです。

（藤原　豊・吉田和史）

HER2阻害薬

I　II　III
（治験の進行段階）

HER2たんぱくの過剰な発現、遺伝子の増幅、あるいは遺伝子変異は細胞のがん化にかかわっています。有効な手法を模索し、新薬の開発、臨床試験に取り組んでいます。

ヒト上皮成長因子受容体（HER2）は、細胞膜の表面に存在する膜たんぱくといわれる物質です。上皮成長因子受容体であるEGFRと非常によく似た構造をもつチロシンキナーゼ受容体というたんぱく質の一種であり、HER2遺伝子によってつくり出され、細胞の分化、増殖の調節にかかわっています。HER2たんぱくが過剰に現れたり、活性化したりすることによって、細胞が異常に増殖したり、悪性化したりすることがわかっています。

乳がんや胃がんの患者さんの約20％にHER2たんぱくが過剰に存在することが知られています。これらの患者さんに対する治療薬として開発されたのが、抗HER2抗体であるトラスツズマブ（商品名ハーセプチン）です。

HER2たんぱくの過剰な発現または遺伝子の増幅が、トラスツズマブの効果を予測する因子となることが解明され、治療選択の際には、遺伝子検査の必要性が広く認められています。

特に、乳がんにおいては、予後の予測因子としても重要視されるようになっており、HER2たんぱくの過剰発現、および遺伝子の増幅についての検査・判定に関するガイドラインが整備されて、国際的な知見に基づき随時見直されています。

肺がんにおいては、患者さん全体の13～20％にHER2たんぱくの過剰な発現が認められ、2～4％にHER2遺伝子の増幅が現れています。さらに、ごく一部の患者さんでHER2の

■肺がんにおけるHER2たんぱく、遺伝子増幅、変異の割合

HER2たんぱく過剰発現	13～20%
HER2遺伝子増幅	2～4%
HER2遺伝子変異	ごく一部

Heinmöller P, et al. Clin Cancer Res. 2003 ; 9 : 5238-5243より作成

HER2に対する治療の試み

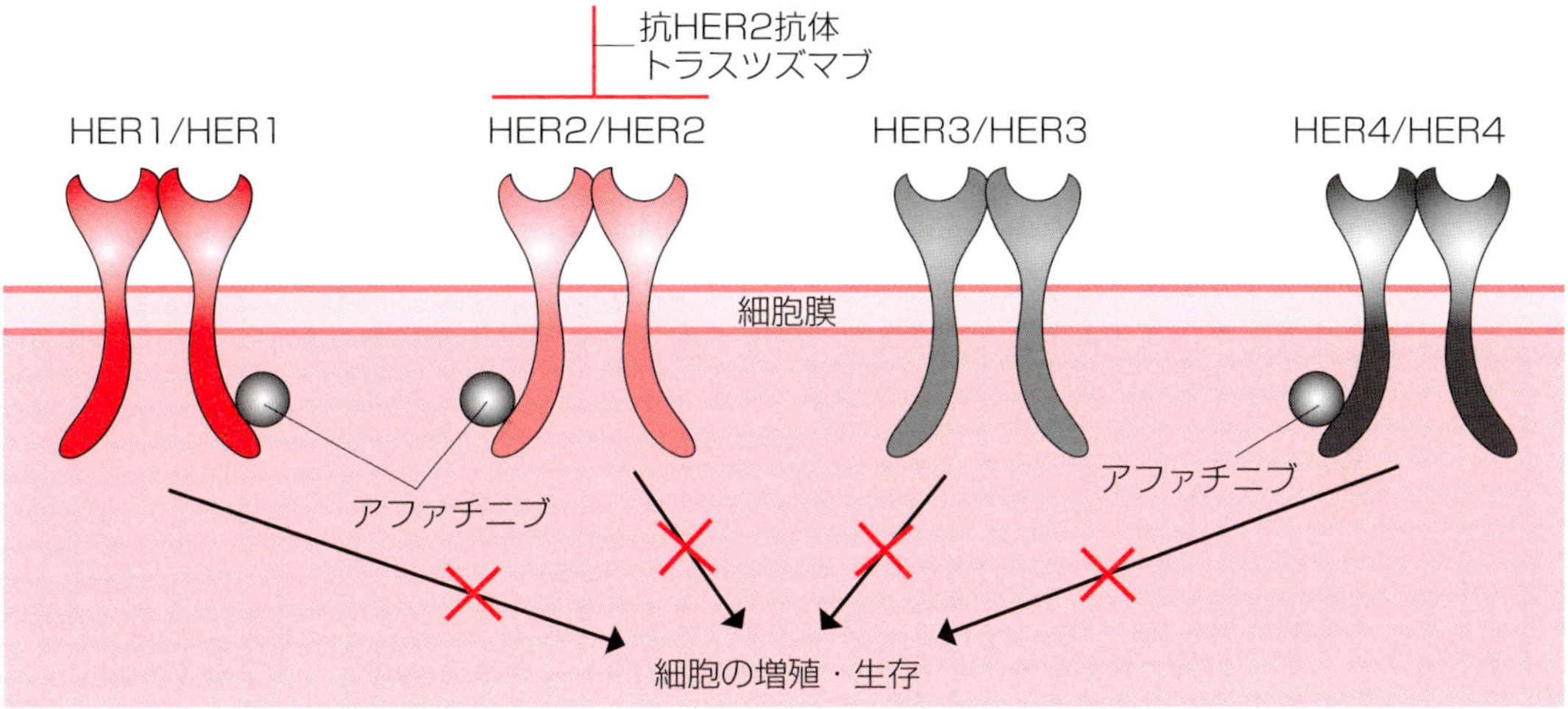

HER2たんぱくに対する抗体薬やHERグループ全体に効果を示すアファチニブによる治療などが試みられてきた。現在も新薬の開発が進められている。

遺伝子変異が認められるとされています。

そこで、HER2たんぱくの過剰な発現を認める肺がんの患者さんを対象とした、トラスツズマブとプラチナ製剤との同時併用療法の臨床試験が行われましたが、その結果、トラスツズマブの上乗せ効果は認められませんでした。ただし、HER2たんぱくが非常に強力に発現している患者さんの群（強発現群）では高い病勢コントロール（がんが消失、縮小、あるいは増殖が止まる）率を認めたとの報告があります。

また、第2世代EGFR阻害薬であるアファチニブもHER2遺伝子変異をもつ肺腺がんに対して効果を示した(奏効)との報告があります。

肺がんの患者さんの治療において、HER2を標的とする場合、HER2たんぱくの過剰な発現に着目するのか、HER2たんぱくの過剰な発現に着目するのか、あるいはまた遺伝子の増幅に着目するのか、遺伝子変異に着目するのかによってアプローチの方法は異なります。しかし、現在のところ、治療戦略につながる明確な基準は確立されていません。

そのなかで、いち早く臨床につなげるべく、HER2たんぱくの過剰な発現、遺伝子の増幅および遺伝子変異をもつ肺がん患者さんを対象とした新薬の開発・臨床試験が進められ、有効な手法が模索されています。

（藤原　豊・吉田和史）

FGFR阻害薬

Ⅰ Ⅱ Ⅲ
（治験の進行段階）

ＦＧＦＲはがんによる血管新生にかかわっています。標準治療薬プラス血管新生阻害薬の併用療法、ＦＧＦＲに対する分子標的薬など、いくつかの治験を実施中です。

線維《せんい》芽《が》細胞《さいぼう》増殖因子受容体（ＦＧＦＲ）は、細胞表面で働くチロシンキナーゼ受容体というたんぱく質の一つで、新たな血管をつくり出したり、傷を治したりする働きにかかわっている物質です。

　がん細胞は増殖速度が通常の細胞よりも速いため、より多くの栄養や酸素を必要とします。そのため、がん細胞はより効率よく栄養や酸素を取り込もうとして、新しい血管をつくり出します。これは血管新生と呼ばれ、がんの大きな特徴として広く知られています。

　がん細胞の増殖に欠かせないこの血管新生にＦＧＦＲ遺伝子が関与していることがわかっています。

　肺がんに関連する主なＦＧＦＲ遺伝子は１～３までとされ、過去の報告によれば、ＦＧＦＲ１が非常に多く存在している患者さん（異常高発現）は、肺扁平上皮がんの患者さんの約20％に、肺腺がんの患者さんの5％に認められています。

　血管新生には、ＦＧＦＲのほかに、血管内皮

血管新生とがんの増殖転移

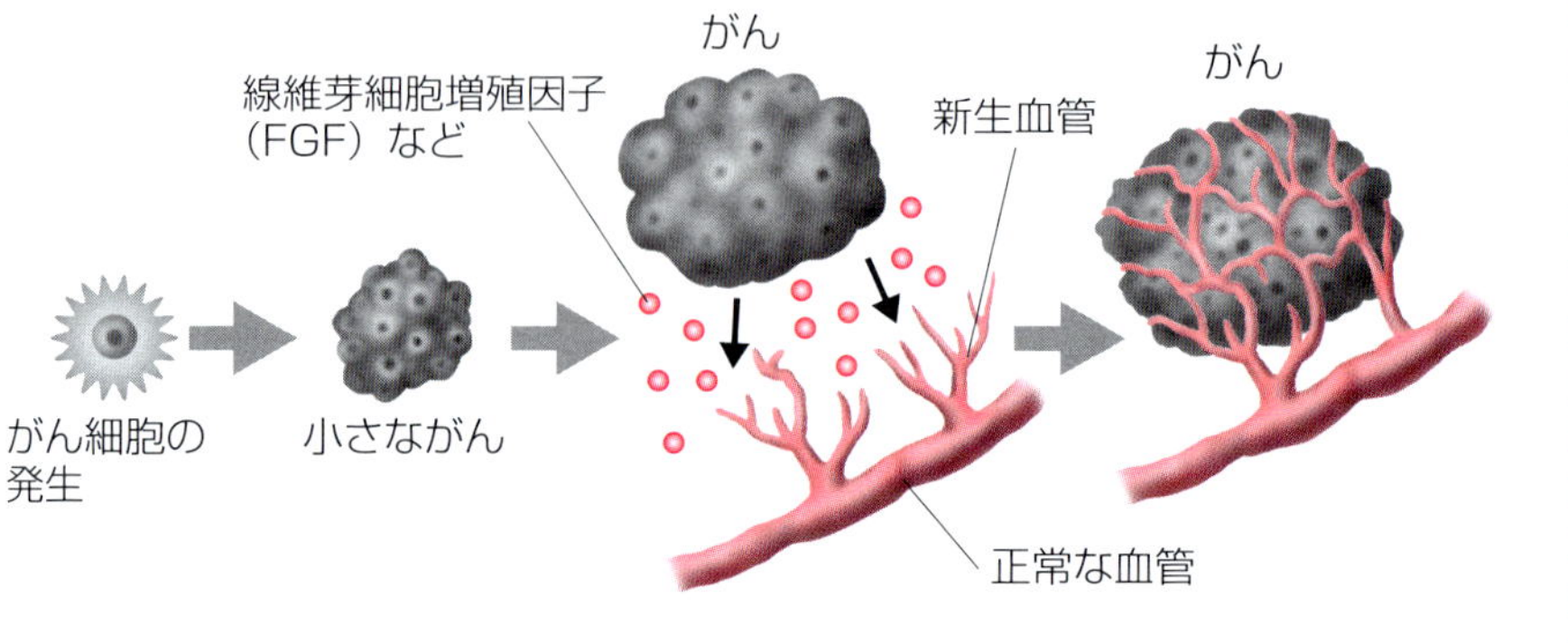

がん細胞から血管新生を促す物質（増殖因子）が分泌され、がんに栄養を送るための異常な血管ができて、がんは増殖する。この新生血管を通して、転移が促進される。

血管新生阻害薬が効果を現す仕組み

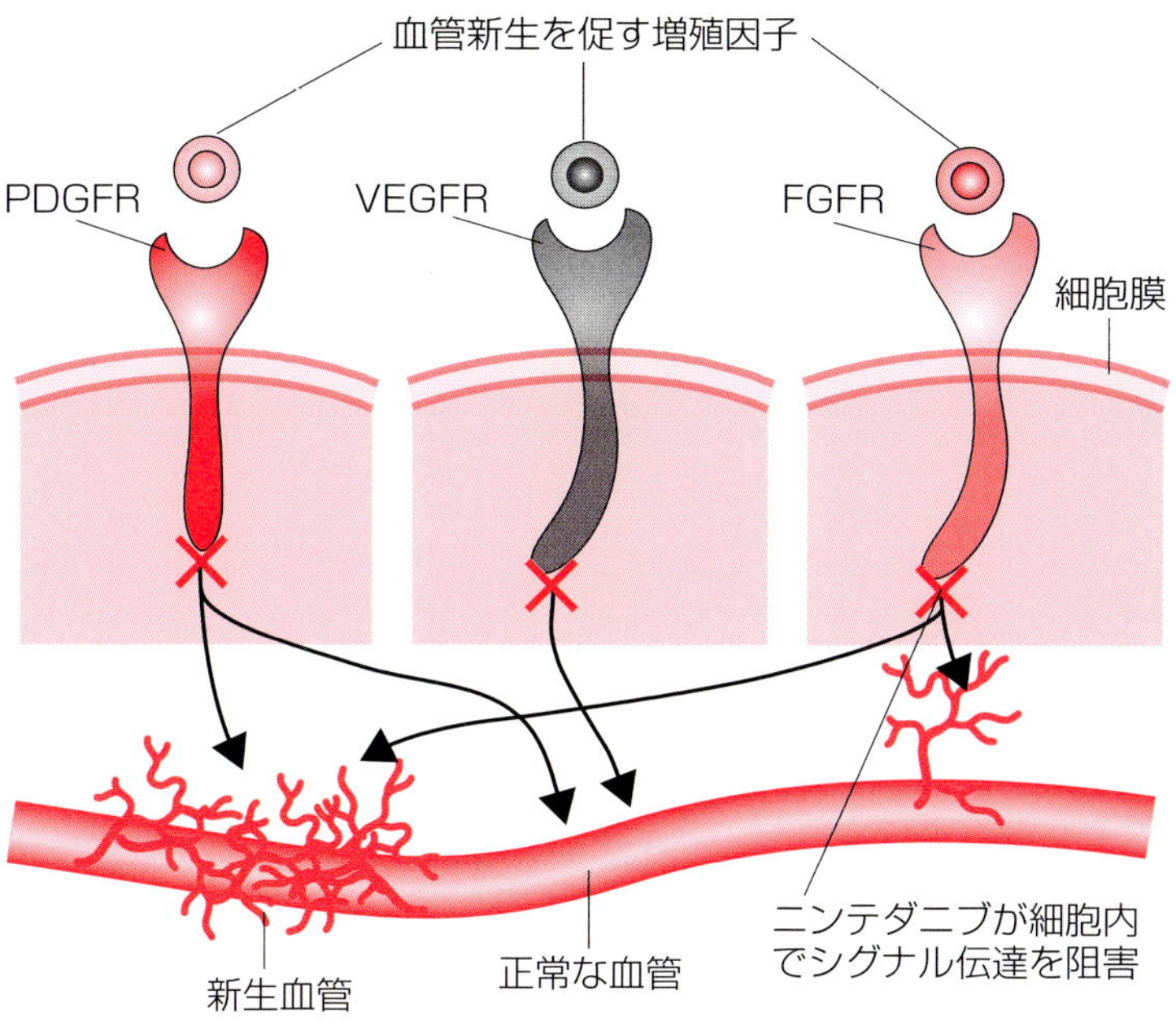

ニンテダニブは血管新生にかかわる主な3つの受容体（FGFR、VEGFR、PDGFR）の働きを止めることにより、血管新生やがんの増殖を抑制する。

増殖因子受容体（ＶＥＧＦＲ）や血小板由来増殖因子受容体（ＰＤＧＦＲ）などの物質もかかわっています。

現在、ＦＧＦＲのみを標的とした治療薬はありませんが、ＦＧＦＲ、ＶＥＧＦＲ、ＰＤＧＦＲの３つの受容体の働きを同時に抑制するマルチターゲットの血管新生阻害薬ニンテダニブ（商品名オフェブ）が開発されています。海外ではすでに非小細胞肺がんの治療薬（２次治療などの条件あり）として承認され、実際の治療に用いられているところもあります。日本では、特発性肺線維症の治療薬として認可されている薬です。

ニンテダニブの効果について、非小細胞肺がんの患者さんの２次治療を対象とした臨床試験が行われました。これは、ヨーロッパ、アジア、南アフリカの施設の患者さん（プラチナ製剤による１次治療後）に対して行われたもので、２次治療として、標準治療であるドセタキセルにニンテダニブを併用した場合の治療成績が解析されています。その報告によると、ニンテダニブを併用した群は、併用しない群と比較して、がん（肺扁平上皮がんも肺腺がんもともに）を抑制する期間の延長を認めることが示されました。特に、肺腺がんの患者さんに限っては生存期間の延長も認められました。この結果をふまえ、現在、日本では、非小細胞肺がんの患者さんを対象としたニンテダニブの臨床試験が行われており、その結果が期待されています。

そのほかＦＧＦＲだけを選択的に阻害する分子標的薬などの開発が進んでおり、その安全性や有効性を確認するための臨床試験が行われ始めています。

（藤原　豊・吉田和史）

KRAS阻害薬

Ⅰ　Ⅱ　**Ⅲ**
（治験の進行段階）

KRAS遺伝子変異は基本的に単独で存在し、肺がんに高頻度でみられます。これに対する治療法として、標準治療薬とMEK阻害薬の併用療法に効果が認められました。

KRASはKRAS遺伝子によって合成されるたんぱく質で、がん細胞の増殖・浸潤に関与しています。KRAS遺伝子の変異が多くのがんで認められることは古くから知られ、主に大腸がん、膵臓《すいぞう》がん、肺がんなどとの関連が指摘されています。

肺がんにおけるKRAS遺伝子変異を有する患者さんの割合は、アジアでは8〜10%、欧米では20〜30%と報告されており、比較的頻度の高い変異で、欧米に限れば、肺腺がんで最も高い頻度でみられる遺伝子変異です。主として喫煙者に多いことも特徴とされます。

KRAS遺伝子変異はEGFR、BRAF、HER2、ALK、ROS1といったその他の遺伝子変異と同時に存在しないことが知られています。

KRASは、上皮成長因子受容体（EGFR）との関連が深い物質で、EGFRが発する細胞増殖のシグナルを細胞内で伝達する働きを担っています。EGFとEGFRが結合することで、細胞増殖は活性化されます。その結合を阻止して増殖を止めようとする目的で開発されたのが、抗EGFR抗体であるセツキシマブです。通常は、EGFの働きがブロックされるためKRASへのシグナル伝達も抑えられるのですが、KRAS遺伝子に変異があると、増殖のシグナル伝達のスイッチはオンのままになってしまいます。

大腸がんにおいてはKRAS遺伝子変異があると、セツキシマブの治療効果が期待できなくなることが知られており、効果予測因子として用いられています。

肺がんにおいても、KRAS遺伝子の変異は高い頻度で認められていますが、予後不良との関連などが指摘されながら、これに特化した治療法は現在のところ確立されていません。

KRASそのものではなく、細胞増殖にかかわるシグナル伝達の経路においてKRASよりさらに下流に位置するMEKやCDK4/6を標的とする薬剤の開発が検討されてきました。

MEK阻害薬であるセルメチニブの効果を検討した臨床研究により、有望な結果が報告されています。KRAS遺伝子の変異がある（陽性）

非小細胞肺がんで、すでに治療を行っている患者さんに対する小規模の第Ⅱ相臨床試験でしたが、標準治療であるドセタキセル単剤の治療と比較して、ドセタキセル＋セルメチニブの併用療法によって、腫瘍縮小効果と無増悪生存期間（病気が悪化しないで生存している期間）において上乗せ効果が認められています。現在、さらに症例数を増やした臨床試験が行われており、その結果に期待が寄せられています。

また、そのほかにも細胞増殖の異なるシグナル伝達の経路上にあるＰＩ３ＫやＦＡＫといった部分の活性化を抑制する各阻害薬が開発されており、ＭＥＫ阻害薬との併用療法など新たな治療法が模索されています。

（藤原　豊・吉田和史）

KRAS遺伝子変異でがん細胞は増殖し続ける

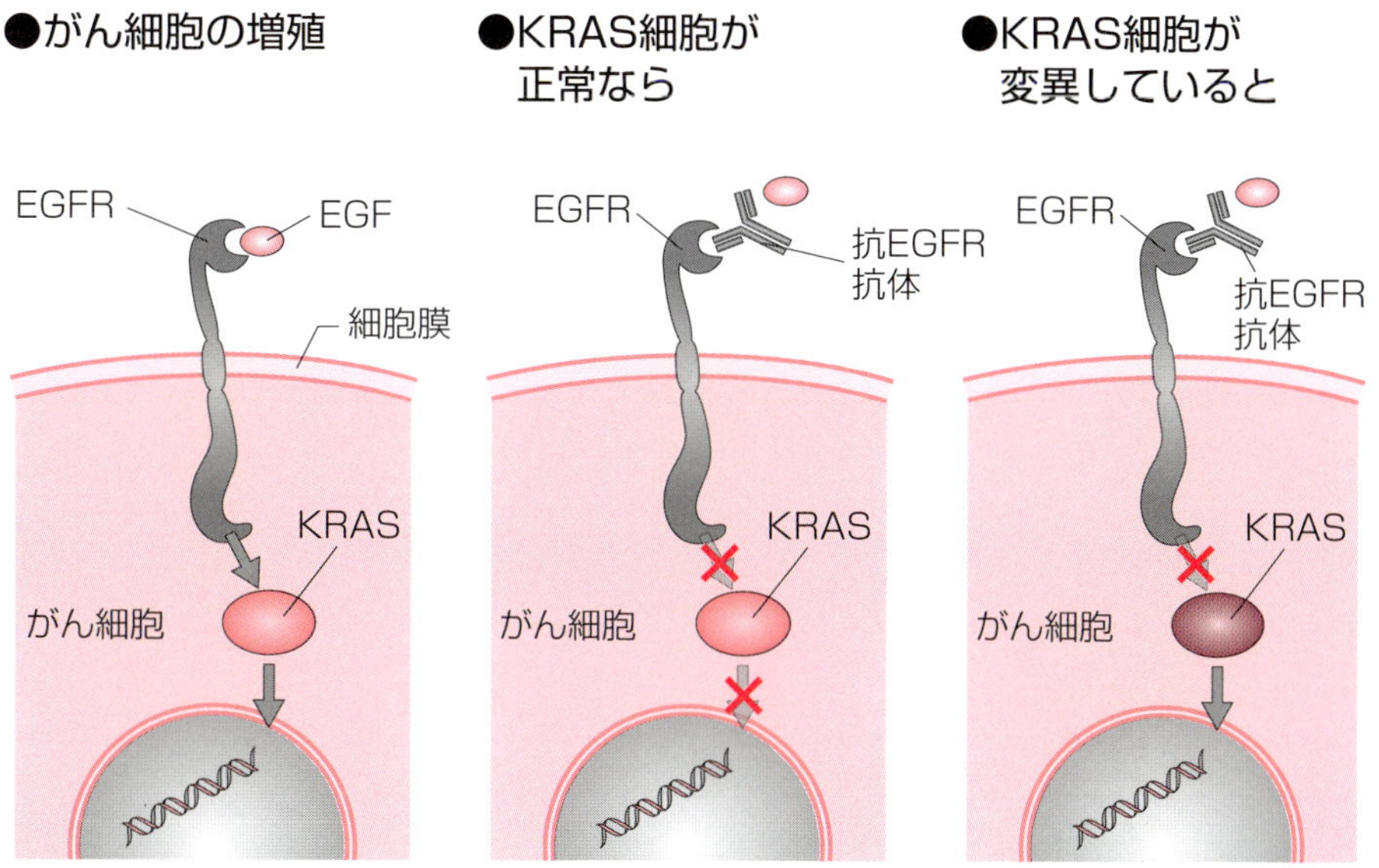

KRAS遺伝子が正常ならEGFR阻害薬がEGFRに結合すると、それ以降のシグナルは止まり、がん細胞の増殖は停止する。しかし、KRAS遺伝子に変異があると、その先で勝手にシグナル伝達がおこり、がん細胞は増殖を続ける。

細胞内シグナル伝達経路の阻害と治療の試み

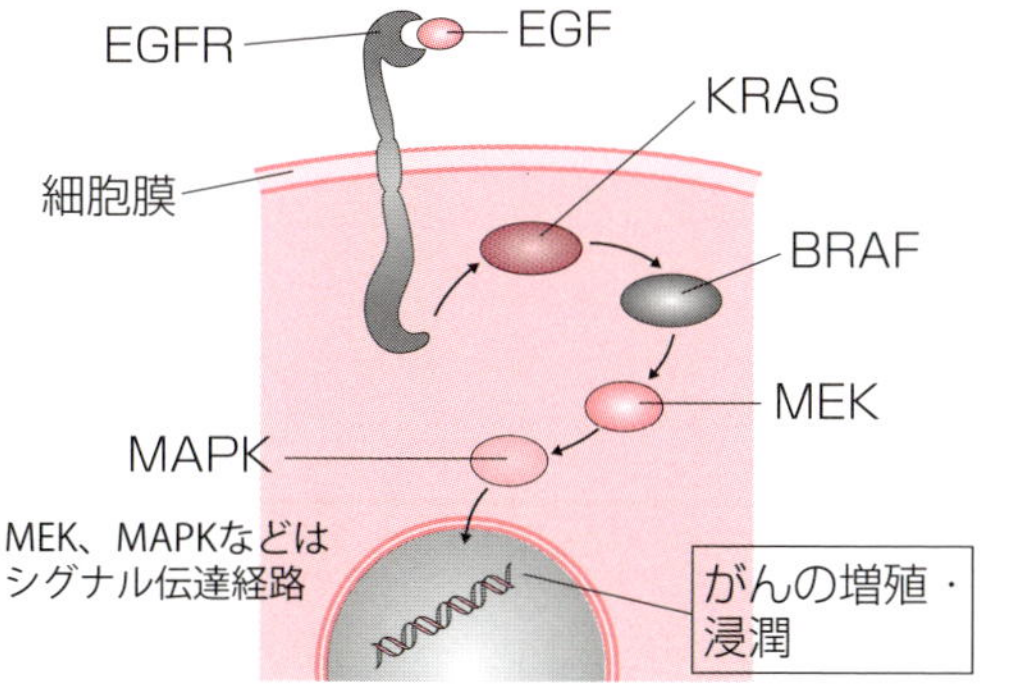

KRASと同じ伝達経路にあるMEKを阻害するMEK阻害薬や、異なる経路上のPI3KやFAKの各阻害薬などが開発され、MEK阻害薬との併用療法などが新たに検討されている。

肺がんに対する免疫療法

免疫療法の基礎知識

●異物を攻撃する免疫のしくみ

私たちの体には、細菌やウイルスといった異物を排除するための免疫機能が備わっています。この免疫機能で主役を演じている免疫細胞は、体に侵入してきたウイルスや細菌を退治しています。この免疫細胞の働きのおかげで、私たちは軽いかぜにかかった程度であれば、薬に頼らないで自然に治すことができています。

実はこの免疫細胞は、日々体内に発生しているがん細胞も異物として認識し、排除しています。一方、やっかいなことに、がん細胞は巧みにこの免疫細胞の攻撃を逃れるしくみを身につけていき、免疫細胞の攻撃をかいくぐりながら、最終的に体に害を及ぼすほどの大きさにまで増大していきます。

ごくまれですが、がんと診断されたあとに、治療をしないで自然にがんが縮小する患者さんがいます。これは、がん細胞に対する免疫が、何らかのきっかけで強力になり、免疫細胞ががん細胞を攻撃しているためと考えられています。このきっかけが何であるかはわかっていませんが、この反応を人為的に引きおこすことができれば、体に負担が少なく、しかも効果が大きいがん治療が開発できると期待されます。

実際に何十年も前から、人工的に免疫を活性化させてがんを治療する研究がなされています。その成果の一部は今でもがんの治療法として残っています。

たとえば、私たちが結核の予防で使用するBCGワクチンは、実は膀胱《ぼうこう》がんの治療薬としても使用されています。BCGワクチンを膀胱内に投与することで、膀胱の範囲内での免疫が活性化され、微小ながんを退治してくれていると考えられています。また、腎細胞がんや悪性黒色腫というがんでは、インターロイキンやインターフェロンといった免疫細胞を活性化させる物質が、効果をもつことがわかっています。

これらの治療法は、免疫細胞の攻撃するターゲットを絞らず、免疫機能を全体的に底上げさせようと画策し、考案された治療法でした。さらに攻撃対象を絞り込み、特定のターゲットを攻撃する免疫細胞だけを活性化させる免疫療法も研究されています。

身近な例を挙げて説明してみましょう。私たちが毎年接種するインフルエンザワクチンは、その年に流行するインフルエンザの特徴をあらかじめ免疫細胞に覚えこませることを目的として接種しています。失活化させた（攻撃力をなくさせた）インフルエンザウイルスの一部を皮下に投与することで、それを認識する免疫細胞を増やすことができ、実際にインフルエンザウイルスが体に侵入してきたときに、即座に退治できるしくみになっています。このように私たちの免疫には、攻撃するターゲットを覚えこませることが可能です。

免疫細胞ががん細胞を攻撃

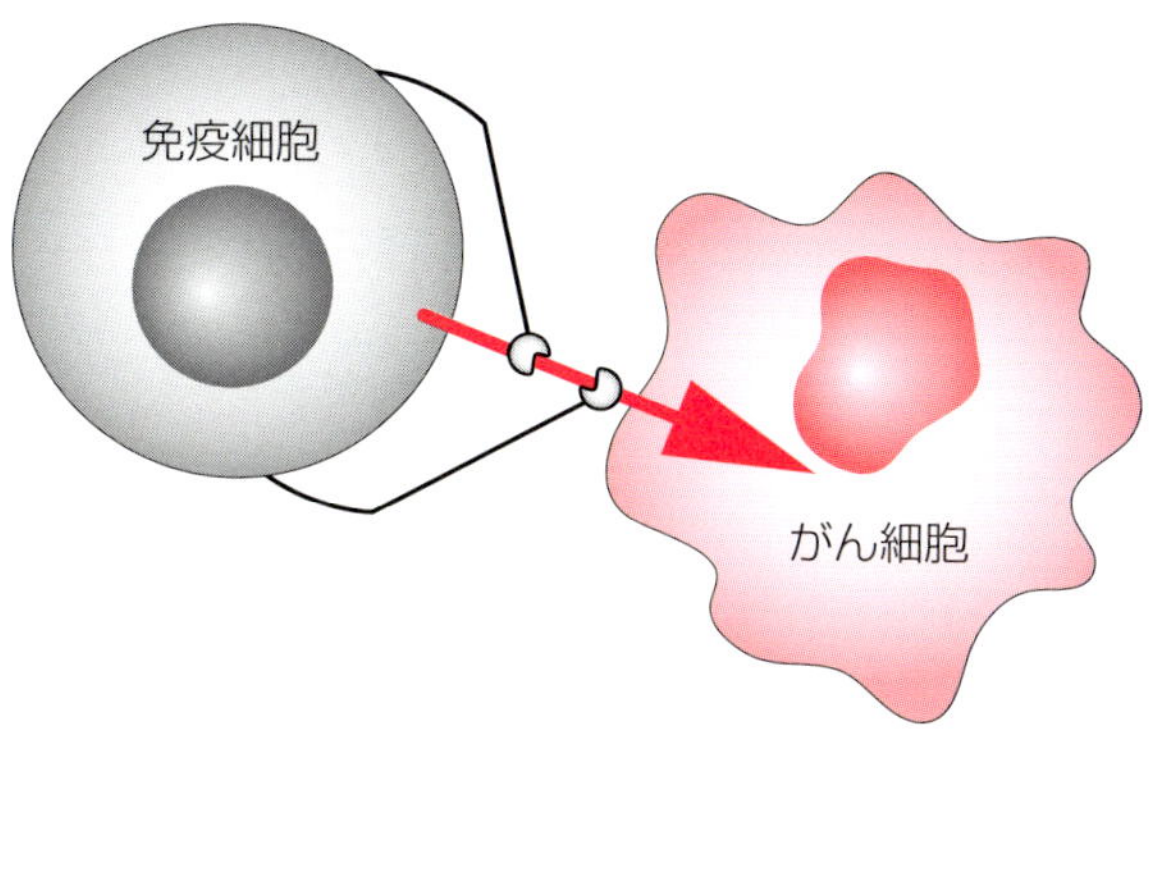

免疫細胞は、体内に発生しているがん細胞も異物と認識して排除しているが、がん細胞は免疫細胞の攻撃にブレーキをかけて逃れるしくみを身につけ増大する。このブレーキを解除すれば、免疫細胞が本来の攻撃力を発揮できるようになる。

●がんに対するこれまでの免疫療法

1990年代に、がん抗原という、正常細胞と比較してがん細胞がたくさんもっていて、免疫細胞が異物と認識できるターゲットが初めて発見されました。その後、多くのがん抗原が発見され、これを治療のターゲットにした免疫療法の研究がさかんに行われるようになりました。具体的にはがん抗原を実際に体に注射したり、樹状細胞という免疫細胞にがん抗原を付加して体に戻したり、がん抗原に特異的なT細胞という免疫細胞を培養して投与したりする手法など、さまざまな方法が開発されてきました（詳しくは101ページの図「がん細胞を攻撃する免疫のサイクル」を参照）。

これまでに多くの研究が行われてきましたが、肺がんをはじめとしたほとんどのがんで期待した効果を示すことができず、最近まで、免疫療法を、肺がん患者さんに治療の選択肢として提案できる根拠はない状態でした。

●新しいアプローチへの進化

しかし、2010年代に抗PD‐1抗体、抗PD‐L1抗体が、肺がんをはじめとした多数のがんで大きな効果を上げることが示され、肺がんの免疫療法は大きな変革の時期にあります。この抗PD‐1抗体、抗PD‐L1抗体、さらに悪性黒色腫で有用なデータが出ている抗CTLA‐4抗体は、総称して免疫チェックポイント阻害薬と呼ばれています。

免疫チェックポイントとは何でしょうか。たとえば、かぜをひいたときなど、ウイルスや細菌を退治したあとも、免疫細胞が活性化されたままでいると、自分の体が攻撃を受け続け、痛めつけられてしまいます。それを防ぐため、私たちの体には活性化した免疫をほどほどで抑える機能も備わっています。これを免疫チェックポイントといい、それにかかわる特定の分子が明らかになってきたのです。

がん細胞はこの免疫チェックポイントの機能を自分に有利になるように利用して、自分に対する免疫の攻撃を抑えているといわれています。これを解除して、がん細胞に対する免疫の攻撃を回復させるのが、免疫チェックポイント阻害薬のしくみです。

車でたとえると、今までの免疫療法が何とか免疫を活性化させようとした治療、すなわち免疫のアクセルを踏む治療だったのに対して、これらの薬は、がん細胞が免疫を抑えようとかけたブレーキを解除する治療になります。これまで、がん細胞が免疫をうまく抑制する機能を身につけていたため、いくら免疫のアクセルを踏んでも逃げられていたのを、ようやく攻撃圏内にとどめることができるようになったのです。

抗PD‐1抗体のニボルマブ（商品名オプジーボ）は臨床試験において肺がんでも明らかな効果が認められています。抗PD‐1抗体と抗PD‐L1抗体による免疫療法は近い将来、肺がんの治療の主要な軸の一つになると考えられています。

各論でもう少し具体的にみていきますが、免疫療法の飛躍的な進歩は肺がんに限ったものではなく、がん治療全体においての存在感が急速に増し、それに伴い治療戦略も大きく変わろうとしています。免疫療法だけでもこれまで以上の効果が期待されますが、従来の手術療法、放射線療法、化学療法とどう組み合わせると、最もよい治療法が提供できるか、今後さらに検討していく必要があります。

（山本　昇・板橋耕太）

がん細胞を攻撃する免疫のサイクル

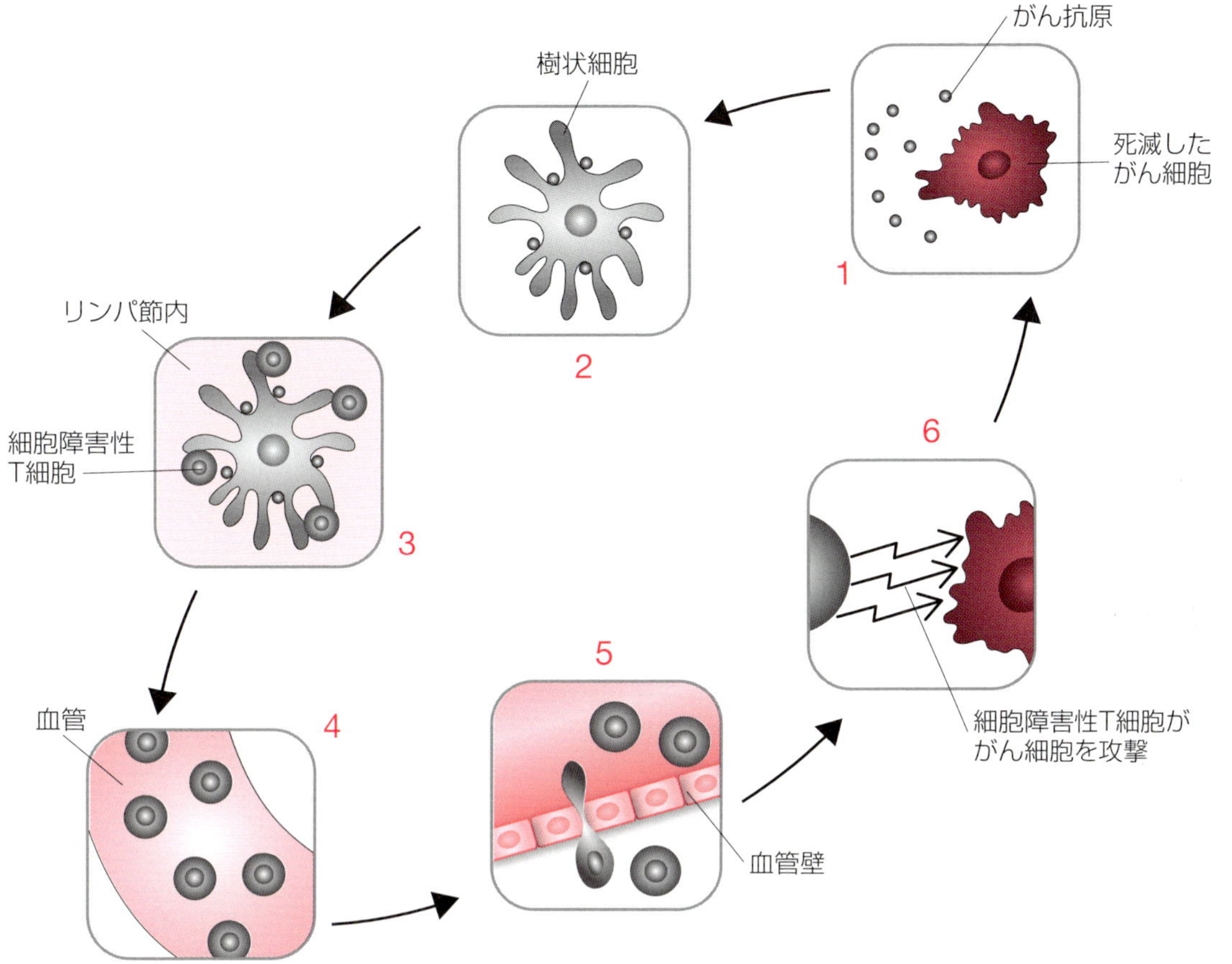

まず、死滅したがん細胞(1)の残骸を、免疫細胞の一つである樹状細胞が貪食《どんしょく》（取り込んで処理する）します。樹状細胞は、そのがん細胞の残骸を分解し、一部を細胞表面に表出させます(2)。このようにして、がん細胞の目印（がん抗原）を他の免疫細胞にも認識できるようにします。樹状細胞はリンパ節に移動し、そのがん細胞の目印を認識できる細胞障害性T細胞を活性化させます(3)。

そして実際には、このがん細胞の目印を認識できる細胞障害性T細胞が、がんの病巣まで移動し(4)(5)、がん細胞を攻撃します(6)。攻撃を受けたがん細胞は死滅し、樹状細胞がこれを貪食するという最初のステップに戻ることになり、がん細胞を攻撃する免疫のサイクルができ上がります。

がん患者さんではこのサイクルが正常に働いていません。がんの免疫療法は、このサイクルを開始あるいは再開させることを一つの目標にしています。ちなみに、抗PD-1抗体と抗PD-L1抗体は、このサイクルの最後のステップに主に介入しているとされます。具体的にいうと、細胞障害性T細胞ががん細胞を攻撃するところで、がん細胞がその攻撃を回避してしまうため、サイクルが正常に働かなくなってしまいます。その悪循環を抗PD-1抗体と抗PD-L1抗体が断ち切っています。

このサイクルの他のステップに対する治療法も現在研究・開発されています。

抗PD-1抗体
抗PD-L1抗体

Ⅰ Ⅱ Ⅲ
（治験の進行段階）

免疫チェックポイント阻害薬の抗PD-1抗体と抗PD-L1抗体は、肺がんに効く初めての免疫療法として注目を集め、最適な使用法を追求する多数の治験が行われています。

2012年に肺がんにおける抗PD-1抗体と抗PD-L1抗体の効果が大々的に発表されました。これら免疫チェックポイント阻害薬が、もともと免疫療法がある程度効く悪性黒色腫や腎細胞がんだけでなく、これまで、免疫療法がことごとく失敗してきた肺がんにも明らかに効くことが示された意味で衝撃的であり、今後のがん治療が大きく変わることが予感される発表となりました。

現在までに、その他のさまざまながんでも効く症例があることが、次々と報告されてきています。

2015年には、非小細胞肺がんの2次治療における標準治療のドセタキセルと比較して、抗PD-1抗体のニボルマブの効果が高かったという臨床試験の結果が発表されました。さらに、抗PD-1抗体をはじめとした免疫チェックポイント阻害薬の効果があった患者さんのなかに、長期間治療の効果が継続する患者さんがいることがわかってきています。どの程度の期間にわたって効き続けるのかは、現在データが

扁平上皮がんの2次治療における抗PD-1抗体（ニボルマブ）の効果

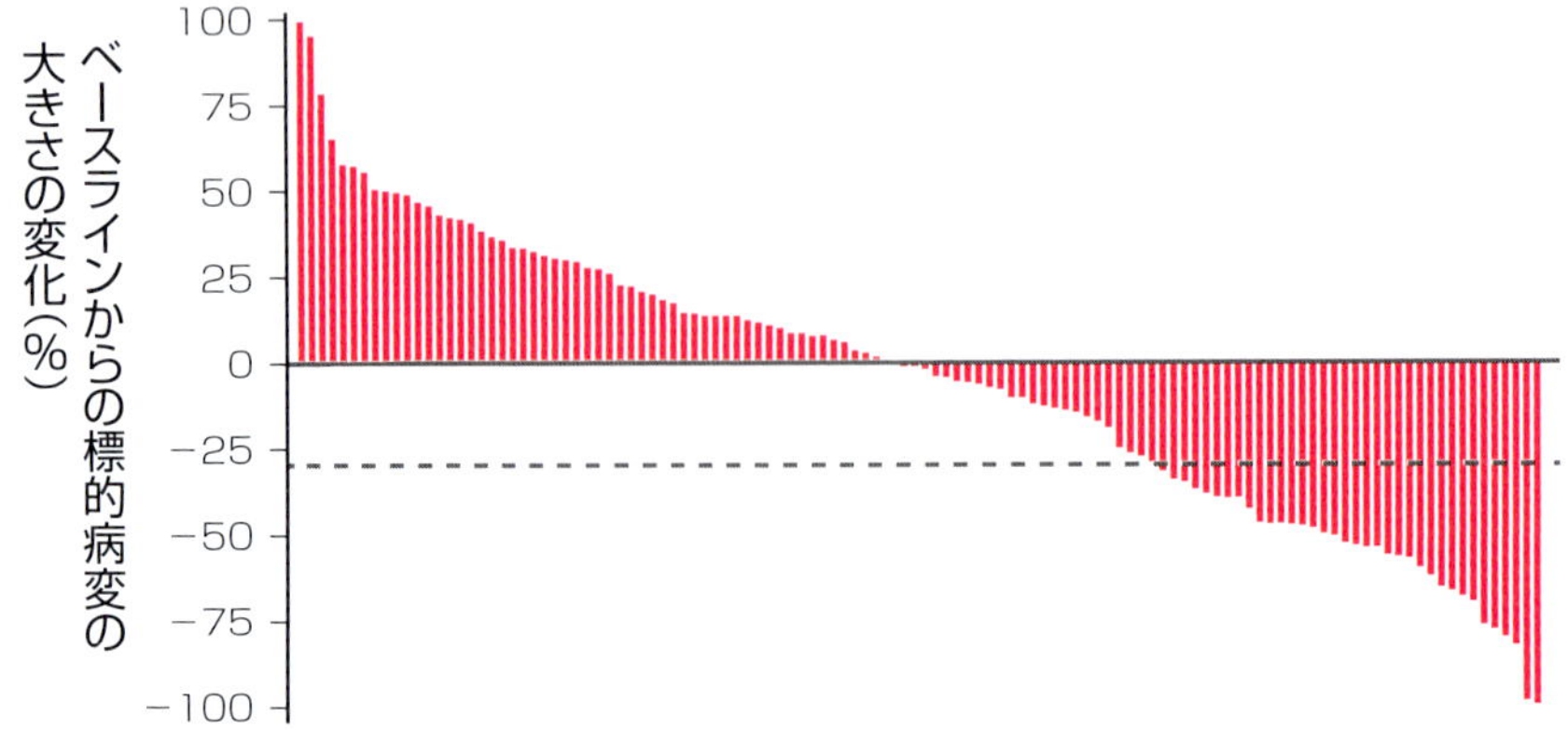

それぞれの患者さんごと（グラフの1本の棒が一人の患者さん）に、がんの大きさが治療前後でどの程度変化したかを表している。

Borghaei H, et al. N Engl J Med 2015 ; 373 : 1627-1639

抗PD-1抗体・抗PD-L1抗体が免疫細胞を活性化

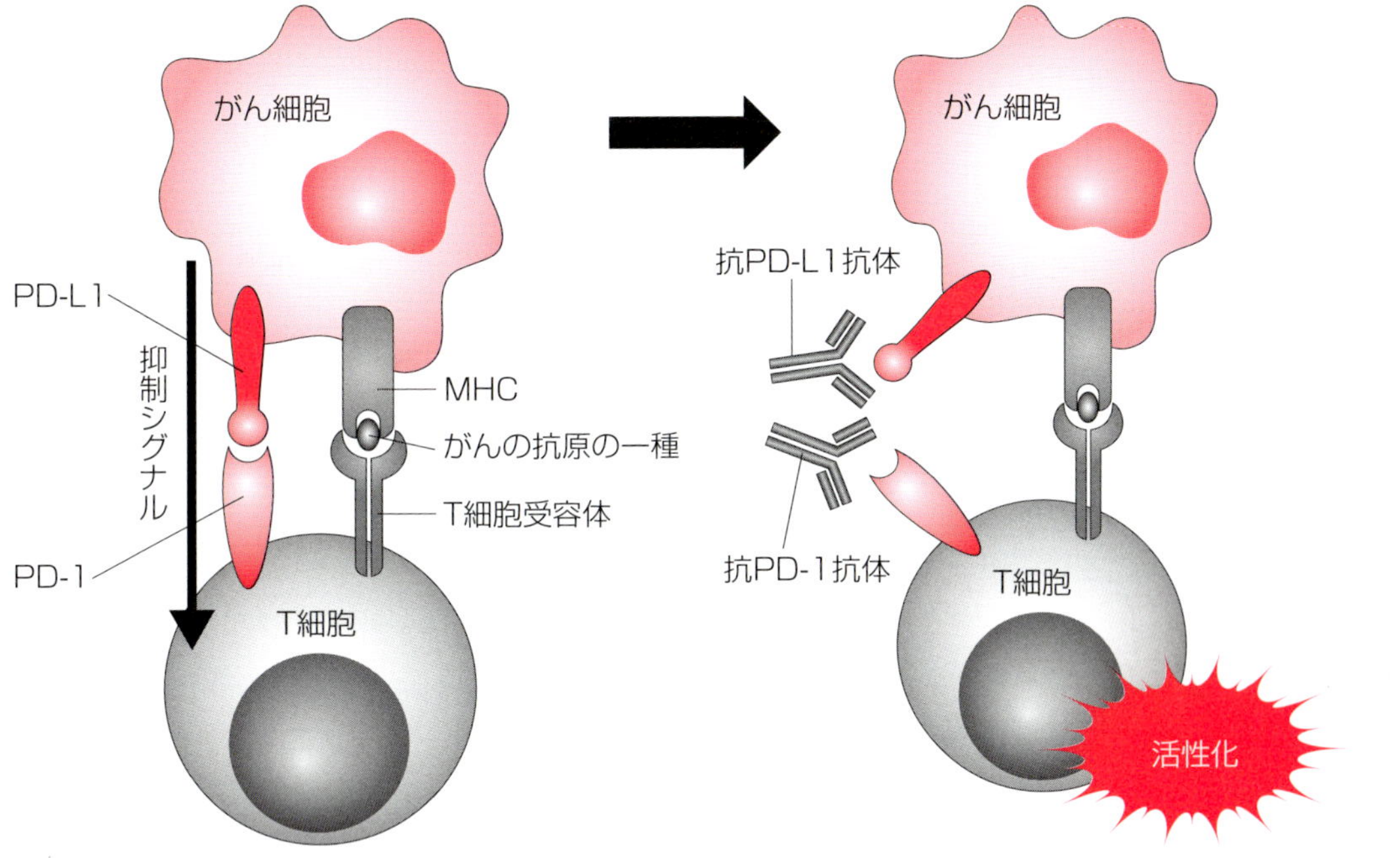

免疫細胞のT細胞に攻撃を抑制するシグナルが入り、免疫の活性化が妨げられている。

抗PD-1抗体・抗PD-L1抗体は抑制シグナルを解除し、T細胞を活性化させる。

集積されている状況です。

現在、この抗ＰＤ－１抗体・抗ＰＤ－Ｌ１抗体の、ベストな投与のタイミングや投与の方法が模索されています。たとえば、肺がん治療の一番初めから使用するのがよいのか、あとで使用するのがよいのか、他の抗がん薬や分子標的薬と併用するのがよいのか、他の免疫チェックポイント阻害薬と併用するのがよいのか、などが検討課題として残っています。

また、どの患者さんに効き、どの患者さんには効かないのか、ということを治療前に予測する方法も現在研究されている段階です。

抗ＰＤ－１抗体・抗ＰＤ－Ｌ１抗体が、今後、肺がんをはじめとする多くのがんの治療において、大きな役割を果たしていくことは確実であろうと思われます。

ニボルマブについては、すでに悪性黒色腫の治療に対し保険適用となっており、今後ほかのがんにも適応範囲が広がってくるでしょう。

多くの製薬企業がこのタイプの薬剤の開発を行っており、当がんセンターでも複数の抗ＰＤ－１抗体・抗ＰＤ－Ｌ１抗体の最も適切な（安全で効果的な）使用方法を追求する治験を多数行っているところです。

（山本　昇・板橋耕太）

※文中のニボルマブに加えペムブロリズマブが2017年4月時点で標準治療として使用可能になっています。

抗CTLA-4抗体

Ⅰ　Ⅱ　Ⅲ
（治験の進行段階）

抗PD-1抗体や抗PD-L1抗体とは別のタイプの免疫チェックポイント阻害薬です。肺がんへの効果は検証中ですが、悪性黒色腫では長期にわたる効果の継続がみられます。

抗CTLA-4抗体は、抗PD-1抗体・抗PD-L1抗体とは別のしくみの免疫チェックポイント阻害薬になります。抗PD-1抗体や抗PD-L1抗体に比べて、より早い段階で免疫の抑制状態を解除するため、その分、免疫の活性化の程度やそれに伴う副作用も強くなってきます。

免疫チェックポイント阻害薬のしくみからは当然かもしれませんが、この抗CTLA-4抗体に限らず、免疫チェックポイント阻害薬の副作用の特徴として、免疫が自分自身の正常細胞も攻撃してしまうことでおこってくるものがあります。たとえば、甲状腺機能異常や肝炎、肺炎、大腸炎、下垂体炎、発疹、重症筋無力症などの副作用があげられます。

抗CTLA-4抗体は免疫を活性化させる程度が強いのですが、それに応じて抗PD-1抗体・抗PD-L1抗体と比べて、がんに対する効果も大きくなるかというと、必ずしも単純にそうはならないようです。

抗CTLA-4抗体の、肺がんに対する効果はまだ検証が行われている段階ですが、悪性黒色腫ではすでに効果が示されています。悪性黒色腫に対しては、抗CTLA-4抗体のイピリムマブ（商品名ヤーボイ）と抗PD-1抗体のニボルマブといった、2種類の免疫チェックポイント阻害薬を併用した臨床試験も行われており、腫瘍に対する効果の増強作用が報告されて

悪性黒色腫に対する抗PD-1抗体と抗CTLA-4抗体（イピリムマブ）の併用

	奏効割合
ニボルマブ（316人）	44%
ニボルマブ＋イピリムマブ（314人）	58%
イピリムマブ（315人）	19%

奏効割合：腫瘍径の和が30％以上縮小した患者さんの割合
Larkin J, et al. N Engl J Med. 2015 ; 373 : 23-34

抗CTLA-4抗体（イピリムマブ）の進行悪性黒色腫に対する効果

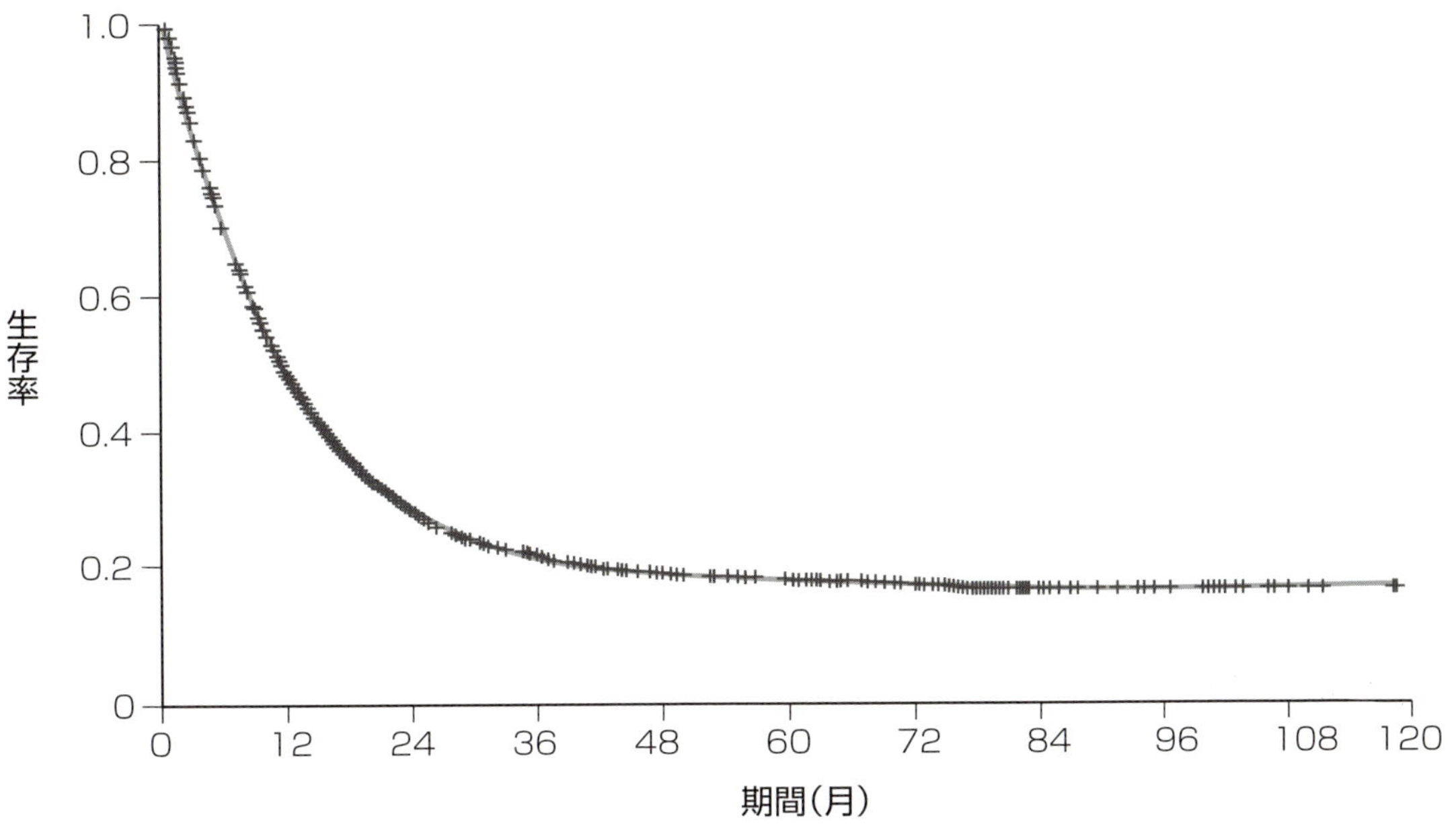

3年を過ぎたところからグラフがほぼ横ばいになり、非常に長期間にわたってがんの抑制ができている患者さんがいることがわかる。

Schadendorf D, et al. J Clin Oncol. 2015 ; 33 : 1889-1894より引用改変

います（右ページの表参照）。

併用することで副作用も増強してしまうものの、作用を及ぼすしくみの違う免疫治療薬を複数併用するという方法は有望な治療法であり、今後も研究が進められていく分野と思われます。

また、同様の抗ＣＴＬＡ－４抗体としてトレメリムマブがあり、悪性胸膜中皮腫を中心に研究が進んでいます。

抗ＣＴＬＡ－４抗体は抗ＰＤ－１抗体・抗ＰＤ－Ｌ１抗体よりも早い時期から開発が進められていたため、長期間にわたる効果を追跡したデータも比較的集まってきています。

上のグラフは悪性黒色腫の患者さんの生存率の経過をみたものですが、３年を過ぎたところからほぼ横ばいの直線になっており、薬の効果が非常に長期に及ぶ患者さんがいることがわかります。

ただし、これはあくまで悪性黒色腫のデータであり、肺がんに関しては、抗ＣＴＬＡ－４抗体単独で効果があることは示されていません。

現在、肺がんに対しては、今までの標準治療の抗がん薬であるカルボプラチン＋パクリタキセルにイピリムマブを追加したり、抗ＰＤ－１抗体と併用したりすることで、治療効果の増強作用があるかが研究されています。

（山本　昇・板橋耕太）

血管新生阻害薬による肺がん治療

血管新生阻害薬の基礎知識

●がんにおける血管新生の役割

血管は、人間の体の中で酸素や栄養の運搬、各種細胞の移動に活用されています。肺がんを含む多くのがんが既存の血管を活用し、さらにはがんにとって都合のよい血管を新たにつくっている（血管新生）ことが明らかにされてきました。

第一に、がんが増殖・増大する際には十分な栄養が必要となり、そのためには血管を通じてそれを得る必要があります。第二に、自らの力では遠くまで移動することのできないがん細胞が、人間の体の中を自由に移動（転移）する際には血管が必要です。このように、がんにとって重要な血管を新たにつくり出すために、がん自らがさまざまな物質（因子）を発しています。

●血管新生にかかわる因子

がんに都合のよい血管を新たにつくり出す血管新生には、がん自らが発する物質やがん細胞内のしくみが複雑にかかわっていることが明らかにされてきました。がんが放出する物質で重要とされているものに、血管内皮増殖因子（VEGF）、血小板由来増殖因子（PDGF）などがあります。

がんは血管を活用している

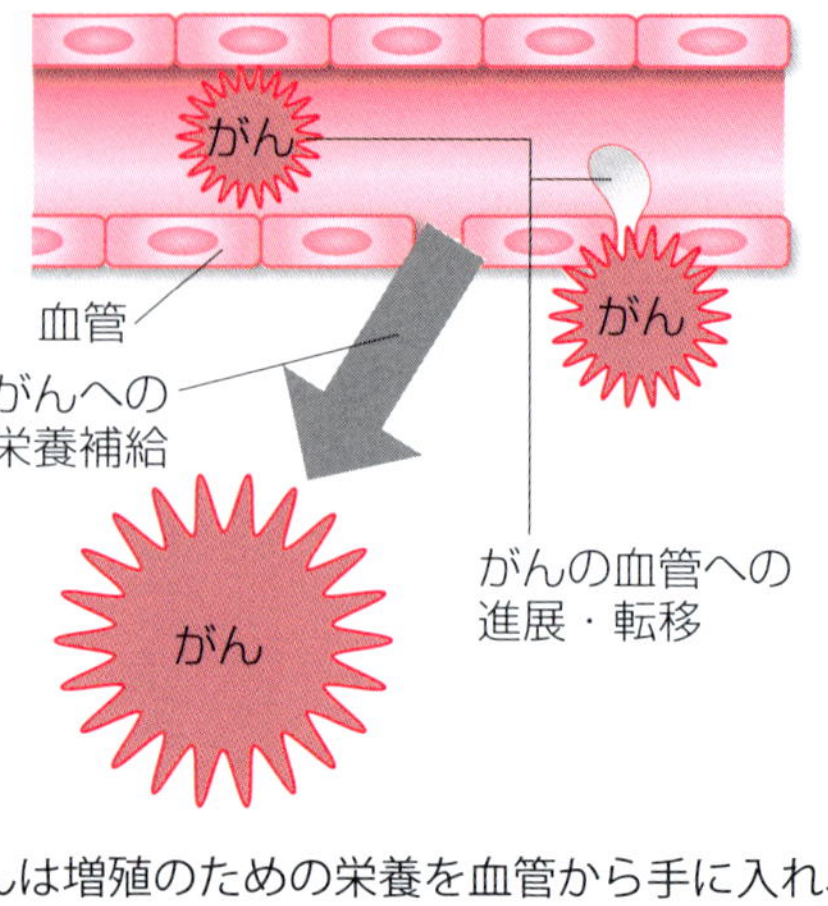

がんは増殖のための栄養を血管から手に入れ、転移の移動手段として血管を利用。

がんが出す血管新生に都合のよい物質を無力化する抗VEGF抗体

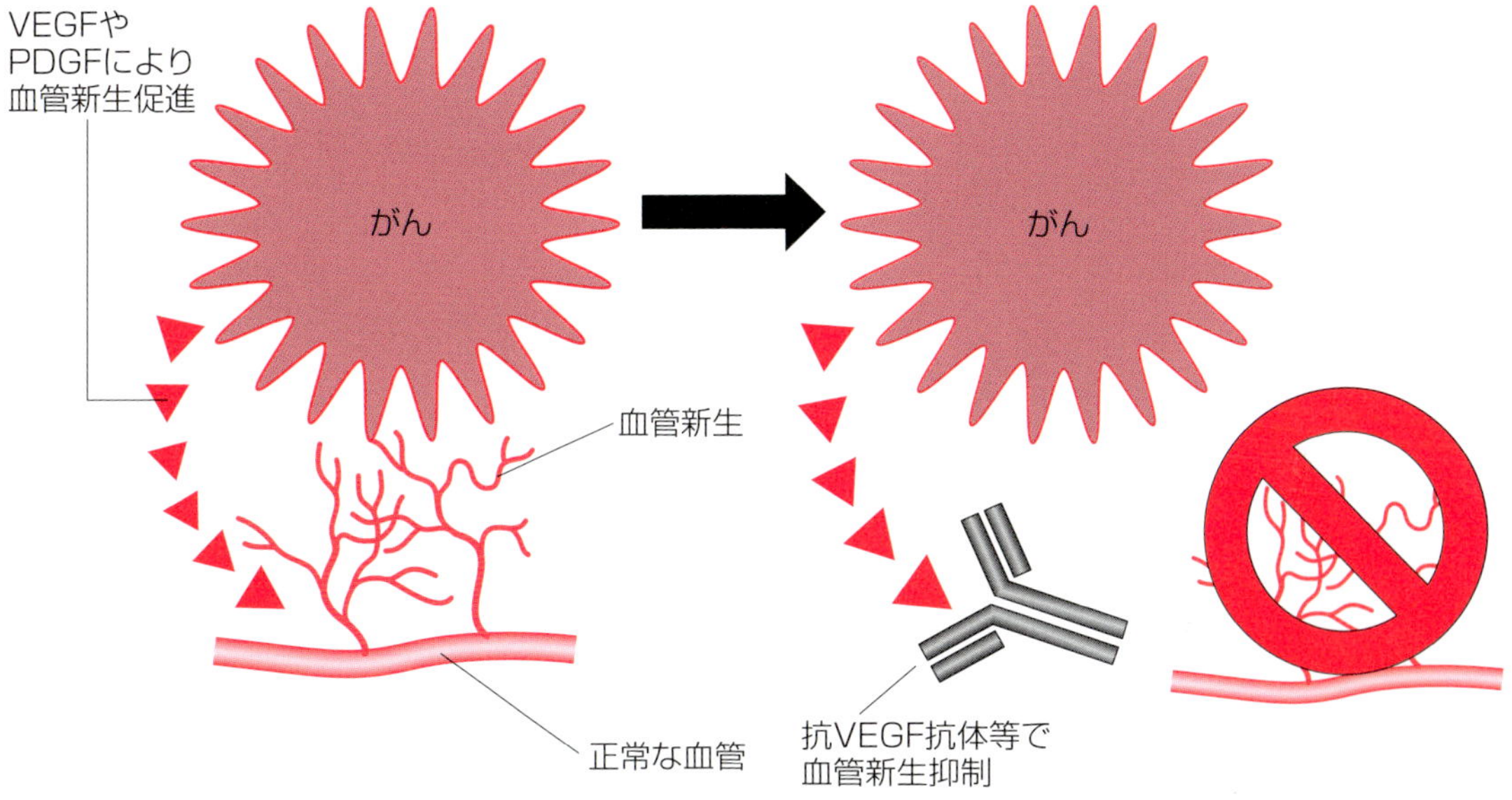

がんはVEGFやPDGFなどの物質を放出して新しい血管をつくっている。

抗VEGF抗体はVEGFを無力化し、新しい血管がつくられるのを防ぐ。

また、これらの物質を受け止めて効果を発揮するために受容体と呼ばれるしくみが存在し、それぞれ血管内皮増殖因子受容体（ＶＥＧＦＲ）、血小板由来増殖因子受容体（ＰＤＧＦＲ）と呼ばれます。がんは、ＶＥＧＦ、ＰＤＧＦなどを活用し、自らに有利な血管新生を引きおこすことによって、増殖、転移がしやすくなります。

●血管新生阻害薬としての抗VEGF抗体の効果と副作用

血管新生によるがんの増殖、転移のメカニズムが明らかにされたことにより、これを抑制することを利用した治療法が編み出されました。最初に実用化されたのは、ＶＥＧＦに対する抗体（狙いを定めて結合し無力化する物質）である抗ＶＥＧＦ抗体でした。

抗ＶＥＧＦ抗体のベバシズマブ（商品名アバスチン）を、標準的な抗がん薬治療に加えることにより、がんの病巣がより縮小し、治療効果がより長く持続し、ひいては延命作用が得られることが明らかにされました。

この抗ＶＥＧＦ抗体は血管に作用するために、血圧上昇（高血圧）、血管の破綻による出血、血管のつまりによる血栓塞栓症などの副作用をおこしやすくなることが知られています。

（堀之内秀仁）

新しい血管新生阻害薬

Ⅰ Ⅱ Ⅲ
（治験の進行段階）

注目されている新しい血管新生阻害薬にベバシズマブ、ラムシルマブ、ニンテダニブなどがあります。他の抗がん薬との併用が効果を高めるか、確認する治験が行われています。

●新しい血管新生阻害薬の作用

すでに承認されたベバシズマブに続いて、いくつかの新たな血管新生阻害薬が開発されています。血管新生に関与すると考えられている、ＶＥＧＦ、ＶＥＧＦＲ、ＰＤＧＦ、ＰＤＧＦＲに作用し、その機能の抑制によって効果を発揮するよう設計された薬剤が研究されています。

そのなかでも特に、ＶＥＧＦＲに対する抗体薬であるラムシルマブ（商品名サイラムザ）、ＶＥＧＦＲやＰＤＧＦＲに結合してその機能を抑制するニンテダニブ（商品名オフェブ）などが注目されています。

いずれの薬剤も血管に作用するため、ベバシズマブ同様に、血圧上昇（高血圧）、血管の破綻による出血、血管のつまりによる血栓塞栓症などの副作用が出現することが知られています。

●ラムシルマブ

ラムシルマブは、ベバシズマブと同じく、標的とした物質に特異的に結合してその効果を無力化する抗体と呼ばれる薬剤です。ベバシズマブがＶＥＧＦに結合するのに対して、ラムシルマブはＶＥＧＦの受容体であるＶＥＧＦＲに結合します。その結果、ＶＥＧＦが受容体に結合することができなくなるため、血管新生を防ぎ、ひいてはがんの増殖、転移を抑制することが期待されています。

血管新生阻害薬の副作用

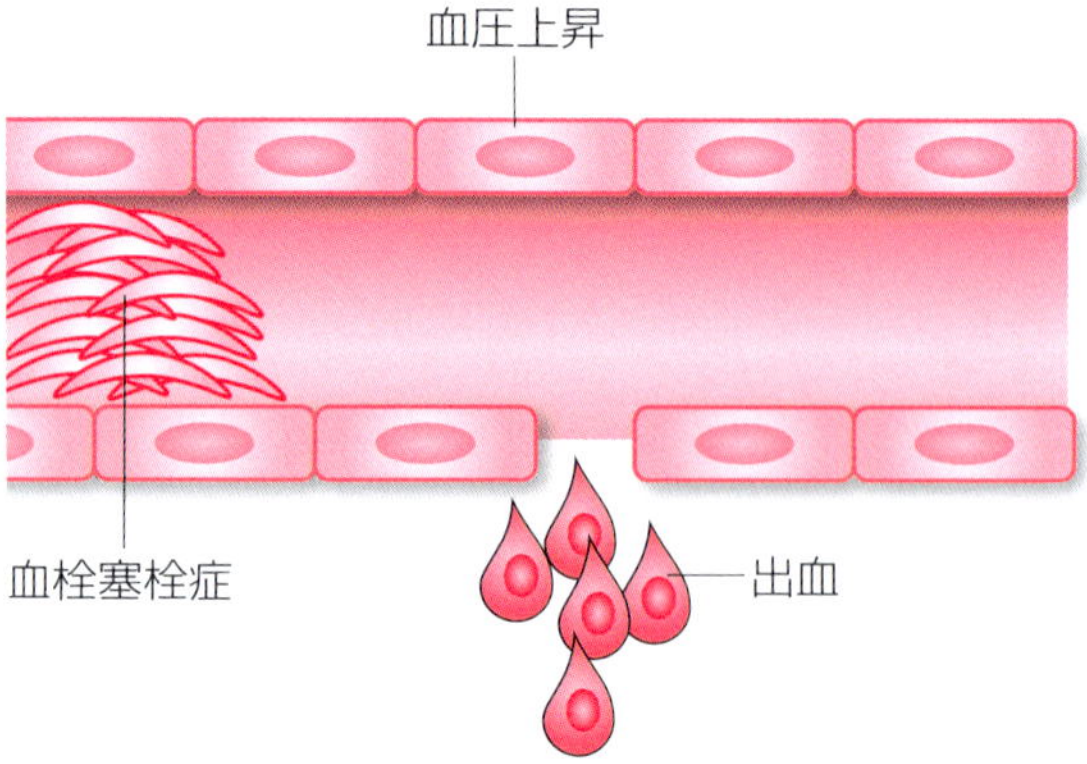

いずれも血管に作用して血管新生を妨げる薬のため、血管にかかわる副作用が現れやすくなる。

※ラムシルマブは2017年4月時点で標準治療のひとつとして使用可能になっています。

ニンテダニブは受容体が機能発揮できないように作用

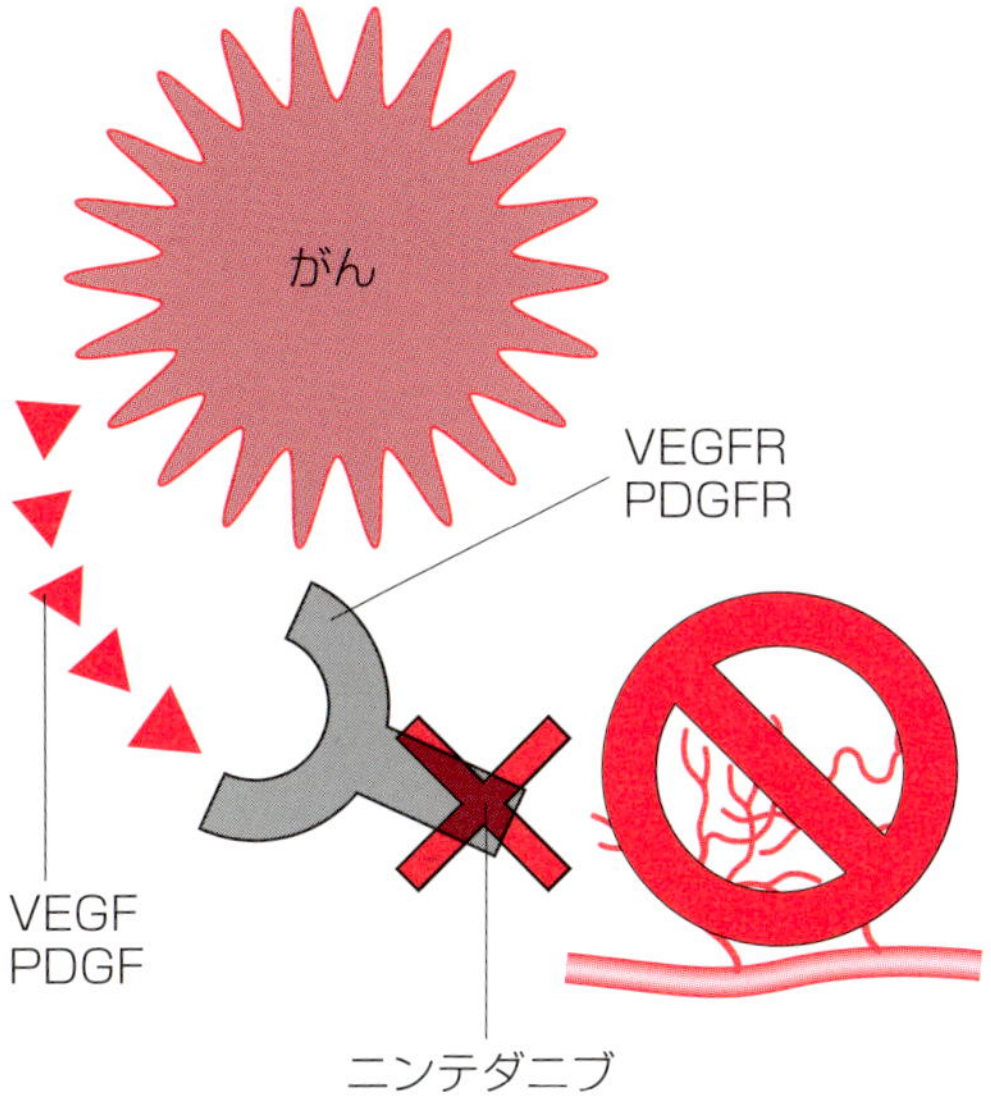

VEGFRやPDGFRの機能がニンテダニブで妨げられるため、VEGFやPDGFが結合しても、新しい血管をつくることができない。

ラムシルマブはVEGFの受容体への結合を妨げる

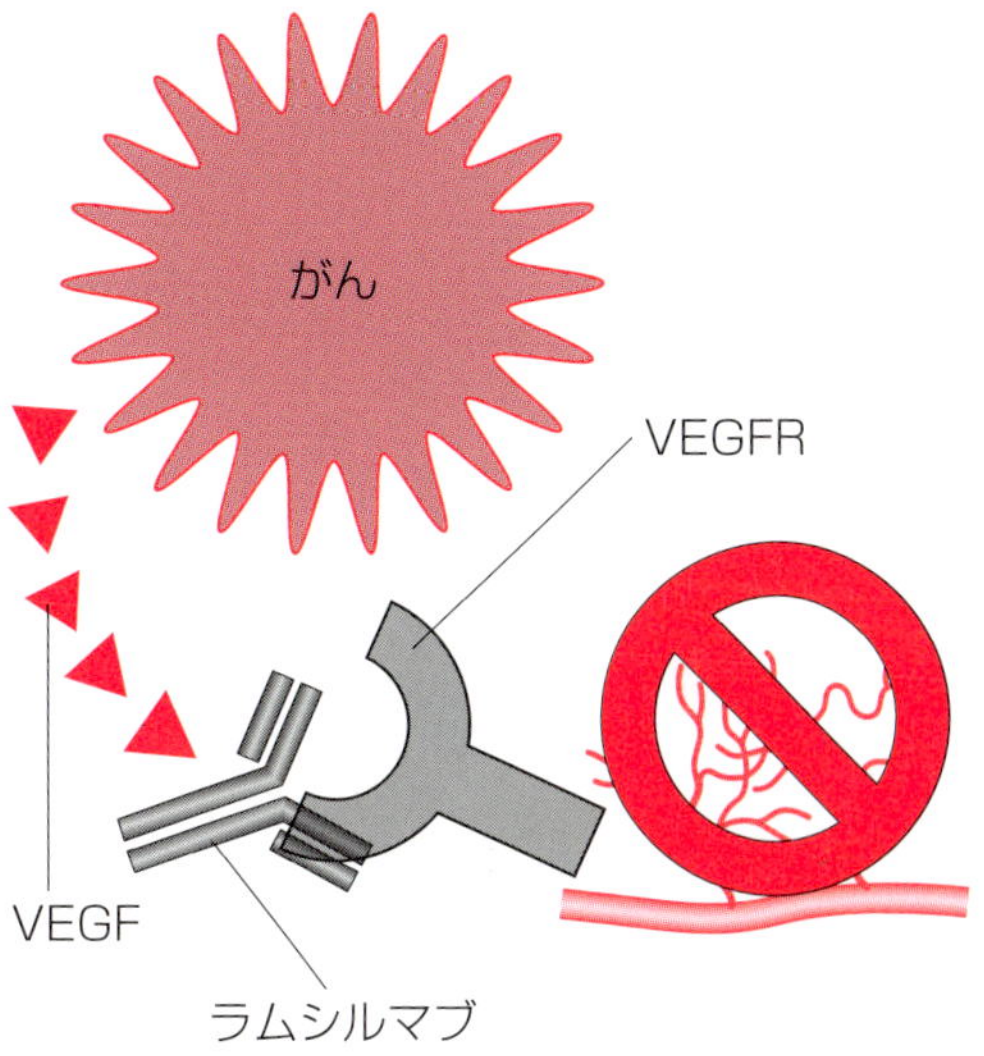

がんが放出するVEGFは受容体に結合すると、血管をつくらせるシグナルを出す。ラムシルマブはその結合をじゃまして、血管新生を止める。

ラムシルマブは、すでに胃がんを対象に承認されています。肺がんにおいても、通常の抗がん薬治療と併用することで、その効果を増強することが明らかにされています。また、ＥＧＦＲ阻害薬であるエルロチニブ（商品名タルセバ）との併用効果を検討する治験も実施されています。これらの研究の成果に基づき、近い将来承認されることが予測される薬剤です。

●ニンテダニブ

ニンテダニブは、ベバシズマブ、ラムシルマブなどの抗体薬とは異なるしくみで血管新生を抑制します。具体的には、ＶＥＧＦＲやＰＤＧＦＲがその機能を発揮することができなくなるように作用します。その結果、ＶＥＧＦやＰＤＧＦがその受容体に結合しても、血管新生ができなくなり、がんの増殖、転移を防ぐことが期待されています。

ニンテダニブは、特発性肺線維症を対象に承認されています。肺がんにおいては、通常の抗がん薬治療との併用によって、その効果を増強することを確認するための治験が実施されています。その結果、良好な成績をおさめることができれば、将来肺がんの治療薬として利用することができるようになる可能性があります。

（堀之内秀仁）

新しい併用療法

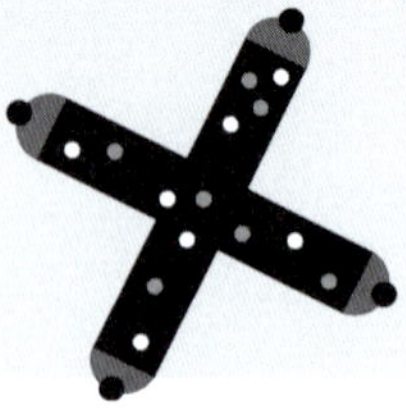

併用療法の基礎知識

従来使われてきた抗がん薬であれ、本書で主に取り上げている分子標的薬という種類の抗がん薬であれ、いずれの場合も、その治療においては、徐々に効果がなくなること（耐性化）、また、副作用によって使用の中断を余儀なくされることなど、長期使用が難しいことが大きな課題となっています。

化学療法（抗がん薬治療）の効果をいかに持続させるか、そのためには、どんな種類の薬剤を選択すればよいのか、使用する順番はどのようにすればよいのか、単剤で用いるのか、あるいは数種類組み合わせるのかなど、さまざまな条件がかかわっています。

各種の治療薬について耐性化のメカニズムの解明が進められ、それを防ぐこと、あるいは、少しでもそれを先延ばしにすることはできないか、検討され、治療薬によっては、メカニズムがある程度わかってきているものもありますが、実際にそれを予防、克服する方法は確立していません。

治療薬はそれぞれ効果のメカニズムが異なっており、またそれぞれ特有の副作用をもっています。異なる薬剤を同じ時期に併用する同時併用がよいのか、順番に用いる逐次《ちくじ》併用がよいのかは、薬剤のメカニズムや予想される副作用をふまえたうえで、慎重に臨床試験を行って見極める必要があります。もっというと、がんに対する薬剤の併用療法の場合は特に、同時併用が必ずしも好ましいわけではなく、同時に用いることでそれぞれの薬剤の効果を減らしている可能性、副作用が増える可能性も考えなければなりません。

私たちは、同じ併用薬を用いるにしても、これまでの基礎実験や臨床試験のデータを参考にしつつ、最適な併用スケジュールを考えて臨床試験を行っています。

（神田慎太郎）

EGFR阻害薬と免疫療法の併用

Ⅰ Ⅱ Ⅲ
（治験の進行段階）

EGFR阻害薬の耐性化は肺がん治療のうえで大きな問題となっています。その予防・克服のための一つの試みとして、免疫療法との併用が試みられ、現在、臨床試験が進行中です。

細胞の表面にあるたんぱく質の一つ、上皮成長因子受容体（EGFR）は、細胞の増殖、正常な組織の恒常性を保つのに非常に重要な役割を果たしています。しかし、この遺伝子にある特定の変異が生じると、細胞の分裂が際限なく続き、がんの増殖を引きおこすことがわかっています。こうしたEGFR遺伝子変異は肺腺がんの患者さんの約40～50％に認められます。

この遺伝子変異をもつ患者さんでは、ゲフィチニブ（商品名イレッサ）、エルロチニブ（商品名タルセバ）、アファチニブ（商品名ジオトリフ）などのEGFR阻害薬により抗がん作用が得られます。高い奏効率や再び悪化するまでの期間の延長、速やかに大きく症状が改善する、有害事象が軽微であるといったことから、EGFR遺伝子変異陽性肺がんの初回治療の第一選択と考えられています。

しかし、EGFR阻害薬は多くの患者さんで効果を発揮するものの、その効果は永続するわけではなく、しばらくすると薬剤が効かなくなり（耐性化）、再び悪化します。

この耐性の予防・克服のための試みの一つとして、免疫療法との併用があります。

最近、がんに対する免疫を活性化させてその増殖を抑えようとする免疫チェックポイント阻害薬が開発され、他のがん（悪性黒色腫）の治療で用いられるようになっています。人間の体には発生したがん細胞を早期に発見しそれを排除する免疫機能が備わっていますが、一部のがん細胞はPD‐L1という物質を細胞表面に出し、これが免疫細胞にあるPD‐1と結合すると、がんに対する免疫機能にブレーキがかかると考えられています。現在、このPD‐1、PD‐L1に結合して、免疫機能のブレーキを解除し、免疫細胞のがん細胞への働きを高める抗体薬が注目されています（102ページ参照）。最近では、肺がんに対してもそれら抗PD‐1／抗PD‐L1抗体の有効性が多数報告されており、まもなく臨床で用いることができるようになると期待されています。

現在、EGFR阻害薬と抗PD‐1／抗PD‐L1抗体との併用療法の効果を検討する臨床試験が進行中です。

（神田慎太郎・鶴岡健二郎）

EGFR阻害薬と血管新生阻害薬の併用

Ⅰ Ⅱ Ⅲ
（治験の進行段階）

血管新生を担うＶＥＧＦは、ＥＧＦＲとかかわりがあり、ＥＧＦＲ阻害薬耐性への関与も疑われます。ＥＧＦＲ阻害薬と血管新生阻害薬の併用に、期待が寄せられています。

血管新生を担う血管内皮増殖因子（ＶＥＧＦ）と、上皮成長因子受容体（ＥＧＦＲ）とは密接なかかわりがあることがわかっています。

ＥＧＦＲを刺激するとがん細胞からのＶＥＧＦ分泌が促進されて血管新生が活性化し、ＥＧＦＲ阻害薬の投与によりＶＥＧＦの分泌が低下、血管新生も抑制されるという報告があり、ＥＧＦＲがＶＥＧＦを制御しているとされます。

また、ＥＧＦＲ阻害薬に耐性になったがん細胞ではＶＥＧＦの分泌が亢進し、逆にＶＥＧＦを強制的に分泌させたがん細胞ではＥＧＦＲ阻害薬に対する耐性が現われたとの報告があり、ＶＥＧＦがＥＧＦＲ阻害薬の耐性に関与していると考えられています。

これらの報告からＥＧＦＲとＶＥＧＦの両経路を遮断すればより大きな効果が期待できます。

そこで、ＥＧＦＲ遺伝子変異陽性の非小細胞肺がんの患者さんに対する1次治療として、ＥＧＦＲ阻害薬のエルロチニブと血管新生阻害薬のベバシズマブ（商品名アバスチン）の併用療法と、エルロチニブ単剤療法とを比較した臨床試験が行われ、2剤の併用はエルロチニブ単独よりも無増悪生存期間（病気が悪化しないで生存している期間）を延長させるという結果が報告されています。

現在、新たな血管新生阻害薬とエルロチニブとの併用療法の効果を検証する臨床試験が進行中です。

（神田慎太郎・鶴岡健二郎）

エルロチニブとベバシズマブの併用療法効果

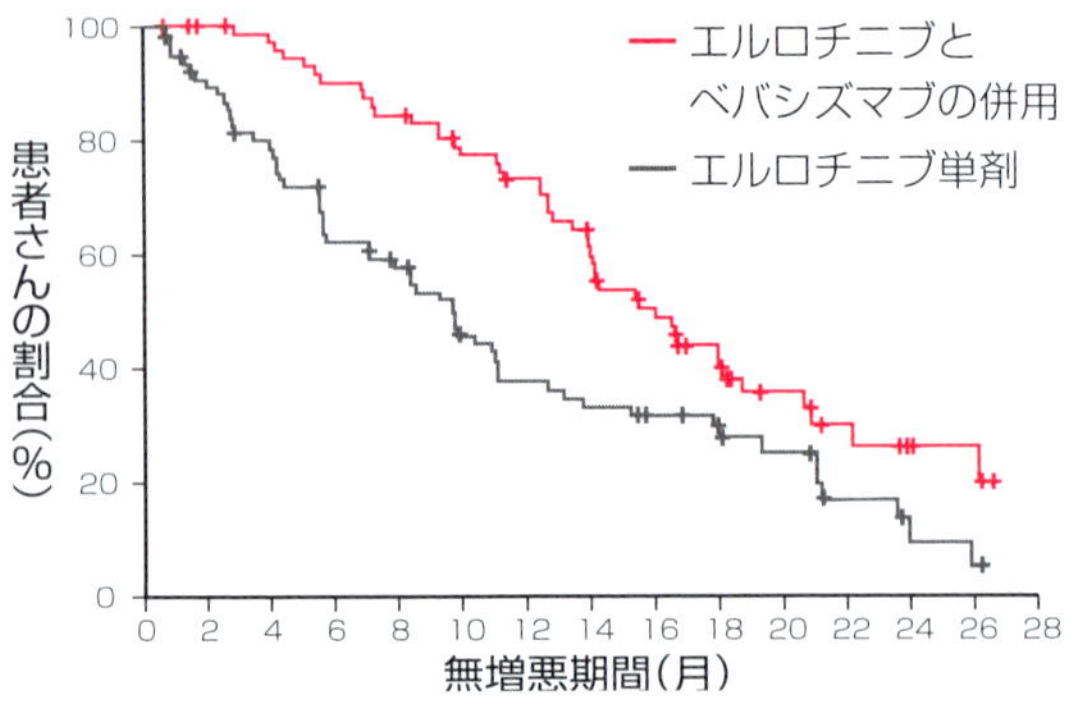

エルロチニブ単剤療法と比較した臨床試験では、併用療法の効果が高いという結果が出ている。

Seto T,Kato T,Nishio M,et al.Lancet Oncol. 2014 ; 15 : 1236-1244.

EGFR阻害薬と殺細胞性抗がん薬の併用

Ⅰ Ⅱ Ⅲ
（治験の進行段階）

EGFR阻害薬耐性細胞の根絶を狙った2剤の併用療法は、成績良好でした。この併用療法とEGFR阻害薬の標準治療とを比較する大規模な臨床試験が開始される予定です。

EGFR阻害薬の耐性の予防・克服のために、現在使われている殺細胞性抗がん薬との併用も検討されています。

国立がん研究センター中央病院において、EGFR遺伝子変異陽性肺がんに対して、ゲフィチニブを8週間内服し、2週間の休薬後にシスプラチンとドセタキセルの併用化学療法を3サイクル実施、その後再度ゲフィチニブを内服する治療の臨床試験を行いました。この試験は、EGFR阻害薬を先行投与し、その奏効の時点で殺細胞性抗がん薬を投与して、潜在していると考えられるEGFR阻害薬に対し耐性を獲得した細胞を根絶することを狙って組み立てられました。33人の患者さんを対象とした小規模な試験でしたが、これまでの報告と比較しても良好な成績が得られました。

この結果をふまえ、日本全国の約60施設で、2つの治療法（ゲフィチニブによる標準治療と、ゲフィチニブ→シスプラチン＋ペメトレキセド→ゲフィチニブ）を比較する、大規模臨床試験が開始される予定です。

こうした臨床試験の結果によって、EGFR阻害薬と殺細胞性抗がん薬の併用が、これまでのEGFR阻害薬単剤治療よりもさらによい治療効果を生み出すかどうか、徐々に判明していきます。

（神田慎太郎・鶴岡健二郎）

ゲフィチニブとシスプラチン・ドセタキセルの併用療法効果

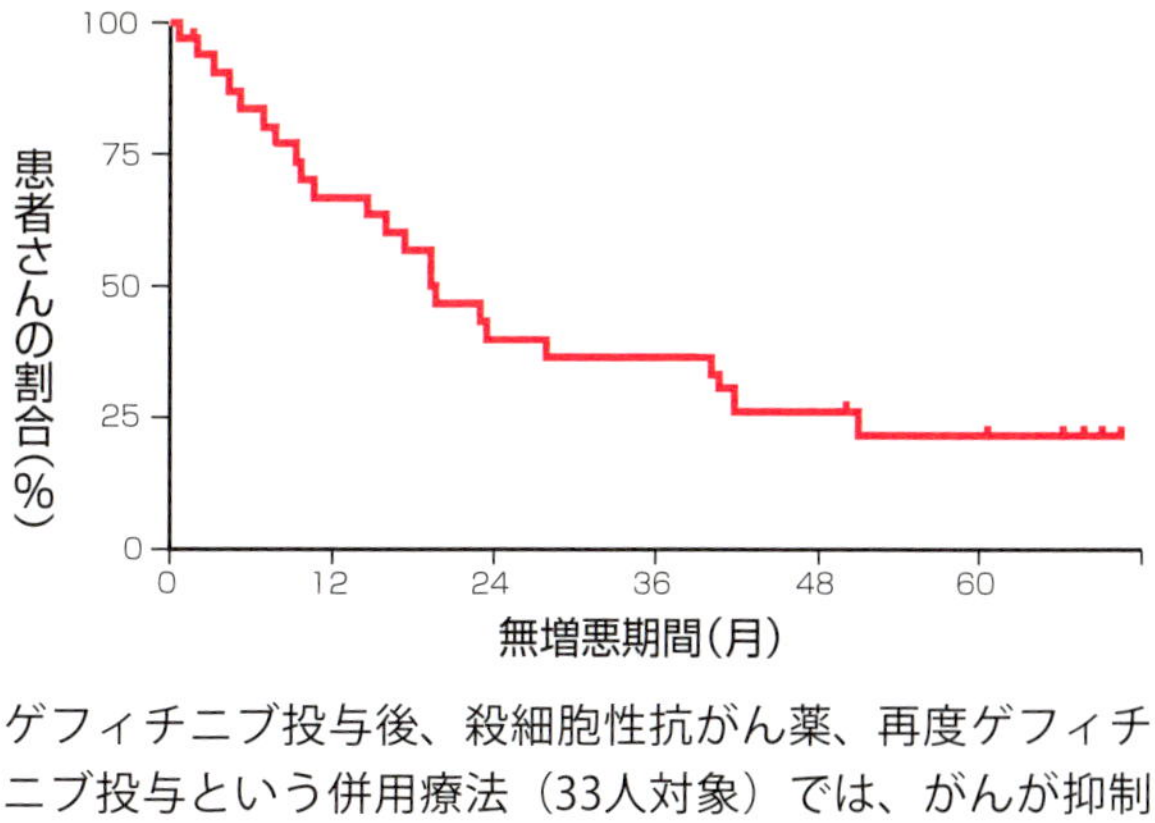

ゲフィチニブ投与後、殺細胞性抗がん薬、再度ゲフィチニブ投与という併用療法（33人対象）では、がんが抑制できている期間の延長がみられた。

Kanda S,Horinouchi H,Fujiwara Y, et al.Lung Cancer. 2015 ; 89 : 287-293より改変

新しい術後化学療法

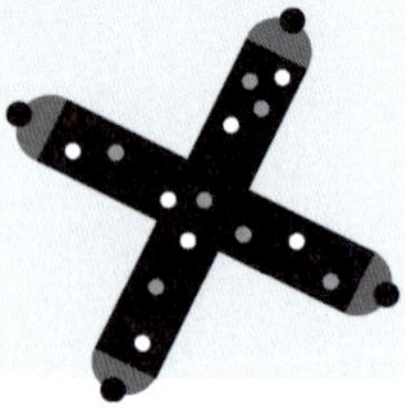

術後化学療法の基礎知識

●術後の再発を防ぎ完治を目指す

肺がんの主な治療は、手術、放射線、全身治療（抗がん薬）です。手術と放射線療法は局所の治療、すなわち、手術であれば取り出した部分、放射線療法であれば照射した部分しか治療していないことになります。

治療を選択する際には、CTなどの画像検査を行い、肺がんがすべて取り出せると予測できる場合に手術を行います。手術にあたっては完治を目指し、観察できる範囲において肺がん細胞と思われる部分はすべて取り出しています。

しかしながら、検査などではみつからない肺がん細胞が体内に残っている可能性は否定できず、その場合は、残念ながら一定期間後に肺がんが再発してしまいます。

手術後に肺がんが再発する可能性は、手術をした時点での病期（肺がんの広がり）によって違うことが知られています。術後化学療法の目

■病期と術後化学療法の期待される効果

Ia期	術後化学療法による治癒率の改善は明らかではない。腫瘍の大きさが2cm以上だった場合には経口内服薬（UFT）が有効という可能性がある
Ib期	腫瘍の大きさが4cm以下の場合にはUFTが有効。4cm以上の場合にはプラチナ製剤を用いた術後化学療法によって、再発の可能性を10%程度減らすことができると考えられている。ただし、海外の報告のため、日本では手術だけでよりよい成績を得る可能性もある
Ⅱ期 Ⅲa期	プラチナ製剤を用いた術後化学療法によって、再発の可能性を10%程度減らすことができる
Ⅲb期	手術だけでは治癒する確率が低いので、術後に化学療法を行うことが推奨されている

術後化学療法の目的

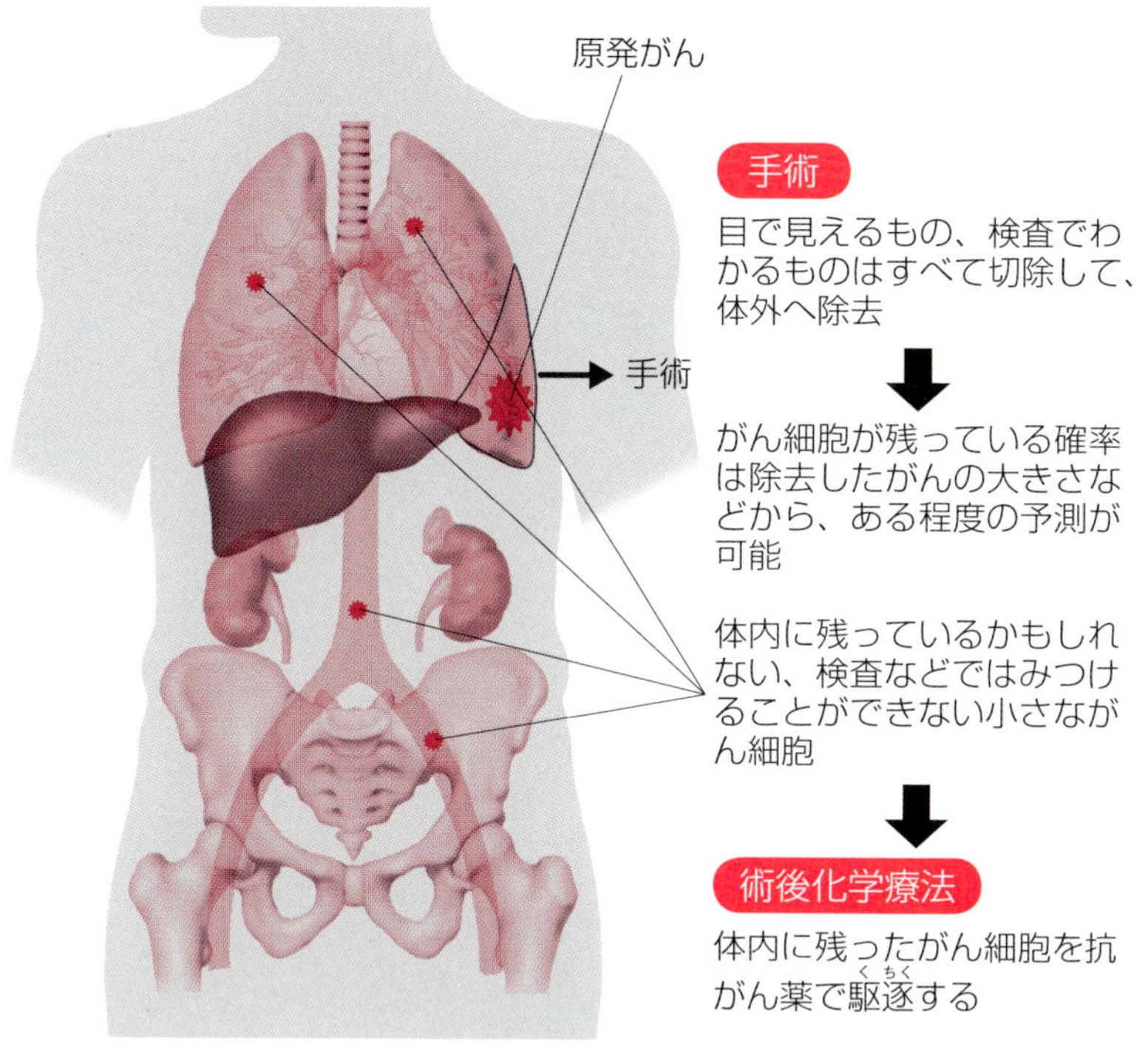
原発がん
手術
手術
目で見えるもの、検査でわかるものはすべて切除して、体外へ除去
がん細胞が残っている確率は除去したがんの大きさなどから、ある程度の予測が可能
体内に残っているかもしれない、検査などではみつけることができない小さながん細胞
術後化学療法
体内に残ったがん細胞を抗がん薬で駆逐《くちく》する

手術後、体内に残っているかもしれない小さながん細胞の根絶を目指す。

的は、手術後に残っているかもしれないがん細胞を駆逐《くちく》して肺がんを完治させることです。

●新たな選択肢に期待

術後化学療法に用いられる薬の種類と効果は、病期によって異なります（右ページ表参照）。

術後化学療法の最大の問題点は、「再発しなかった人」がどれだけいるかでしか、その効果を評価できないことです。一般的には抗がん薬の効果は、腫瘍が小さくなったかどうかで判断しますが、術後の場合、手術で取りきっているので、調べることができません。

たとえば、Ⅰb期１００人の患者さんの場合には、手術後、抗がん薬による治療をしなくても70人くらいの患者さんは完治します。そして、残りの30人のうち、10人程度の患者さんが化学療法によって再発を防ぐことができます。すなわち、術後に化学療法を受けるメリットがあるのは１００人中10人程度ということになります。

現在、術後の化学療法として標準的に勧められているのは、右ページの表のように、経口テガフール・ウラシル配合剤（商品名ユーエフティー・ＵＦＴ）およびプラチナ製剤と呼ばれる、殺細胞性という種類の抗がん薬です。本書で紹介されている各種の分子標的薬は、手術後の完治を目指す化学療法としての効果は、まだ明確に認められていません。先に説明した術後化学療法の効果を評価する難しさもあります。しかし、分子標的薬の新たな選択肢としての可能性について、現在、いくつかの臨床試験が進められているところです。

（後藤　悌）

術後化学療法としての
シスプラチン＋ペメトレキセド

Ⅰ Ⅱ Ⅲ
（治験の進行段階）

現在は進行期の肺がんでしか保険診療が認められていないシスプラチン＋ペメトレキセドの治療が、術後の化学療法として有効かつ安全か、確認のための臨床試験を実施中です。

現在、病期Ⅱ期～ⅢA期の非小細胞肺がんの患者さんに対しては、プラチナ製剤のシスプラチンを含めた2種類の抗がん薬による術後化学療法が標準治療として推奨されています。術後の化学療法は、その効果を判断するために、手術後5年、10年と再発がないかを確認し、評価する必要があります。したがって、効果が証明されている薬は、必然的に古くからあり、長く使用されている薬とならざるをえません（一般的にはシスプラチン＋ビノレルビンです）。

一方、進行期（手術や放射線で治療できる範囲を越え、がんが広がっている状態）の肺腺がんでは、ほかの抗がん薬と比べてシスプラチン＋ペメトレキセドによる治療が、副作用が少なく、効果も若干ながら優れていることが証明されています。

現在、ペメトレキセドは、進行期の肺がんへの使用のみ保険診療として認められています。この薬が、術後（目に見える肺がんが体内にない状態）の治療においても、保険診療として認可されるためには、術後の使用についてその安全性と有効性が確認されなければなりません。

そこで、このシスプラチン＋ペメトレキセドの組み合わせによる治療について、術後化学療法として効果が得られるかどうかを確認するため、日本中の肺がんを診療する医師が主導して臨床試験を進めています（医師主導治験／64ページ参照）。

この臨床試験は、２０１２年より開始され、２０１６年までに、20歳以上75歳以下で、ほかに大きな病気を患っていない患者さん、合計８００人の募集を終了する予定です。８００人の患者さんは、４００人ずつ、標準治療：シスプラチン＋ビノレルビン、試験治療：シスプラチン＋ペメトレキセドに振り分けられ（患者さんや医師が決めるのではなく、自動的に割り付けることで偏りがないようにします）、４コース（約4カ月弱）の治療を行います。5年間の追跡調査を経て、２０２２年頃には結果が判明する予定です。

試験の成果としては、この治療をすることで、5年生存率が30％弱改善されることを目指しています。

（後藤　悌）

術後化学療法としての TS-1

I　II　III
（臨床試験の進行段階）

UFT、TS-1は日本で開発された抗がん薬です。術後化学療法として従来用いられているUFTの効果をTS-1が上回ることができるか、臨床試験が進められています。

非小細胞肺がんの患者さんは、比較的早期にみつかって手術時の肺がんの大きさが2・1〜3・0cmであっても、5年生存率は約70%であり、残りの30%の患者さんは再発により、亡くなっています。これを少しでも減らすため、さまざまな研究が行われています。

2〜5cmを超えた腫瘍の手術後（目に見える範囲で肺がんが体内にない状態）の患者さんについては、経口テガフール・ウラシル配合剤（UFT）によって生存期間を延長できることが、日本で行われた2つの臨床試験によって確認されています。

テガフール・ギメラシル・オテラシルカリウム配合剤（商品名ティーエスワン・TS-1）は、3種類の成分を配合することで、効果を高め、副作用（特に消化器毒性）を軽減することを目標として日本で開発された薬です。すでに、胃がん、膵臓《すいぞう》がんでは、手術後に内服を続けることで、無治療、ないしはほかの薬剤よりも生存率が改善することが明らかになっており、肺がんへの効果も期待されています。

日本臨床腫瘍研究グループ（JCOG）では、2007年より960人を対象に、手術後にUFTを2年間内服する治療、TS-1を1年間内服する治療を比較し、いずれの治療効果が高いかを確認しています。TS-1はUFTよりは副作用が強いので、効果が高いことを期待し、5年後の生存率が約30%改善することを目標としています。すでに患者さんの登録は終了し、5年間の追跡調査の後、2018年頃には結果が判明すると予想されます。

UFTは1974年、TS-1は1999年、ともに世界に先駆けて日本で開発されました。世界的には使用できない地域が多いため、諸外国のガイドラインには、記載がないことも少なくありません。

日本には早期に発見される肺がんが多いので、これらの治療薬を手術後に組み合わせることによって、完治が少しでも増えることが望まれます。TS-1はほかのがんでの有効性が示され、進行期の肺がんにおいても他剤と同程度の効果が証明されている薬剤であるだけに、さらに期待がもたれます。

（後藤　悌）

術後化学療法としての
EGFR阻害薬

Ⅰ Ⅱ Ⅲ
（治験の進行段階）

ＥＧＦＲ遺伝子変異のある非小細胞肺がんの患者さんに対し、手術後であっても、ＥＧＦＲ阻害薬により予後の改善が目指せるのではないかと、現在、臨床試験が行われています。

ＥＧＦＲ遺伝子変異のある非小細胞肺がんの一部の患者さんには、ゲフィチニブ（商品名イレッサ）、エルロチニブ（商品名タルセバ）やアファチニブ（商品名ジオトリフ）といったＥＧＦＲ阻害薬による治療が極めて有用であることがわかっています。この効果は、手術ができない患者さんに対して証明されているものですが、手術後の患者さんに対しても、ＥＧＦＲ阻害薬を内服することで完治を目指せないかという試みがなされています。

現在、手術後に病期がⅡ～Ⅲ期と診断され、ＥＧＦＲ遺伝子変異を有する患者さんを対象に、標準治療としてシスプラチン＋ビノレルビンを４コースと、試験治療としてゲフィチニブを２年間内服する比較試験が行われているところです。２０１１年から合計２３０人を募集しており、２０１５年７月の時点で募集を継続しています。*

進行期の肺がんで極めて高い有効性を示す治療を術後に用いて肺がんを駆逐することが目的となります。これまでも、進行期で有効とされる抗がん薬を手術後に使うことで、有効性が確認されています。

外国で行われたより小規模な研究では、ＥＧＦＲ阻害薬の使用によって、再発までの期間が延長することが示唆されています。しかしながら、ＥＧＦＲ阻害薬による治療は、再発後に行っても、比較的長期間の効果が期待できます。つまり、術後の化学療法でゲフィチニブを使用することが、患者さんにとってメリットをもたらすためには、再発するまでの期間を延ばすのではなく、生存時間を少しでも延長しなくてはなりません。

ＥＧＦＲ遺伝子変異のある患者さんに対するＥＧＦＲ阻害薬の有効性は日本が世界に先駆けて証明してきました。術後化学療法についての今までのデータは芳しいものではありませんが、不幸にして肺がんとなった患者さんの予後が少しでも改善される方法が、また日本から発信できることを期待し研究に臨んでいます。

（後藤　悌）

＊臨床試験の応募の詳細については
http://www.wjog.jp/clinical_trial.html

術後化学療法としての免疫療法

Ⅰ　Ⅱ　Ⅲ
（治験の進行段階）

肺がんに対する免疫療法は、現在、最も期待され、成長著しい治療法です。昨今登場の免疫チェックポイント阻害薬は術後化学療法への応用も期待されています。

免疫療法は、現在、肺がん治療のなかで成長著しい治療法となっています。従来の免疫療法は、進行期では免疫機能の低下のため効果が期待できないと、まことしやかにいわれてきました。そのため、術後化学療法を舞台として、研究が進められてきました。

免疫療法による術後化学療法の一例として、がん細胞に発現していると予後が悪いとされるたんぱく質のＭＡＧＥ‐Ａ３に着目した研究が行われました。ＭＡＧＥ‐Ａ３抗原特異的がん免疫治療薬について、２、２７２人を対象に治療効果の確認が行われましたが、術後化学療法としての有効性は、生存率どころか再発するまでの期間を延長することもできないという結果に終わっています。このように、従来の免疫療法で、肺がん治療に有効と証明されているものはありませんでした。

昨今登場した免疫チェックポイント阻害薬（広義の免疫療法）は進行期の肺がんで効果が証明されており、術後の化学療法にも応用できるのではないかと期待されています。

複数の免疫チェックポイント阻害薬が開発されていますが、２０１５年６月現在、術後化学療法としての臨床研究を実施中の薬剤はＭＥＤＩ４７３６のみです。２０１４年１０月に１、１００人の患者さんを対象に臨床研究が開始され、結果は２０２５年に判明する予定です。ほかの薬剤についても研究が相次ぐと予想されますが、免疫チェックポイント阻害薬による術後化学療法を、日常診療で手がけられるようになるのはしばらく先となりそうです。

今後の臨床への応用のされ方は未知数ですが、術後化学療法としての有効性は世界的にも証明されていないために、まずは、治験という形式での研究が進むと考えられます。

市井には、患者さんの治療費全額負担で免疫療法を提供する施設もあるようですが、現在、ＰＤ‐１・ＰＤ‐Ｌ１を標的とした治療以外の免疫療法の有効性は証明されていないこと、また、免疫療法は試験的に行われている治療であることを、改めて強調しておきます。免疫療法と銘打った治療は玉石混淆《ぎょくせきこんこう》であることに、一層の注意を払うべきと考えます。

（後藤　悌）

解説

薬の効果を示すグラフの見方

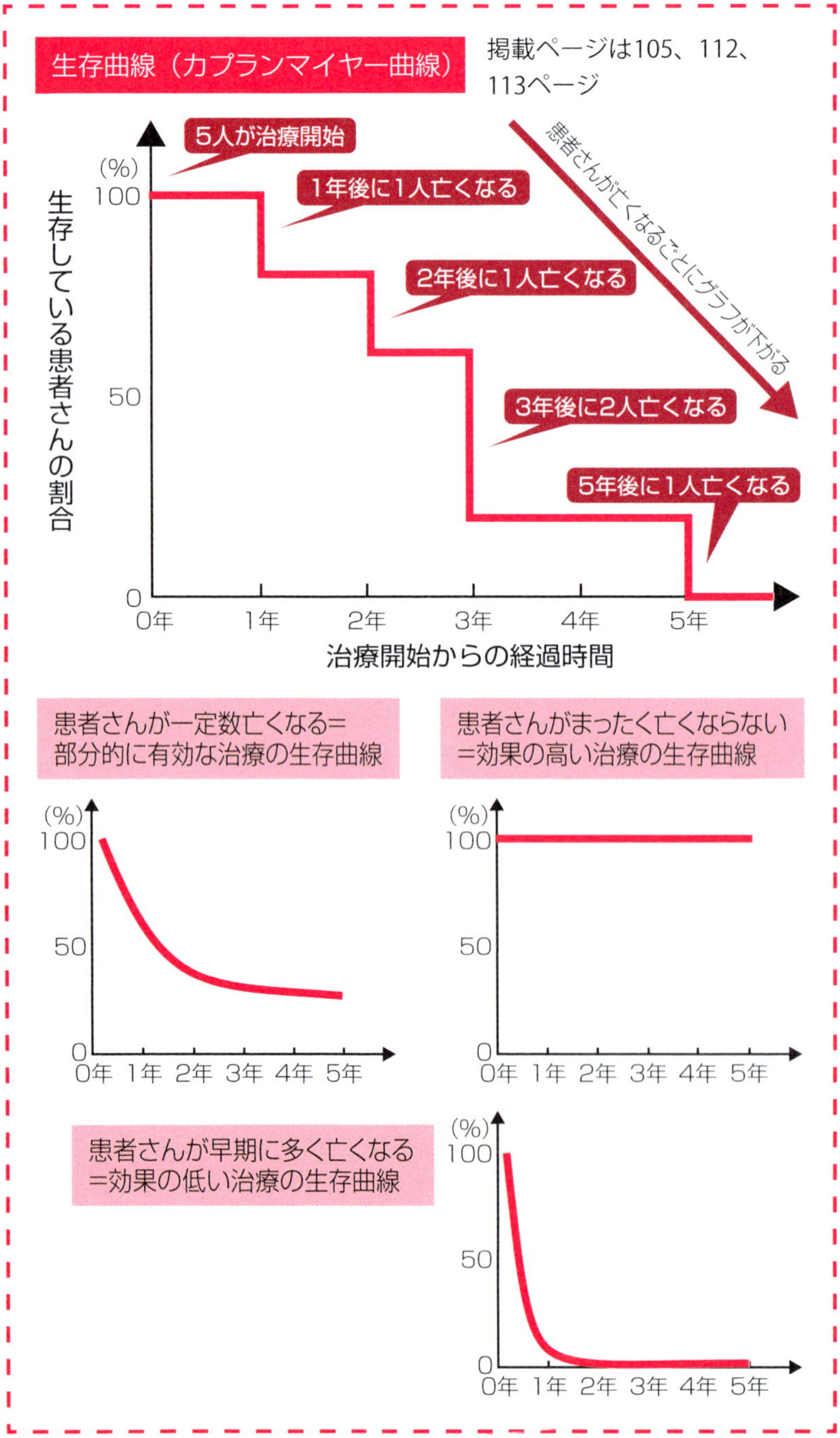

ある薬を用いて治験・臨床試験などが行われた場合、その薬の治療効果を確認するために生存率や奏効率を用いたグラフが作成されます。この章の各項目にも何点かそのようなグラフを掲載していますが、一般にはあまりなじみのないものであり、どのように見ればよいかをここに解説しています。

奏効率を示すウォーターフォールプロット（Waterfall plot）

掲載ページは78、83、85、102ページ

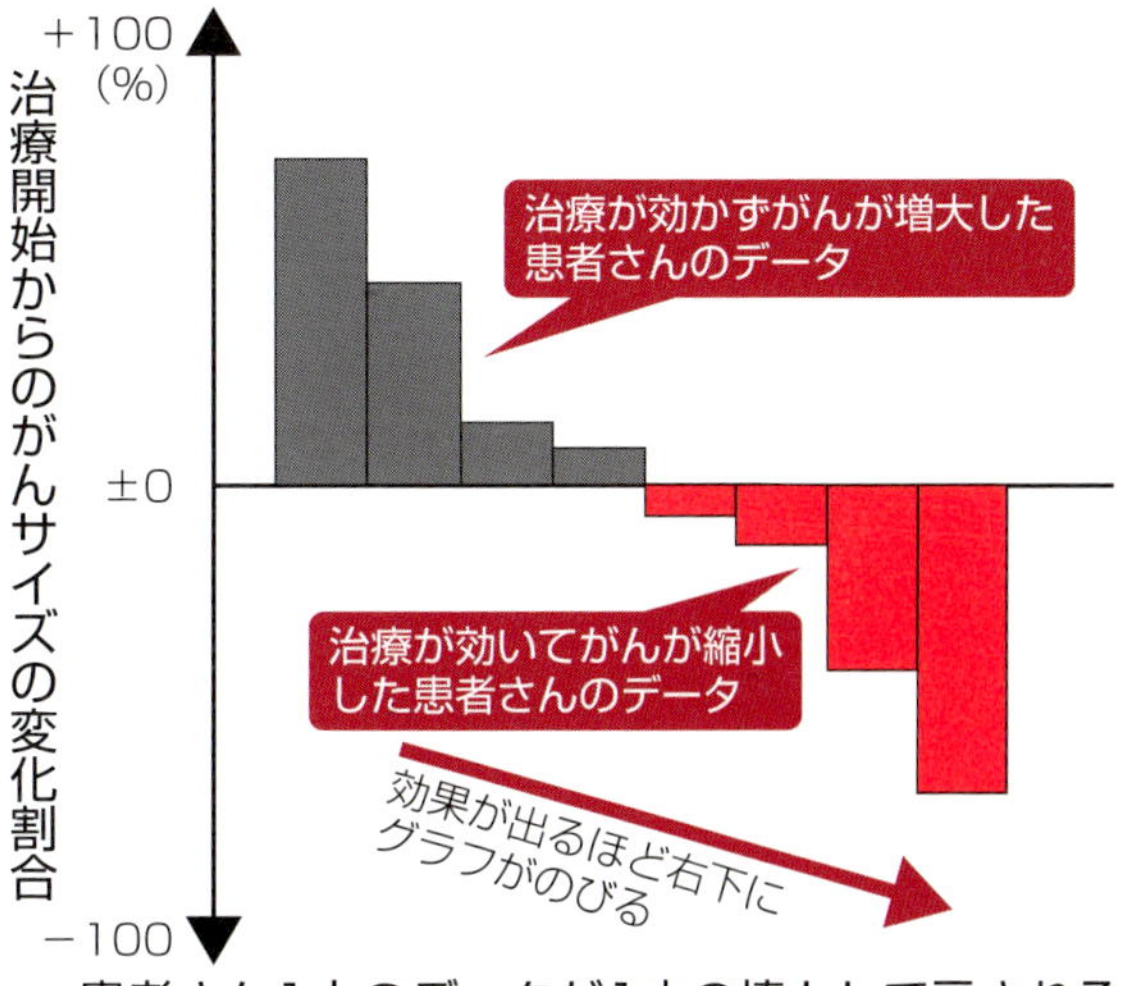

患者さん1人のデータが1本の棒として示される

全患者さんのがんが縮小＝効果の高い治療のウォーターフォールプロット

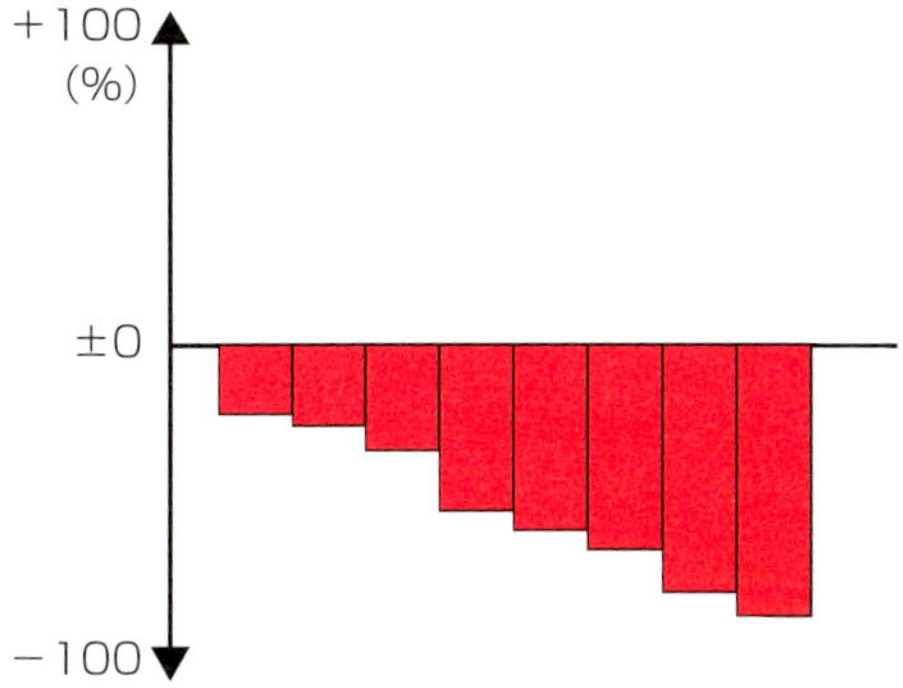

患者さんのほとんどでがんが増大＝ほぼ無効な治療のウォーターフォールプロット

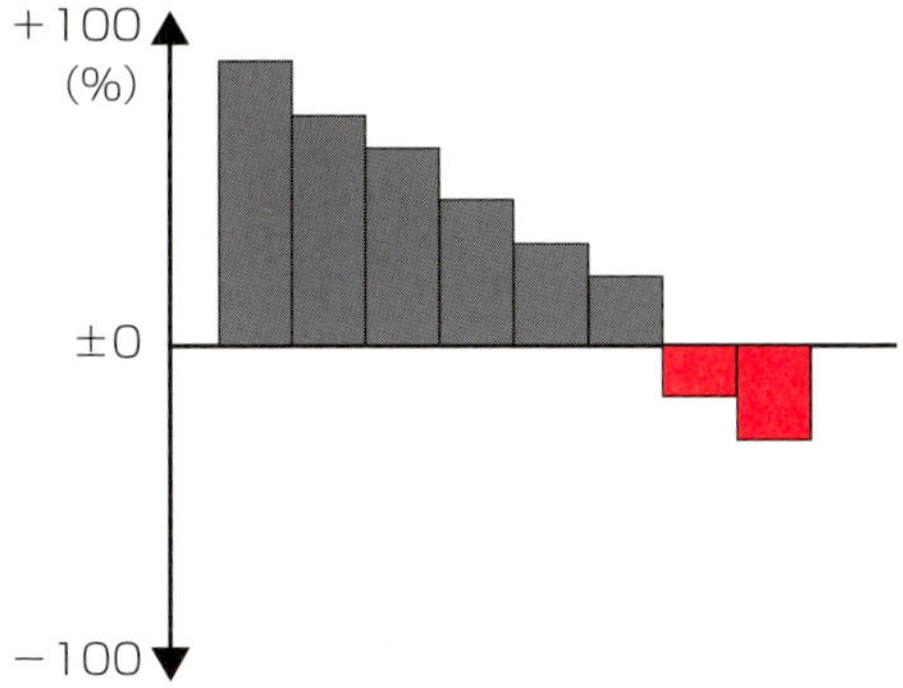

患者さんの一部でがんが縮小＝部分的に有効な治療のウォーターフォールプロット

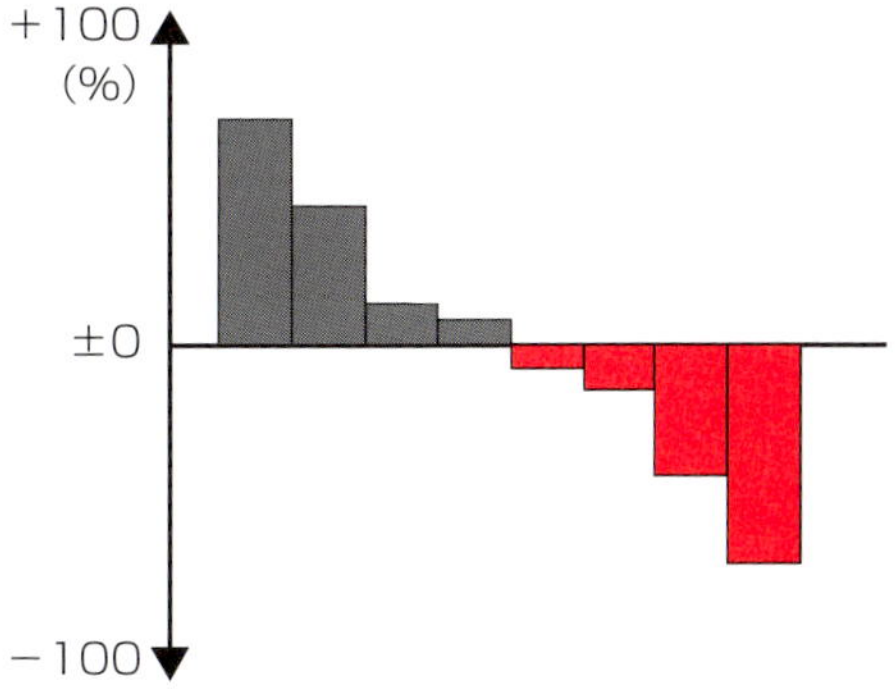

奏効率：薬物療法の効果を示す割合で、CTなどの画像診断で評価する
完全奏功（CR）：がんが完全に消失した状態
部分奏功（PR）：がんの大きさの和が30%以上減少した状態
安定（SD）：がんの大きさが変化しない状態
進行（PD）：がんの大きさの和が20%以上増加、または新病変が現れた状態

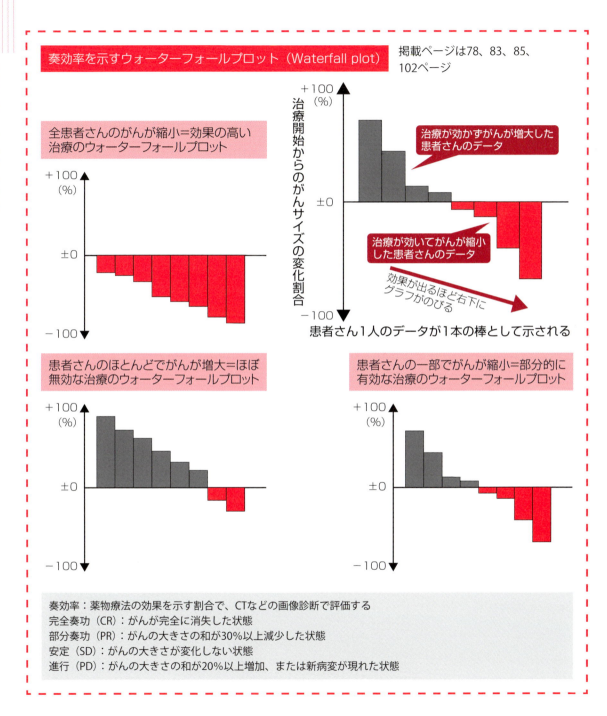

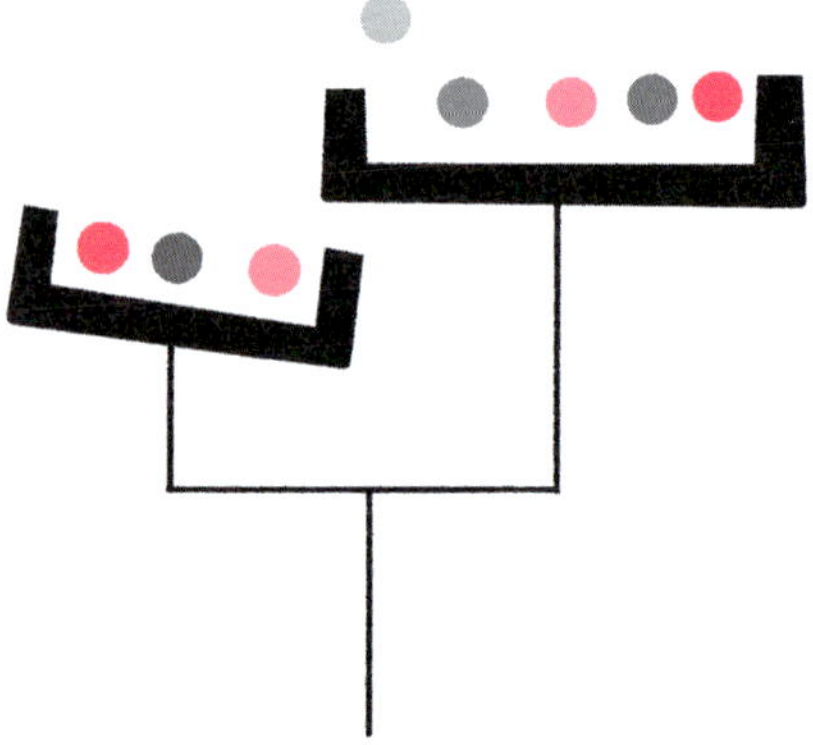

第3章

肺がん治療を受ける患者さんへ

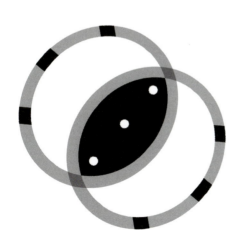

国立がん研究センター中央病院のかかり方

国立がん研究センター中央病院は、がんの診療、研究、治験など、がんの征圧を目指す中核拠点となるがん専門病院で、よりよいがん治療を求めて、日々多くの患者さんが来院します。

がん専門病院は普段は縁遠い存在であり、敷居が高いと感じていたり、受診に際していろいろと不安を抱えていたりする患者さんも少なくありません。

そこで、ここでは、国立がん研究センター中央病院を受診するにはどのようにしたらよいのか、治療の開始、継続、そして関心の高い治験・臨床試験はどのように進められるかなど、呼吸器内科を中心に、具体的な手順を追って紹介していきます。

（堀之内秀仁）

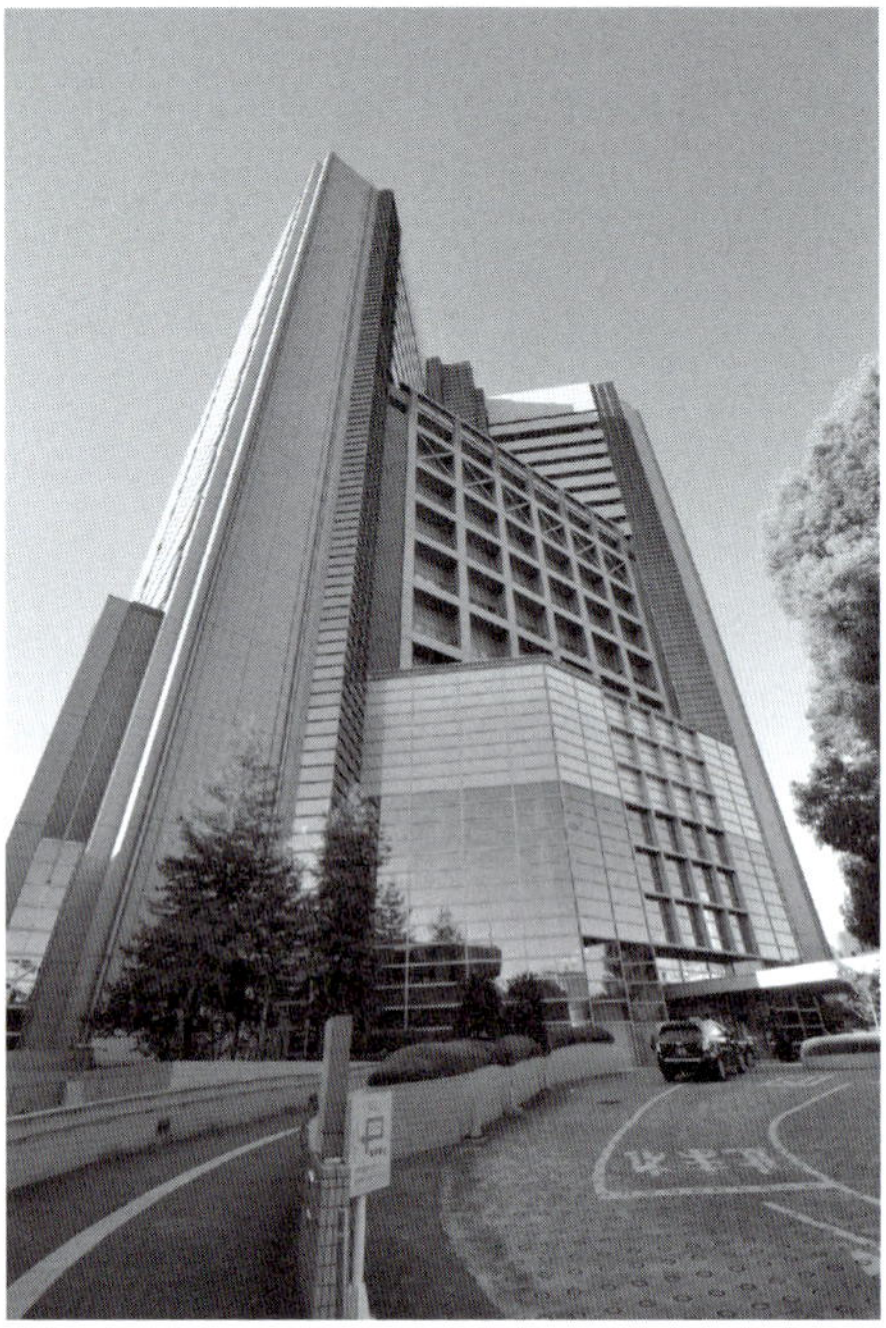

国立がん研究センター中央病院の正面からのアプローチ

■呼吸器内科の患者さん

呼吸器内科には幅広い患者さんが受診します。たとえば、

・検診などで肺がんと診断され、治療を目的として来院

・肺がんが疑われ、これから診断や治療方針を検討

・すでに治療中で新しい治療の治験や臨床試験の情報を求めて来院

それぞれの患者さんに合わせた、適切な治療方法を、抗がん薬の専門医だけでなく、呼吸器外科、放射線治療科、緩和医療科などの専門医とともに考えていきます。

受付から治療にいたる流れ

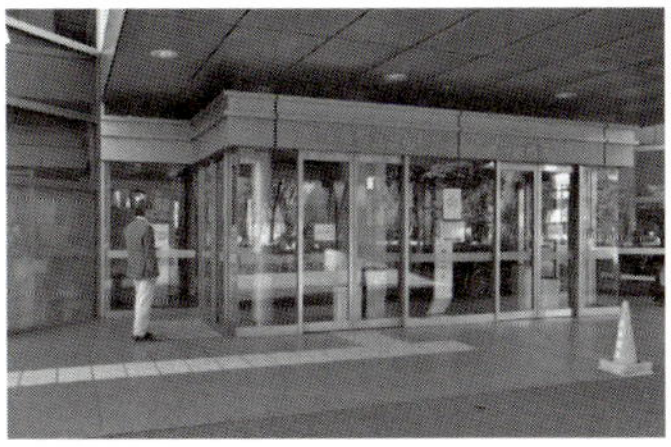
病院入り口を入ると、左側に受付のカウンターがある

初診

①受付（初診までの手続き）

国立がん研究センター中央病院に、肺がんの疑いや診断に基づいて来院する場合、予約センターの電話で申し込めば、最短で翌日の初診予約をとることが可能です。肺がんの診断、治療にはさまざまな情報が必要なため、かかりつけ医、または今回の病状を診断した医療機関からの紹介状（診療情報提供書）を準備、予約当日に持参する必要があります。

当日は初診受付で、診療券（IDカード）を作成するための事務手続きを行い、疑われているがん以外の病歴や内服薬・体質などに関する問診票の記入、バイオバンク事業に関する説明、持参した診療情報（画像データ等）の電子カルテへの取り込み作業などが進められます。

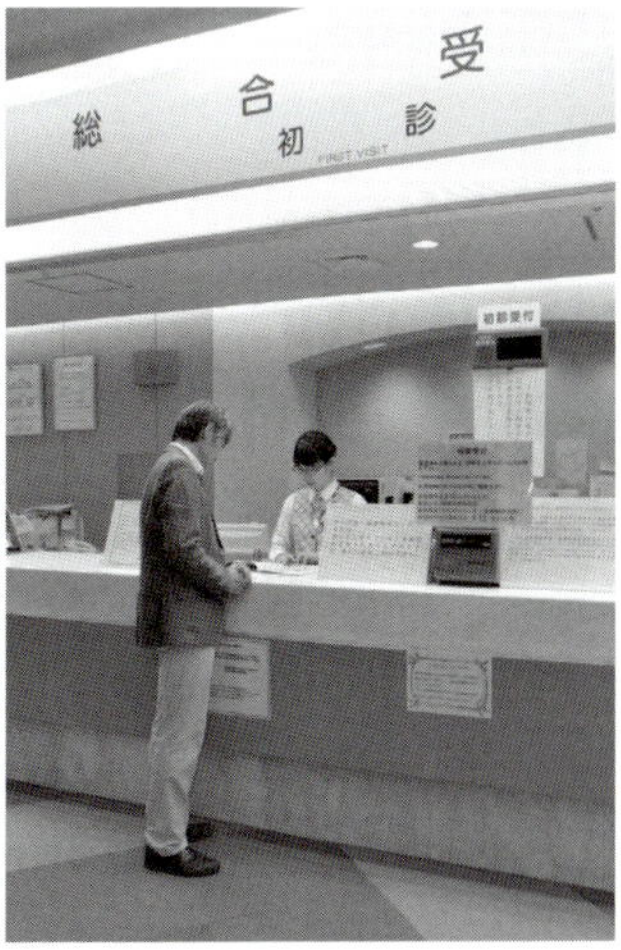

予約当日は最初に初診受付のカウンターで事務手続きなどを行って受診の準備をする

②バイオバンク事業

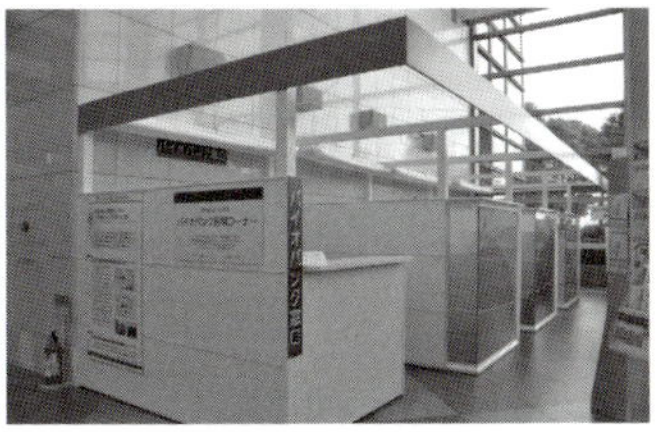
バイオバンク事業の説明ブース

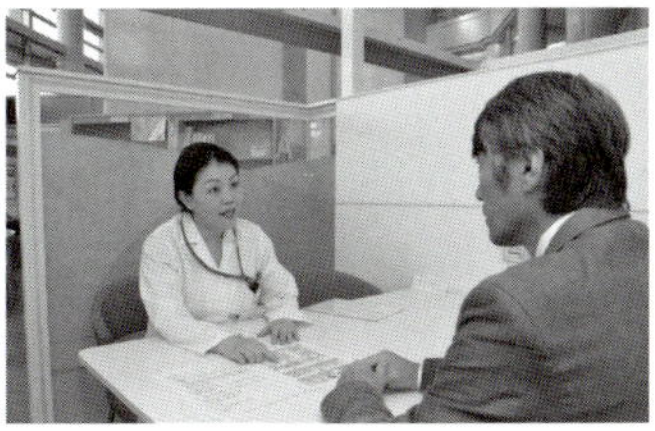
専門スタッフが丁寧に説明する

がんのなりやすさ、治療効果、副作用の頻度《ひんど》や程度に関する研究が進歩することで、患者さんによりよい治療が提供できます。その研究の取り組みの一つとして、バイオバンク事業があります。同意に基づいて、患者さんの血液やがんの組織、それに付随する情報などを保管し、研究のために活用するシステムです。

国立がん研究センターでは初診受付時、すべての患者さんに専門のスタッフがわかりやすく説明して、事業への協力を呼びかけています。

③診察（初診ですること）

受付が終了したら専門医の待つ外来に移動し、当日の診療予約の順番に沿って診察が行われます。

初診日には、問診、診察、紹介元から提供された検査データの確認、必要に応じて実施する追加検査結果をチェックします。そのうえで、病状、治療開始までの予定、治療内容、場合によっては治験・臨床試験の提案が行われます。

初めて来院、初診を受ける方が戸惑われるポイントをよく理解した看護師が同席し、追加の説明を行うことで、患者さん、付き添いのご家族が安心されるように配慮しています。

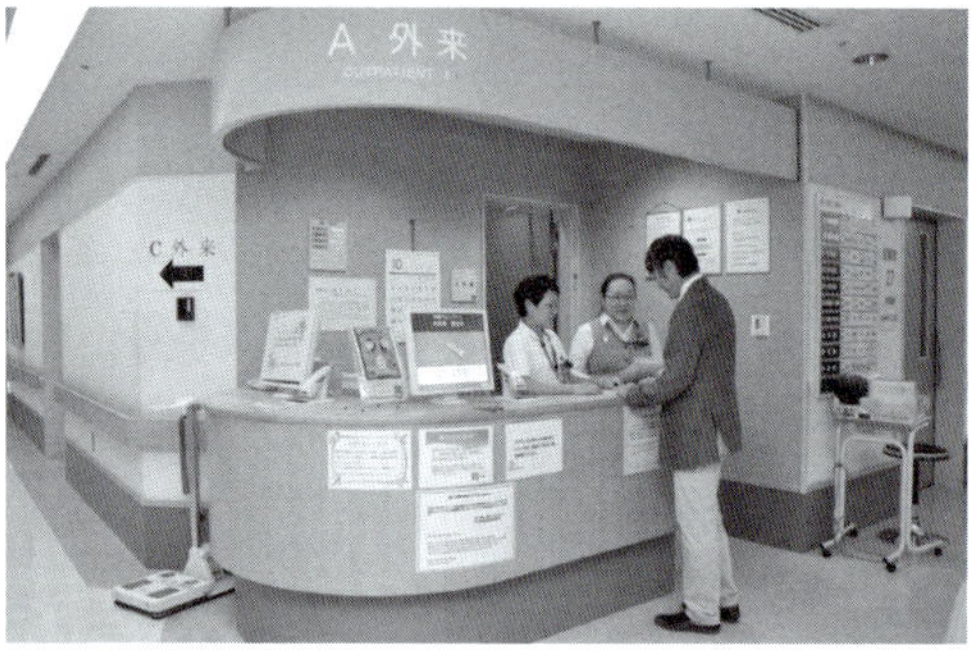

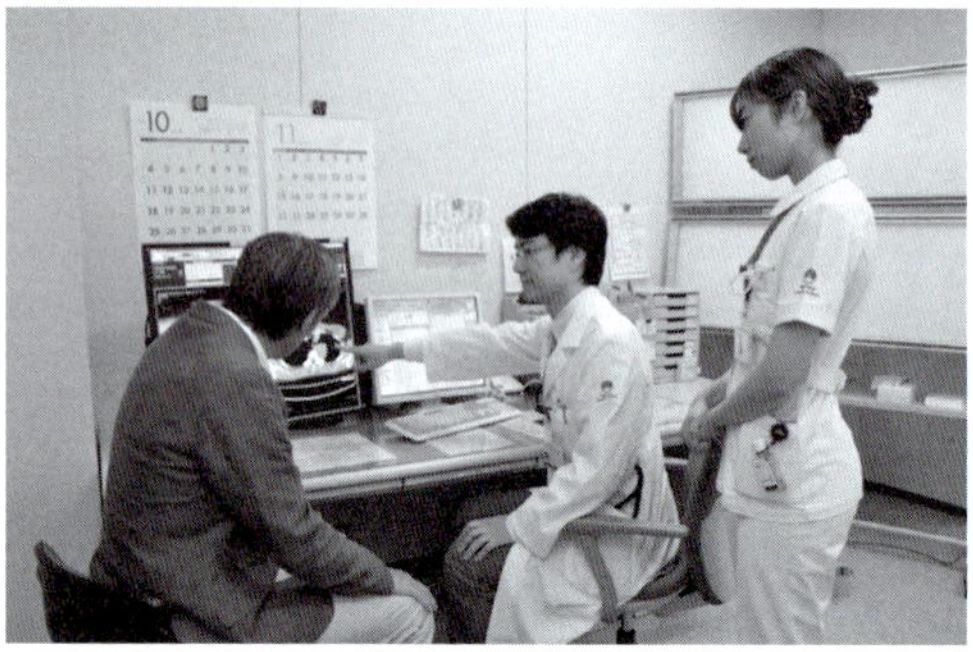

〈上〉呼吸器内科の外来受付
〈下〉診察室ではさまざまな診療情報に基づき、医師が病状を説明する

■診断時からの緩和ケア

日本だけでなく、世界的に「がんと診断されたときからの緩和ケア」の重要性が提唱されています。当院でも、患者さん、ご家族と接する最初の段階から、がんを制御する治療と、治療に伴う副作用やがんに伴う症状をやわらげる支持療法や緩和ケアを、同時に実施していくことをお話ししています。

一般の方にはまだまだ終末期を連想されがちな緩和ケアですが、実際は専門医の増加、ケアに利用できる薬剤など手段の充実に伴い、診断期から、治療早期、そして終末期まで、患者さんのニーズに合わせて常に利用できる態勢づくりが進められています。

■肺がんの検査について

肺がんの診断、治療には、さまざまな検査の積み重ねが必要とされます。画像検査だけでも、胸部X線写真、胸部・腹部のCT、PET-CTまたは骨シンチグラフィー検査、頭部のCTまたはMRIなどがあります。さらに、肺がんの細胞や組織を採取するために気管支鏡検査（内視鏡検査）が実施され、得られたがん細胞の遺伝子を調べて治療法を検討することが一般的です。

このような検査は、1回だけでなく、時間経過とともにくり返し実施されることがあります。そのため、当院呼吸器内科を受診する段階ですべての検査結果がそろっている必要はありません。大切な検査は新たに予定する、くり返すなどして、スムーズに治療につながるようにしています。

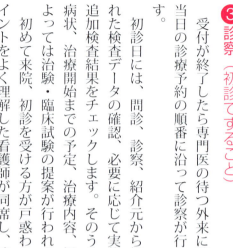

治療方針の説明（標準治療、治験・臨床試験の提案など）

初診時、または当院で検査を実施したあとの受診・入院時に、具体的な治療方針について相談します。まず、最も確立されて安心できるのは「標準治療」と呼ばれる治療法です。標準治療は、これまでに患者さんの協力により治験や臨床試験が実施され、そのおかげで効果や副作用が明らかになり、第一に勧められるというお墨付きを得た治療法です。標準治療と同時に、支持療法（がんの症状や治療の副作用を予防、軽減する治療）、緩和ケアがすべての患者さんに提供され、有効な治療ができるだけ安全、安心に受けられるよう配慮します。

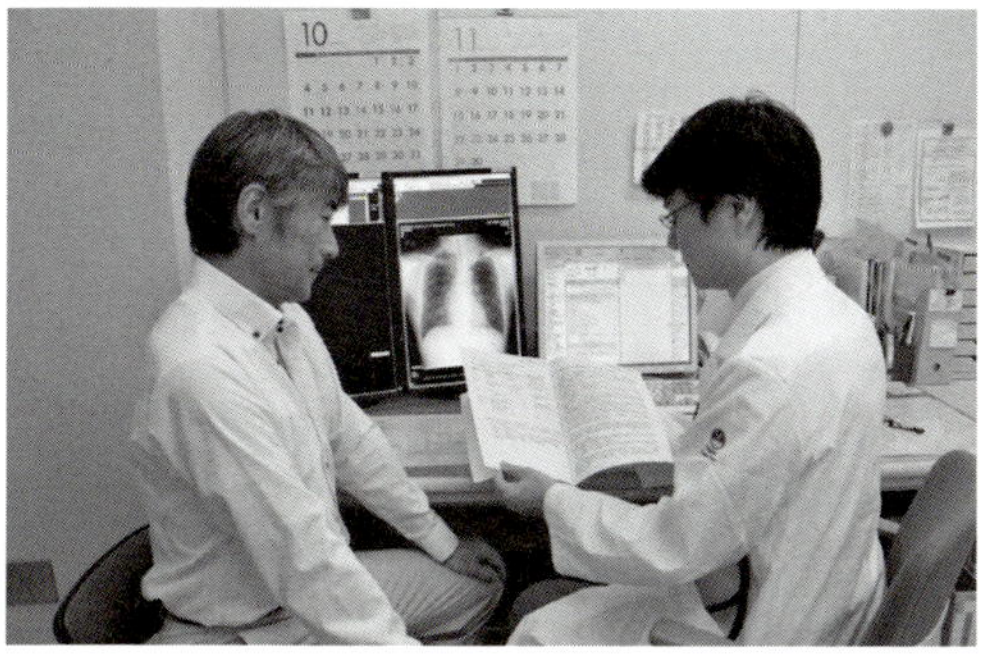

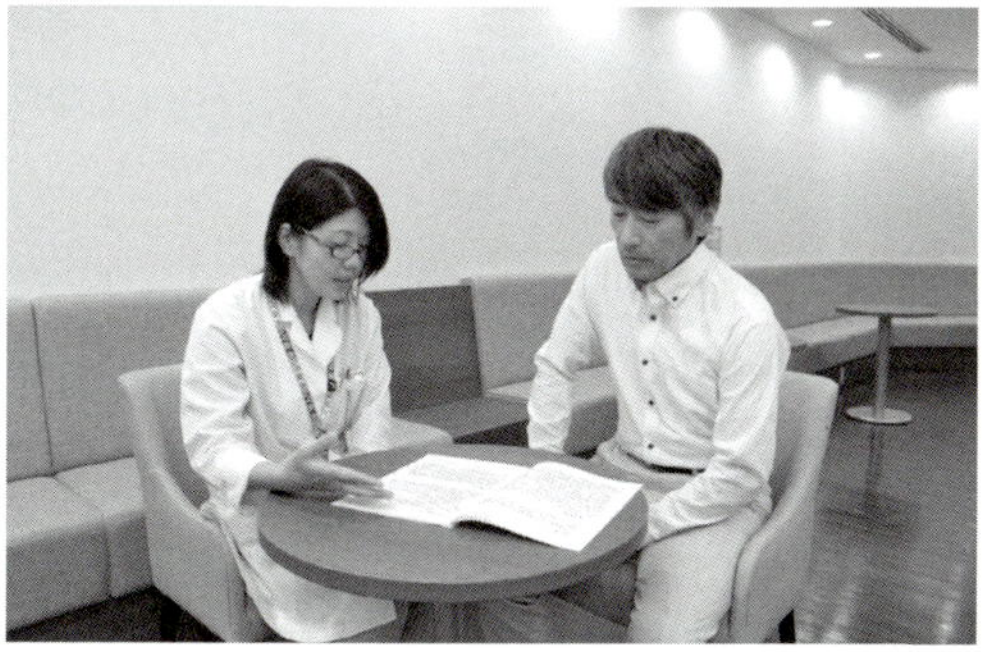

〈上〉医師が治療の選択肢の一つとして治験を提案。治験の説明文書を示して患者さんに説明する
〈下〉改めて、臨床研究コーディネーターから、納得のいくまで疑問点を説明してもらう

多くの患者さんが関心をもつ治験・臨床試験は、新しい治療法や治療薬を試す研究的な治療です。安全性を確保し、効果を少しでも高めるため、協力をお願いする患者さんには一定の制限があることが一般的です。当院呼吸器内科では、国内でも有数の、幅広い治験・臨床試験を実施しており、治療の選択肢の一つとして提示できるよう努力しています。

患者さんが参加可能な治験・臨床試験があれば、治療方針の相談のなかで提案していくことになります。その場合には、試験の目的、実用化までの道のり、想定されている効果、出現し

■臨床研究コーディネーターとは

臨床研究コーディネーター（CRC：Clinical Research Coordinator）は、治験や臨床試験などが円滑に行われるように、研究全体を調整する役割を担う職種です。研究に関する事務的な業務や、患者さんと医師・治験実施者間の調整、患者さんの心と体のケアなどを行います。

医療従事者としての臨床経験が必要とされるため、看護師や薬剤師などを経験してきた人がその役割を果たすことが一般的です。国立がん研究センター中央病院には、多数のCRCが在籍しており、患者さんが安心して治験・臨床試験への協力を検討したり、参加したりできるように支援しています。

ている副作用、研究的な検査や処置の概要などについて、治験・臨床試験ごとに作成された「治験に参加される方のための説明・同意文書」を示して説明を行い、十分時間をかけて読んでいただきます。参加同意には、ご本人の自発的な意思が最も尊重されますが、説明・同意文書を持ち帰り、ご家族や親しい方と確認される患者さんも多くみられます。

治療法の選択

治療を始めるにあたっては、担当医から治療の目標、治療の特徴、効果、副作用、スケジュールなどについて説明が行われます。必要に応じて、薬剤師からは治療薬についての補足の説明が、看護師からは治療中のケアや過ごし方についての説明が行われます。

抗がん薬治療を実施する場合には、標準治療薬、治験薬にかかわらず、説明に基づき、抗がん薬治療のリスク、ベネフィット（利益）への理解を確認するための「抗がん剤治療に関する説明・同意文書」に署名をお願いします。

治験・臨床試験を提案した場合には、十分に内容を理解したうえでの参加同意（文書への署名）を確認します。

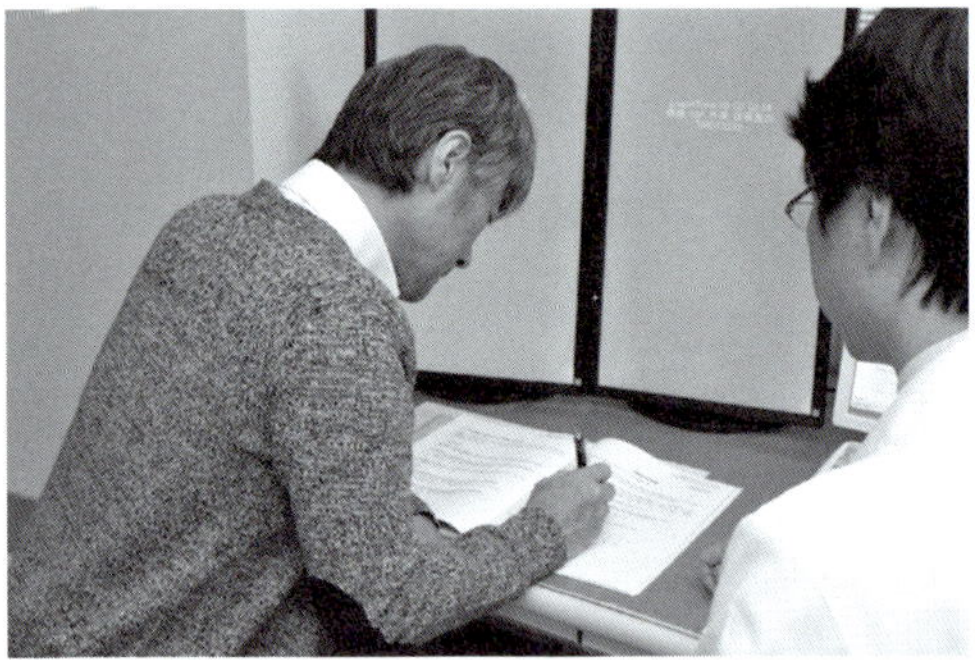

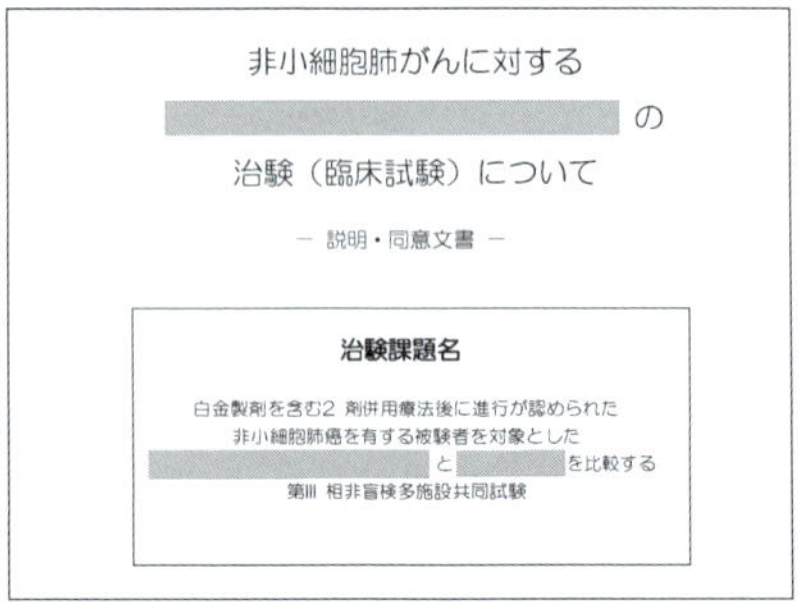

非小細胞肺がんに対する

の

治験（臨床試験）について

― 説明・同意文書 ―

治験課題名

白金製剤を含む2剤併用療法後に進行が認められた
非小細胞肺癌を有する被験者を対象とした
と　を比較する
第III相非盲検多施設共同試験

〈上〉治験の同意文書に署名する患者さん。文書を持ち帰り、家族と相談、十分検討のうえ、自宅で署名して持参する患者さんも多い
〈下〉「治験に参加される方のための説明・同意文書」表書きの一部

■だれでも参加は可能だが…

若い方から年配の方まで、治療を始められたばかりの方から、いろいろな治療薬を実施されたあとの方まで、治験・臨床試験にはさまざまな方が参加します。ご本人に参加の意思が明確で、治験・臨床試験の規準を満たせば、だれでも参加が可能です。

ただし、効果が定まっていない研究的治療であることから、参加のための規準は厳密に定められ、しっかりとしたリスクの情報提供も行われます。そのため、時間をかけて相談した結果、治験・臨床試験には参加せずに地元で治療を継続する方や、参加を希望された治験・臨床試験には適合せずに他の治療を選ぶことになる方もいます。

治療の開始

治療は最初から外来通院で行われることもありますが、治験を中心に、初めての治療は入院して開始することもあります。ご本人、必要に応じてご家族と相談し、治療内容を理解のうえで同意が得られると、実際の治療にむけた準備が始められます。

治療は標準治療、治験・臨床試験にかかわらず点滴抗がん薬、内服抗がん薬、その組み合わせはさまざまで、ご本人の病状に合わせた最適な治療薬が専門医によって選択されます。

治療開始期に最も重要なことは、副作用の出現状況の確認と対処方法、そして治療薬のスケジュールへの理解です。特に、副作用を安全に管理することは治療成功の最初の一歩となるため、入院を必要とする標準的な抗がん薬治療では1～2週間、治験薬の場合は最大で1カ月程度入院となり、その間に安全管理を行います。

入院中も、病院の規定に沿って外出、外泊が可能ですが、治験・臨床試験のうち特に安全管理に配慮が必要な場合には、事前に説明を行ったうえで、外出自体やその頻度《ひんど》に制限が加えられることもあります。一定期間、治療が概《おおむ》ね安全に実施できることが確認されると、その後は外来通院での治療に移行します。

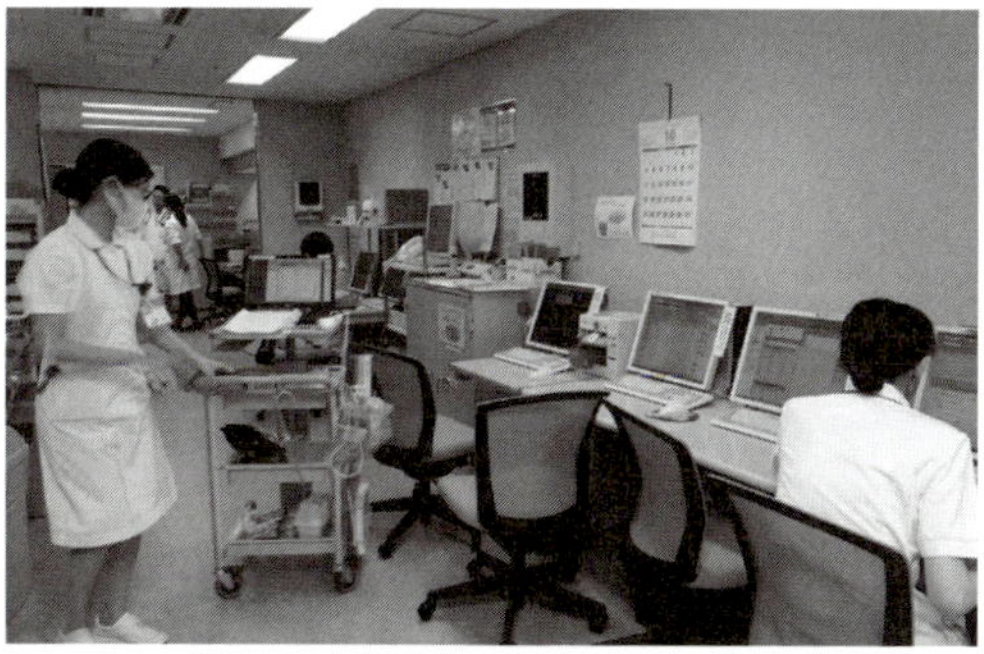

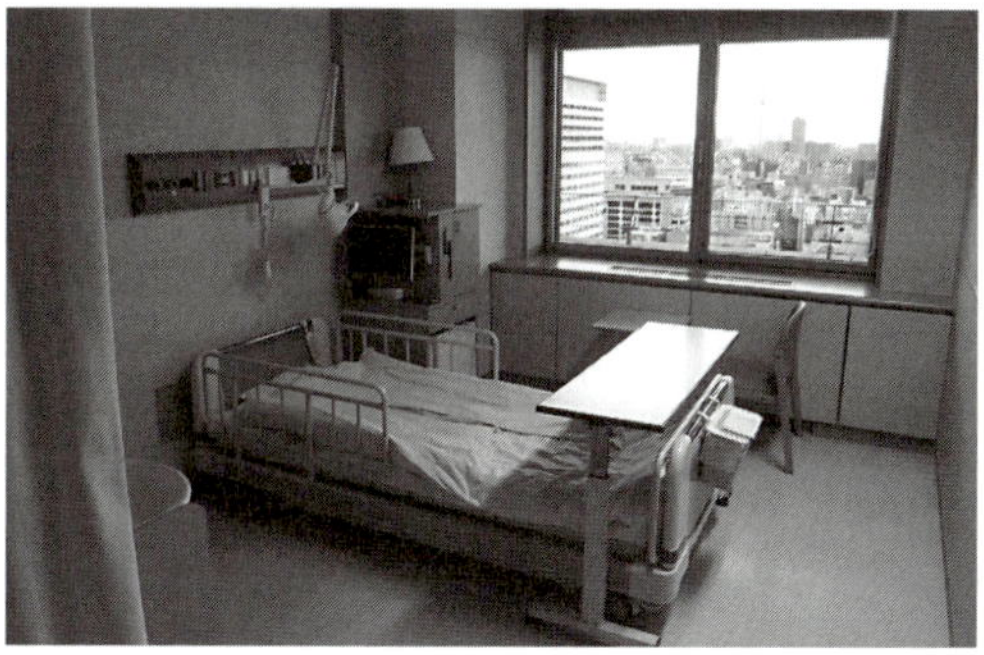

〈上〉呼吸器内科病棟のナースステーション
〈下〉抗がん薬治療の場合、治療開始時は入院が一般的。国立がん研究センター中央病院の病室の一例

■治験薬から標準治療薬へ

治験を行って検討されている薬剤、治療法は、次の時代の標準治療を目指している治療です。治験は一般に第Ⅰ相試験、第Ⅱ相試験、第Ⅲ相試験と段階を経て実施されます。まだ評価の定まっていない治験薬が、まずは安全性の面で問題がないかを確認（第Ⅰ相試験）し、そのうえで効果の面でこれまでにはないメリットが存在するかを見定め（第Ⅱ相試験）、一定の評価が得られた場合に初めて治験薬と標準治療薬を比較する第Ⅲ相試験が実施されます。

基本的にはこの第Ⅲ相試験で標準治療にかわる意義のある結果が得られた治験薬だけが、新しい標準治療薬として認められます。

退院後の外来治療

治療の安全が確認されて退院すると、自宅療養と外来通院での治療が始まります。通院の間隔やタイミングは治療薬によって決まり、間隔が短い場合は毎週通院が、長い場合でも毎月1回の定期的な受診（検査、診察）が必要です。

点滴の治療薬の場合には、通院日にまず検査と医師の診察があり、体調や検査データに問題がなければ通院治療センターで点滴を受け、終了後帰宅します。内服の治療薬の場合にも、通院日の検査、診察で治療継続に問題がなければ、薬の処方を受けて自宅で内服を続けます。

治験・臨床試験に参加の場合は、主に安全性を確保する目的で、検査、診察のための通院日が多めになることが一般的です。自宅や職場での日常生活には基本的に制限はありませんが、薬剤によっては、ほかの薬、食べ物との相互作用がある、また、体調悪化時には病院に連絡するなどの約束ごとがあり、必要事項はあらかじめメディカルスタッフが説明します。

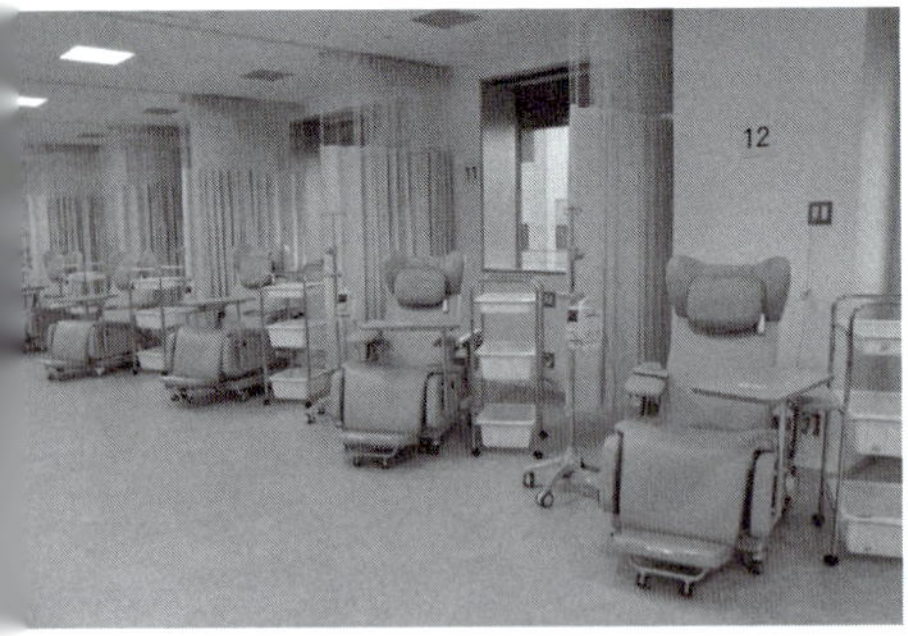

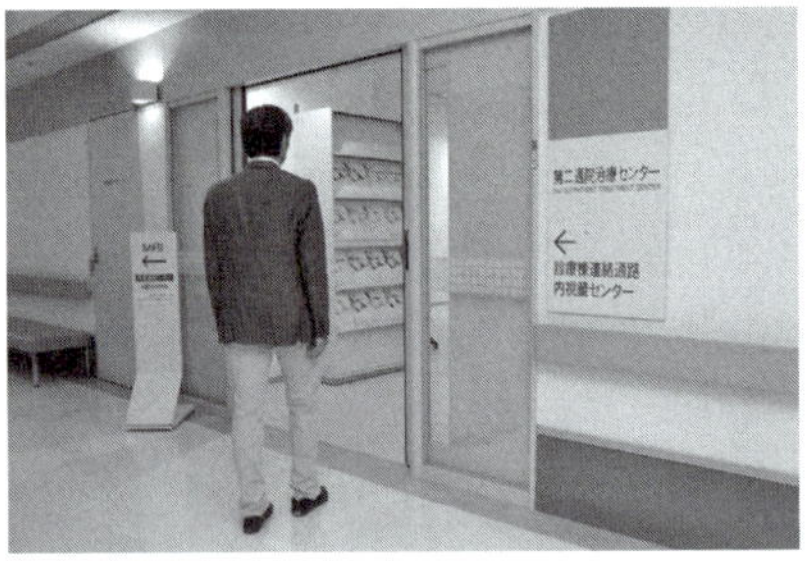

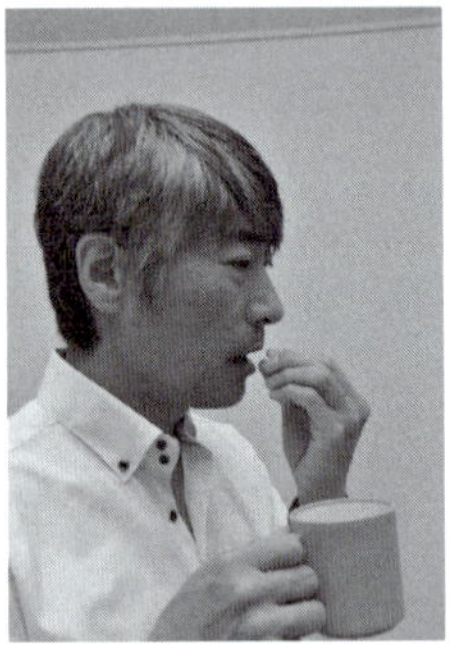

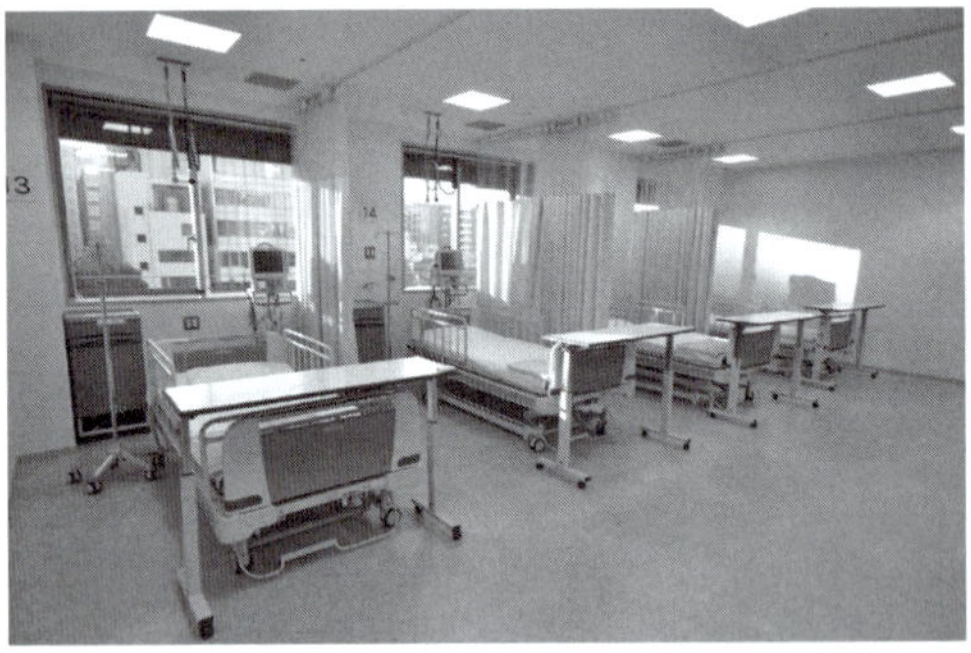

〈上、左、右下〉点滴治療のための通院治療センター。リクライニング式のいすと、ベッドが設置されている
〈下左〉内服薬は、自宅で毎日服薬する

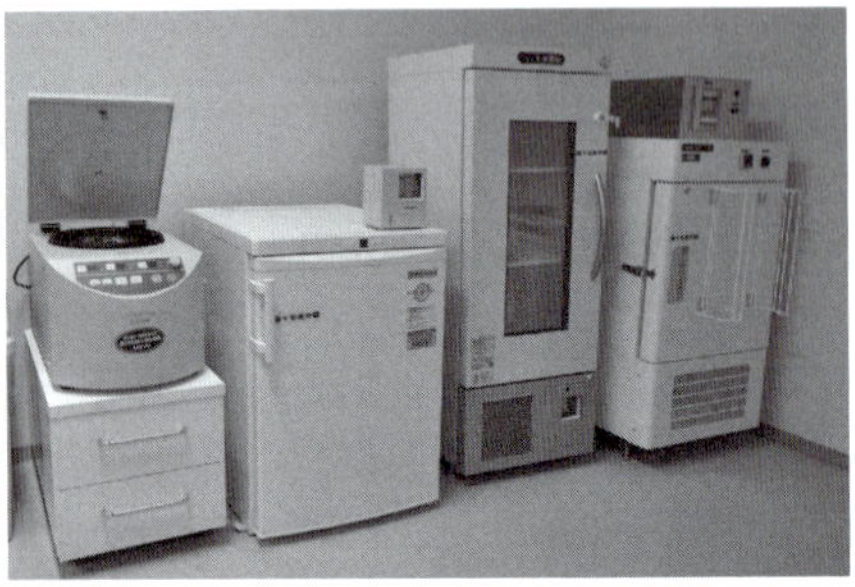

治験・臨床試験期間中の検査のための設備。血液の遠心分離機と検体保存用の冷凍庫、冷蔵庫

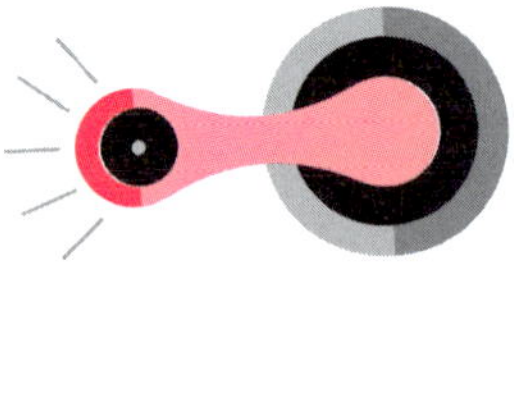

治療の継続

標準治療、治験・臨床試験にかかわらず、治療薬による副作用が許容範囲内で、一定の効果が得られている限り、治療を継続します。

副作用については、通院の診察日のたびに確認を行い、効果については一定の間隔（概ね数カ月おき）に画像診断（主にＣＴ検査）で評価を行います。

それらのチェック時に、副作用、効果のバランスを専門医が評価し、患者さんと相談しながら治療継続の可否、治療の切り替えなどを判断していきます。

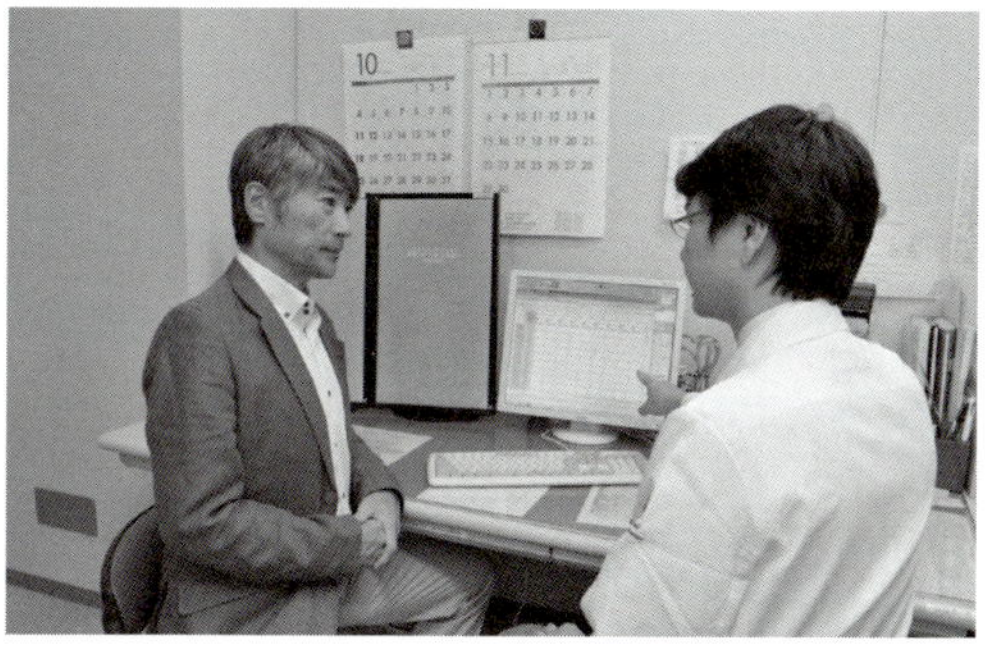

診察の際に治療薬の副作用と効果を専門医が評価、患者さんと相談しながら治療を続けていく

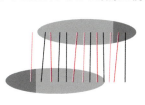

■治療継続後のさまざまなケース

■標準治療、治験・臨床試験による抗がん薬治療を受け、副作用が許容範囲内で効果が現れているかぎりは同じ治療を継続することが最も推奨されます。まだ研究段階の治験・臨床試験の薬であったとしても、治療を続けている患者さんには原則的に治療薬の供給が継続されます。

■抗がん薬治療の継続が難しくなる原因の一つに副作用があります。多くは、担当医やほかのメディカルスタッフと患者さんの協力で乗り越えることが可能ですが、一部の副作用（特に命にかかわるもの）については、効果の有無にかかわらず抗がん薬を中止せざるを得ないことがあります。この場合、まず副作用からの回復を確認し、可能な限りほかの抗がん薬に切り替えて治療を継続します。

■抗がん薬治療の継続が困難になる最も多い原因は、薬の効果が乏しくなることです。現時点では、抗がん薬治療のみで根治を目指すことが可能な治療薬が存在しないため、ほぼすべての患者さんで使用開始後一定の時期に抗がん薬が無効となります。

■抗がん薬治療が無効となった場合、ほかの抗がん薬を模索しますが、標準治療（承認された薬剤）には限りがあり、また、抗がん薬治療はくり返すたびに効果が弱まり副作用の弊害が強まるため、いずれかの段階で抗がん薬治療は実施せず、緩和ケア主体の治療が推奨される状況になります。

■当院では一般的な治療が無効となった状況に際しても治療の選択肢を示せるよう努力するとともに、すべての患者さんが適切な緩和ケアを受けられるよう、他施設との連携体制を構築しています。

治験・臨床試験を受けるまで

本書第2章で紹介した肺がんの治療薬の多くは、一般の臨床現場で用いられることがまだ承認されていないものです。こうした新しい研究段階の治療薬や治療法は、効果や安全性を確認し、標準治療の段階に進めるために必要な治験や臨床試験と呼ばれるプロセスを経て、新たな標準治療として多くの患者さんに提供されるようになります。

国立がん研究センター中央病院では、肺がんをはじめ、多くのがんの治療法などについて、積極的に治験・臨床試験を計画、実践し、いろいろな病状の患者さんの治療の選択肢が広がる取り組みを続けています。

患者さんの協力なくして実現できないといわれながら、治験・臨床試験については、まだまだ一般の理解が進んでいるとはいえません。治験・臨床試験とは何か、その意義や進め方、参加の検討など、堀之内秀仁医師に解説していただきます。

新しい治療法確立のために求められる患者さんの協力

——そもそも治験とは何か？　から教えていただけますか。

堀之内　私たちが、臨床の現場で患者さんの治療に用いる薬や医療機器は、すべて厚生労働省の承認を得たものでなければなりません。承認を得るためには、安全性や効果を確認する厳密な規準が設けられています。その規準を満たしているかどうかを審査するにあたり必要なデータをまとめるために、新しく開発された薬や医療機器について、一定の手続きに則《のっと》って行う臨床試験が治験です。臨床試験のなかでも、特に厚生労働省の承認を得るためのものです。

——今度は臨床試験ということばが出てきました。それはどのようなものですか。

堀之内　確かに、一般の方にはとても紛らわしいかもしれませんね。かえって混乱を招いてしまいかねませんが、正しく理解してもらうためには、臨床研究、臨床試験、治験という、よく似ている3つのことばと、それらの関係、違いを知ってもらったほうがよいでしょう。

まず、臨床研究とは一番大きな枠組みです。臨床試験も治験もこれに含まれます。患者さんだけでなく健康な人も含め、ヒトを対象に行う

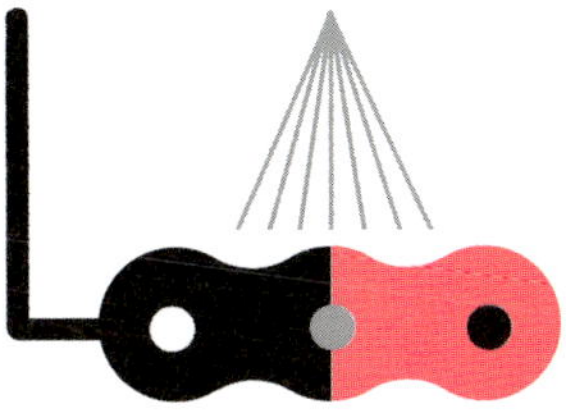

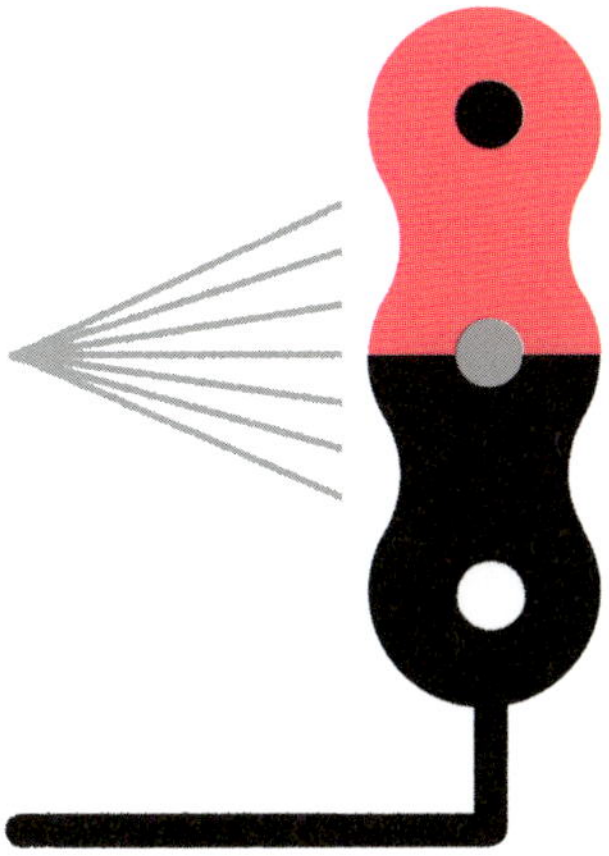

すべての研究を指します。病気の原因を明らかにしたり、生活習慣と病気の関係を調べたり、治療の経過を長期に観察したりする研究など、目的は病気の治療だけでなく、予防や疫学調査など、いろいろなものがあります。

　一方、臨床試験は、新しい治療法を患者さんに対して試みて、その効果や安全性を確認するものです。治療法は、薬に限らず、手術や放射線、それらの組み合わせなど種々の方法が考えられます。たとえば、薬と手術の比較や、あるいは複数の治療法の組み合わせのどれが一番効果的かなどを調べます。

　治験は、先程も述べたように臨床試験のうち、新しい薬や医療機器（海外ではすでに使われているが日本では承認されていないものを含む）を対象に、厚生労働省の承認を得ることを目的としています。

――臨床研究の一部に臨床試験が含まれ、さらに臨床試験の一部に治験が含まれるということで、よろしいですか。

堀之内　はい、そうです。参考までに、さらに詳しい分類になりますが、治験は、製薬企業や医療機器企業が主導で行う企業主導治験と、医師が自ら企画・立案し、管理する医師主導治験があります。

――何か内容に違いがありますか。

堀之内　医師主導の場合は、海外で承認済みなのに日本では未承認であるために使えない薬や、ほかの病気では承認済みではあるものの効果を検証したい病気では承認されていない薬（適応外薬）を対象にするなど、患者さんがこうむっている不利益を改善するような試験を行うことができると思います。

――臨床研究といわれると、それほど抵抗はないのですが、試験と名がつくと、実験台にされるのか、と急に不安になってしまいます…。

堀之内　患者さんに対する説明のなかでも、非常に注意を払っていることの一つです。患者さんにしてみれば、どんなことをされるの？　ひどい副作用があるの？　本当に治るの？　と疑問が尽きないはずです。誰だって効果が大きくて副作用の少ない治療を望むわけですから。

新しい治療法は、新しいことを試すという意味合いは避けられず、期待される効果や確認されている副作用などの一定のデータはあるものの、患者さんに及ぼす作用が必ずしもその予測どおりでないこともあり得ます。また、当然ながら、患者さんごとに結果は異なってきます。しかし、決して患者さんに深刻な被害が及ばないように、患者さんを守る規制や規準が厳しく設けられています。

――治験は何のために行われるのでしょうか。

堀之内　治験を重ねて、現在の医療が成り立っているといっても過言ではありません。治験が実施されないと、治療の進歩はそこで止まってしまいます。自分を含めて、ある病気の患者さんに対して、さらに有効な治療法が確立する可能性がある、つまり、より多くの患者さんにこれまでよりもよい治療を提供できるようになります。治験に参加することは、未来の患者さんのために貢献するということになります。

治験・臨床試験への参加には一定の条件が決められている

――少し具体的に治験・臨床試験の進め方をお聞きします。まず、がん、特に肺がんについてはどのようなものがありますか。

堀之内　私たちの施設でいえば、今は、主に本書で解説しているような、各種の分子標的薬に関する治験・臨床試験が、さかんに行われています。

――肺がんの患者さんであれば、誰でも参加できるのですか。

堀之内　治験・臨床試験は基本的にどなたでも参加可能です。ただし、一つひとつに、年齢、診断名（肺がんの組織型や病期）、これまで受けた治療の内容、体力や持病、健康状態、場合によってはある種の遺伝子変異の有無など、患者さんの細かい条件が決められています。たとえば、18歳以上、非小細胞肺がんの非扁平上皮がん、病期Ⅳ、いままで化学療法を受けたことがない、といった具合です。

こうした条件は、開発がどの段階であるかによって変わってきます。一般に治験・臨床試験は3つの段階を順番に進めていきます。段階は相（フェーズ）ということばで表し、第Ⅰ相、第Ⅱ相、第Ⅲ相の順で開発が進み、臨床の現場に近づいていくことになります（64ページ参照）。

第Ⅰ相試験は、入学試験のようなものです。がんの種類を特定せず、患者さんへの安全性を中心に少数の方々に参加してもらう段階です。徐々に投与量を増やしていって、どのくらいの量だと有効でしかも副作用が少ないかといった目安を調べます。

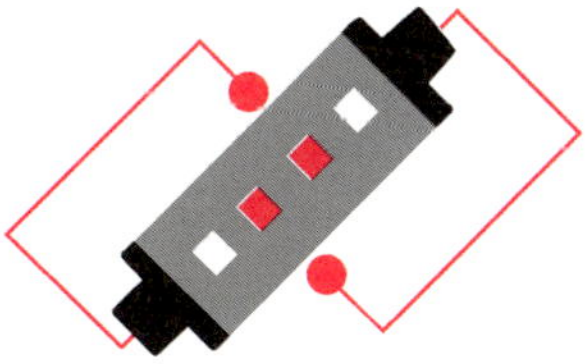

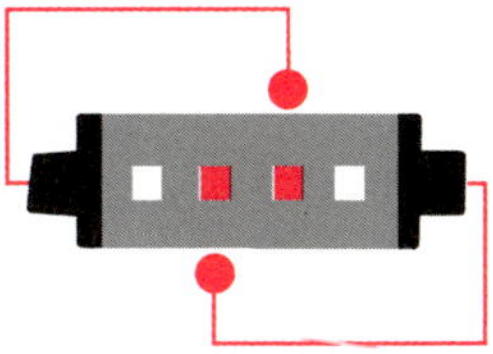

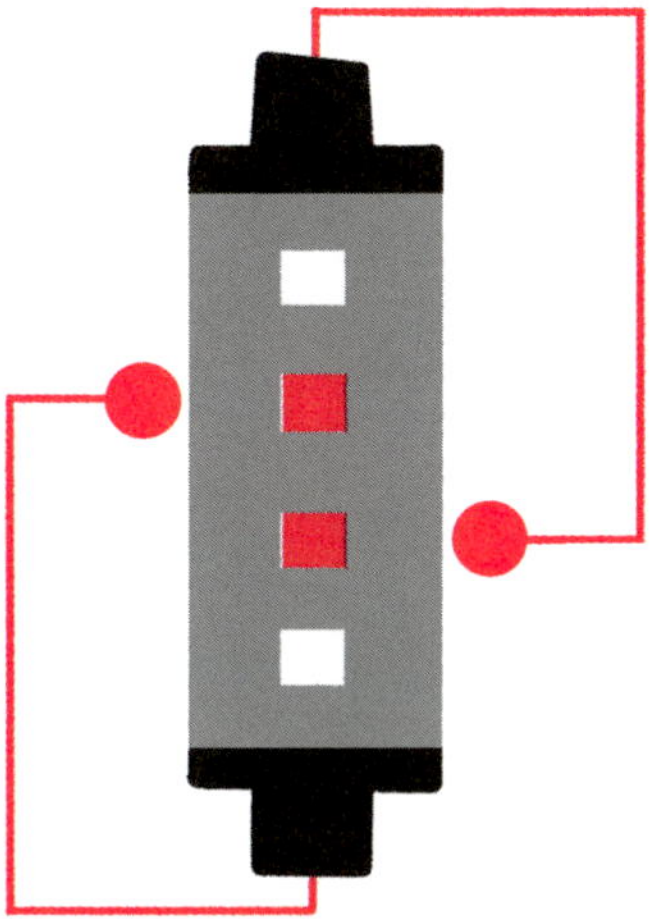

第Ⅱ相試験は、中間試験と考えてください。がんの種類や病態（組織型や病期）などを絞り込んだうえで、効果と安全性をさらに確認します。前の段階で得られた結果（投与量や投与法）に基づき、さらに多くの患者さんに新しい治療を試してもらいます。

第Ⅲ相試験は、いわば卒業試験。この試験を無事に終えられれば、広く患者さんの臨床での使用が認められます。広く参加者を募り、たくさんの患者さんに協力してもらいたい段階です。新しい薬や治療法が、従来の薬や治療法（標準治療）と比べて有効性が認められるか、安全性が保たれるかといった比較を行います。第Ⅲ相試験の結果によって、一般的に行ってよい治療法であるかどうか判断されます。

――治験・臨床試験に参加すれば、最新の治療が受けられるということですか。

堀之内　当然その可能性が出てきますが、必ずしもそうとはいいきれません。たとえば、入学試験にあたる第Ⅰ相試験では、まだ誰にも使ったことのない薬を初めて患者さんに使ってもらい、その安全性を調べることが目的ですので、最新の治療を受けることができます。ただし、初めて使うわけですから、効果も思うようにあるかは断言できず、未知の危険性もないとはいいきれません。最新の治療には、それだけのリスクを伴うことが前提となり、患者さんへはより丁寧に説明し、理解を求めるところです。

一方、第Ⅲ相試練では、従来の治療法と比較すると説明しました。つまり、新しい治療法を受ける人と、従来の治療を受ける人のグループに分かれてもらわないとどちらがすぐれているか比べることができません。

――どちらの治療法を受けるかは選べますか。

堀之内　それはできません。治験・臨床試験では、客観的で科学的な結果が得られるように、さまざまな工夫がされます。人間には、先入観が治療の効果に影響を与えることがあり、複数の治療法を比較する場合には、できるだけそうした先入観を排除するために、くじ引きのような方法でグループ分けをし、しかも、どちらの治療のグループになったかを本人も担当する医師もわからないようにして行います。これが、最も信頼性の高い結果が得られる方法とされています。ですから、患者さんに選んでもらうことはできません。

――それでは、治験・臨床試験に参加する個人にとってのメリットはなんですか。

堀之内　新しい薬や新しい治療法を受ける可能性が広がるということです。ただし、一般には広く使われたことのないまったく新しい薬である以上、期待どおりの効果が得られるかどうかは、残念ながら約束できません。

　しかし、患者さんの病状によっては、これまでの薬を使い続けていても効き目が鈍くなってくることがみられたり、従来の薬だけでは積極的な治療を断念せざるを得ない場合もあったりします。そうしたときに、少しでも可能性のある選択肢として、自分の条件に合う治験・臨床試験があれば、検討の余地はあると考えていただきたいと思っています。肺がんの化学療法の現状でいえば、標準的な治療を実施されたあとに、治験や臨床試験の治療により効果が得られる可能性は高くはありません。それでも、その可能性に希望を見いだそうとする状況の患者さんもいらっしゃいます。参加を検討していただく際には、偏りや誤解のないように公正を心がけ、患者さんに十分な説明を行い、納得して選択してもらうために多くの手順を踏んでいます。

　実際に、治験・臨床試験に参加した場合には、効果と安全性のチェック、副作用が生じた際の早期対応のために、一般の診療よりは多くの診察や検査を受けることになります。その点では、患者さんの体調変化に気づきやすく、より迅速《じんそく》で、丁寧な治療が行われるといえます。

――デメリットもあるということでしょうか。

堀之内　期待される効果を基準に考えてしまうと、新しい薬（治療法）でその効果が得られなかった場合や、従来の薬（治療法）のグループであった場合は、患者さんは残念に思われるかもしれません。

――予期せぬ副作用も、デメリット、不利益でしょうか。

堀之内　そのとおりです。患者さん個人の立場になってみれば、治験・臨床試験の参加そのものは、メリットが大きいとは単純にはいえませんし、デメリットも確かにあります。しかし、よりよい治療法の開発、普及には不可欠な過程です。患者さんをはじめ一般の方々に、そのことを理解していただくことが非常に重要であり、そのために医療者が十分な安全性、倫理性を保証できる体制、手順の整備が求められているのです。もちろん、私たちは、その点検、維持に細心の注意を払い、努力を続けています。

実際に参加する際に検討すべきポイント

――実際に、自分が参加できそうな治験・臨床試験はどのようにして知ることができますか。

堀之内　現在の担当医に、聞いてみてください。大規模な治験・臨床試験の場合、多くの施設が参加しますが、個々の施設でも、計画し、実施している治験・臨床試験がいろいろあります。

　がん情報サービスの「がんの臨床試験を探す」や、日本臨床腫瘍研究グループ（ＪＣＯＧ）などのホームページでも調べることができます。いずれにしても、まずは、担当医に相談することをお勧めします。

――担当医と話し、実際に参加を検討する場合の手順は？

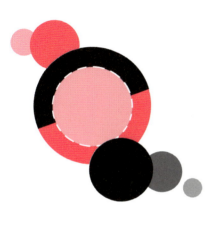

堀之内　現実的には、がんの進行や転移がわかったとき、これまでの治療が手詰まりになったとき、また、がんと診断されたばかりのときなどに、治験・臨床試験の参加を考えるタイミングとなることが多いといえます。患者さんのほとんどが迷われます。

　考えを整理するためのポイントとして、次のようなものが挙げられます。

・治験・臨床試験を勧めるのはなぜか。
・現在の病状に対する標準治療は？
・現在受けられるほかの治療法は？
・治験・臨床試験で生ずる不利益は？
・意思決定はいつまで？

　こうした点を、医師とともにクリアにしていきながら、家族との話し合いなども経て、参加を決めていただきます。

　医師が説明する際には、説明文書（目的や方法、検査や治療のスケジュール、期待される利益、予測される不利益：副作用や検査の増大、試験期間、倫理性・科学性を確保する規準説明、参加については自由意思を尊重、守るべき事項など）と同意文書が手渡されます。

　こうした文書の内容を含め、医師の説明だけでは、十分な理解が得られない、もっと説明を聞きたいといったときには看護師や臨床研究コーディネーター（ＣＲＣ）に相談してみてください。参加にあたっては、不安や疑問、迷いを最小限にし、何より納得していただくことが不可欠です。

――よく考えたつもりでも、途中で気持ちが変わったらどうなりますか。

堀之内　同意文書への署名後でも、治療が始まる前でも、すでに治療が始まってしまった途中でも、患者さん自身がやめたいといえば、いつでも理由を問わずにやめることができます。その後の治療に不都合が生じることはありません。

――治験・臨床試験への参加を希望した場合や、実際に参加したあとのことを教えてください。

堀之内　病気の種類や進行の程度、これまでの病歴や持病など、参加にあたっての基準は厳密ですので、参加を希望していても、それを満たしていない場合は、参加することができません。こうした基準は、患者さん自身が治験・臨床試験に安全に参加し、その結果が信頼できるものであるために非常に重要なものです。

基準を満たした患者さんには、計画・スケジュールに基づき、治療が始まります。治療内容によって、入院の場合も、通院の場合もあります。特に、治療経過（効果および副作用のチェックなど）の管理のために、診察や検査のスケジュールは細かく決められています。効果の判定をその都度行い、薬の投与期間などを検討します。効果がないまま漫然と続けることはしません。一方、効果がみられる限りは、未承認の薬であっても患者さんへの提供は続けられます。

――結構、頻繁《ひんぱん》に検査が必要になるのですか。

堀之内　通常よりも検査項目や回数は多くなります。一般的な血液検査や尿検査のほかに、薬物動態といって新しい薬が体内でどのように吸収され、排泄《はいせつ》されていくのかを調べる検査が必要になることがあります。これには血液や尿を複数回採取しなければなりません。検査の回数や方法をご負担に感じる患者さんもいらっしゃるかもしれません。一定の範囲内であれば、スケジュール調整も可能ですので、細かいことは、担当医と相談しながら進めていきます。家庭の事情、会社の状況なども共有しながら、信頼関係を築いていくことも、治験・臨床試験をスムーズに進めていくうえで大切だと考えています。

――費用はどうなりますか。

堀之内　治験でまだ承認されていない薬の効果を試す場合には、保険診療として行えませんので、薬代、検査代の一部を製薬企業などが負担する場合が多く、原則として患者さんの負担が増えることはありません。

治験以外の臨床試験では、通常の保険診療として行われますので、一般の治療の際と同様の自己負担額となります。

信頼に足る人材・設備の整った施設に新薬の治験が集まる

—国立がん研究センター中央病院では、設備も充実していると聞きましたが…。

堀之内　定期的に行う患者さんの検査で採取する血液や尿など（検体）は、厳密に決められた温度管理などの環境・手続きのもとに保管され、その記録方法も一定のルールに基づいて、データが保存されます。そして、それらの検体やデータは新薬を開発した製薬企業に提供されることになり、分析が重ねられ、厚生労働省に提出、審議に至ります。

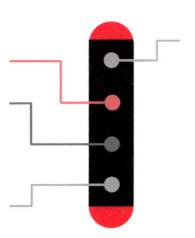

　われわれの施設では、これら一連のプロセスにかかわるスタッフの能力、また、設備には自負をもっています。検体・データの精度管理やスタッフへの信頼性が高いがゆえに、製薬企業などからの治験の相談や依頼が多いのではないでしょうか。呼吸器内科の患者さんでいうと、治験を受けている患者さんの割合は日本で最も多くなっています。それだけ多彩な治験が数多く行われている証拠でしょう。それが、Ⅳ期など必ずしも体調がよくない患者さんたちであっても、可能な選択肢を提示できることにつながっています。

　治験・臨床試験は患者さんの参加、協力がなくては実現しないものです。短期間では、個人的なメリットはそれほど多くはないかもしれません。しかし、将来的に多くの患者さんを救う治療法の開発に貢献する意義は大きいと考えます。また、すべての患者さんに当てはまることではありませんが、治験・臨床試験時の治療が高い効果を示す可能性もあります。

　多くの患者さんのあきらめない姿勢が、医師を力づけ、医療の進歩を後押ししてくれます。治験・臨床試験の実践は、そうした患者さんと医師の二人三脚を最も具現化したものといえるのではないでしょうか。今後とも、患者さんの協力を期待し、私たちは惜しみない努力を続けていきたいと思っています。

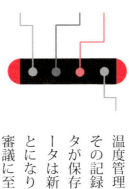

私たちが〝チーム肺がん（呼吸器内科）〟です

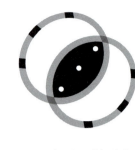

肺がんを薬で完全に治癒させることはつい最近まで、不可能と考えられてきました。しかし、肺がんの原因となる遺伝子異常があきらかになり、それを標的とする薬の開発や免疫療法の進歩により、あと一歩で肺がんを薬で完全に治せるところまできています。

その反面、分子標的薬や免疫療法の多彩な副作用に対応しなければ十分な治療効果が上げられません。多様な副作用に適切に対応するためには専門的な知識が必要であるのみならず、他科の医師、薬剤師、看護師などとのチームワークが非常に重要です。国立がん研究センター中央病院呼吸器内科では、科内の結束に加え、外科、内視鏡科、放射線治療科、病理、画像診断、緩和医療科、精神腫瘍科、研究所などの多くの医師や薬剤師、看護師、臨床研究コーディネーター、ソーシャルワーカーなどのメディカルスタッフ、研究補助員などと協力して日々の診療

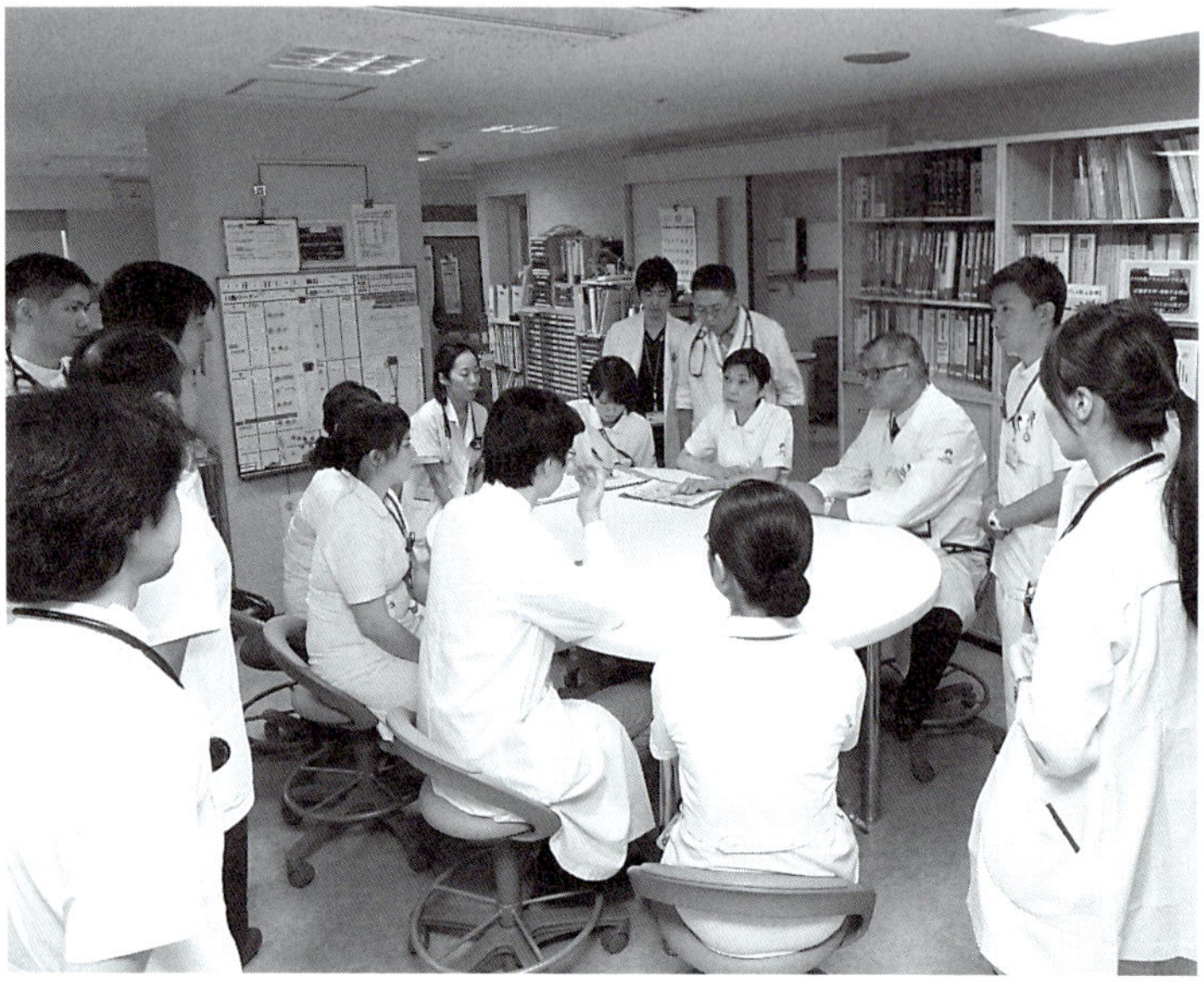

呼吸器内科の病棟ナースステーション。チームメンバーによるミーティングが行われている。

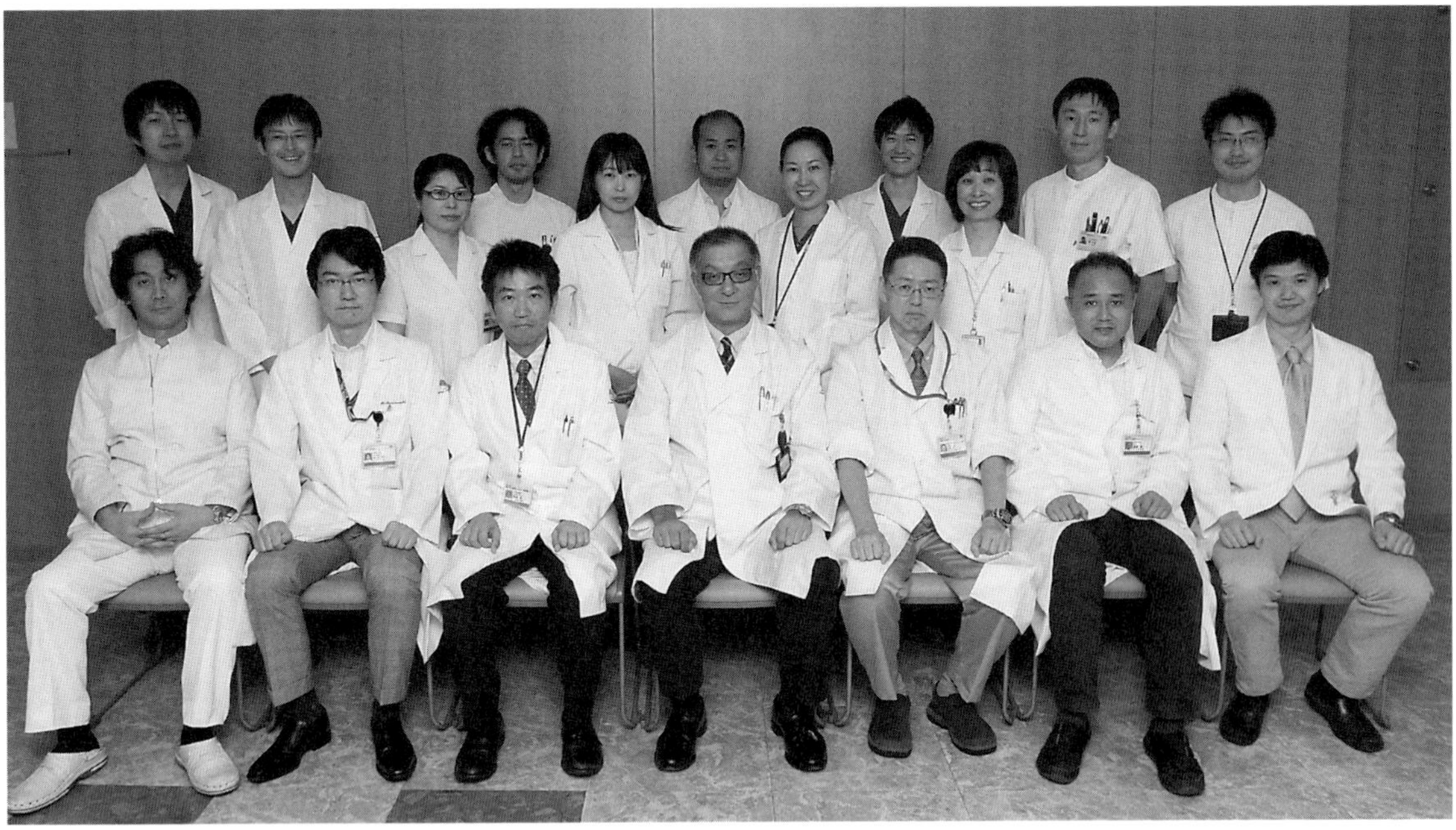

〝チーム肺がん〟メンバー。多くの医師やメディカルスタッフが、日々の診療や新しい治療の開発に取り組んでいる。前列左から、神田慎太郎、堀之内秀仁、軒原 浩、大江裕一郎、山本 昇、藤原 豊、後藤 悌（敬称略）

や新しい治療の開発にあたっています。

私たちのチームには全国から若いやる気のある有能な医師がたくさん集まってきています。チーム全員の目標は、肺がんを治すことです。一人ひとりの患者さんに対して最良の治療を提供することと、より有効な治療法を開発するためにチームが一丸となって努力しています。こうした若い医師たちの多くは数年間、私たちのチームで研鑽を積んだのち全国に散らばってネットワークを形成しています。全国の肺がん治療の分野で活躍されている医師のなかには、私たちのチームのOB・OGがたくさんいます。このような全国の医師たちとも連携して肺がんの治療や研究に取り組んでいます。

新しい治療を開発するには治験・臨床試験が必要であり、そのためには多くの患者さんの協力が欠かせません。私たちのチームの目的は肺がんを治すことであり、これは患者さんと同じです。ぜひ、一人でも多くの患者さんに協力していただいて、肺がんを薬で完全に治癒させる方法を一日も早く確立したいとチーム一同で願っています。

■国立がん研究センター中央病院 呼吸器内科
大江裕一郎、山本昇、軒原浩、藤原豊、堀之内秀仁、神田慎太郎、後藤悌

日本各地で、数多く「肺がん」の治験を行っている主な医療機関リストです。編集部により調査し、掲載許可をいただきました。

なお、治療を受ける際は、紹介状などが必要な場合もありますので、詳しくは各医療機関までお問い合わせください。また、治験の内容や期間、費用などは、それぞれの医療機関によって異なります。

郵便番号	住所	電話番号
〒060 - 8648	北海道札幌市北区北14条西5丁目	011-706-5752
〒981 - 1293	宮城県名取市愛島塩手字野田山47-1	022-384-3151
〒277 - 8577	千葉県柏市柏の葉6-5-1	04-7133-1111
〒135 - 8550	東京都江東区有明3-8-31	03-3520-0111
〒104 - 0045	東京都中央区築地5-1-1	03-3542-2511
〒113 - 8677	東京都文京区本駒込3-18-22	03-3823-2101
〒951 - 8566	新潟県新潟市中央区川岸町2-15-3	025-266-5111
〒411 - 8777	静岡県駿東郡長泉町下長窪1007	055-989-5222
〒464 - 8681	愛知県名古屋市千種区鹿子殿1-1	052-762-6111
〒460 - 0001	愛知県名古屋市中区三の丸4-1-1	052-951-1111
〒589 - 8511	大阪府大阪狭山市大野東377-2	072-366-0221
〒673 - 8558	兵庫県明石市北王子町13-70	078-929-1151
〒641 - 8510	和歌山県和歌山市紀三井寺811-1	073-447-2300
〒700 - 8558	岡山県岡山市北区鹿田町2-5-1	086-223-7151
〒791 - 0280	愛媛県松山市南梅本町甲160	089-999-1111
〒812 - 8582	福岡県福岡市東区馬出3-1-1	092-642-5774
〒811 - 1395	福岡県福岡市南区野多目3-1-1	092-541-3231

肺がんの治験で実績のある主な医療機関リスト （2015年6月末現在）

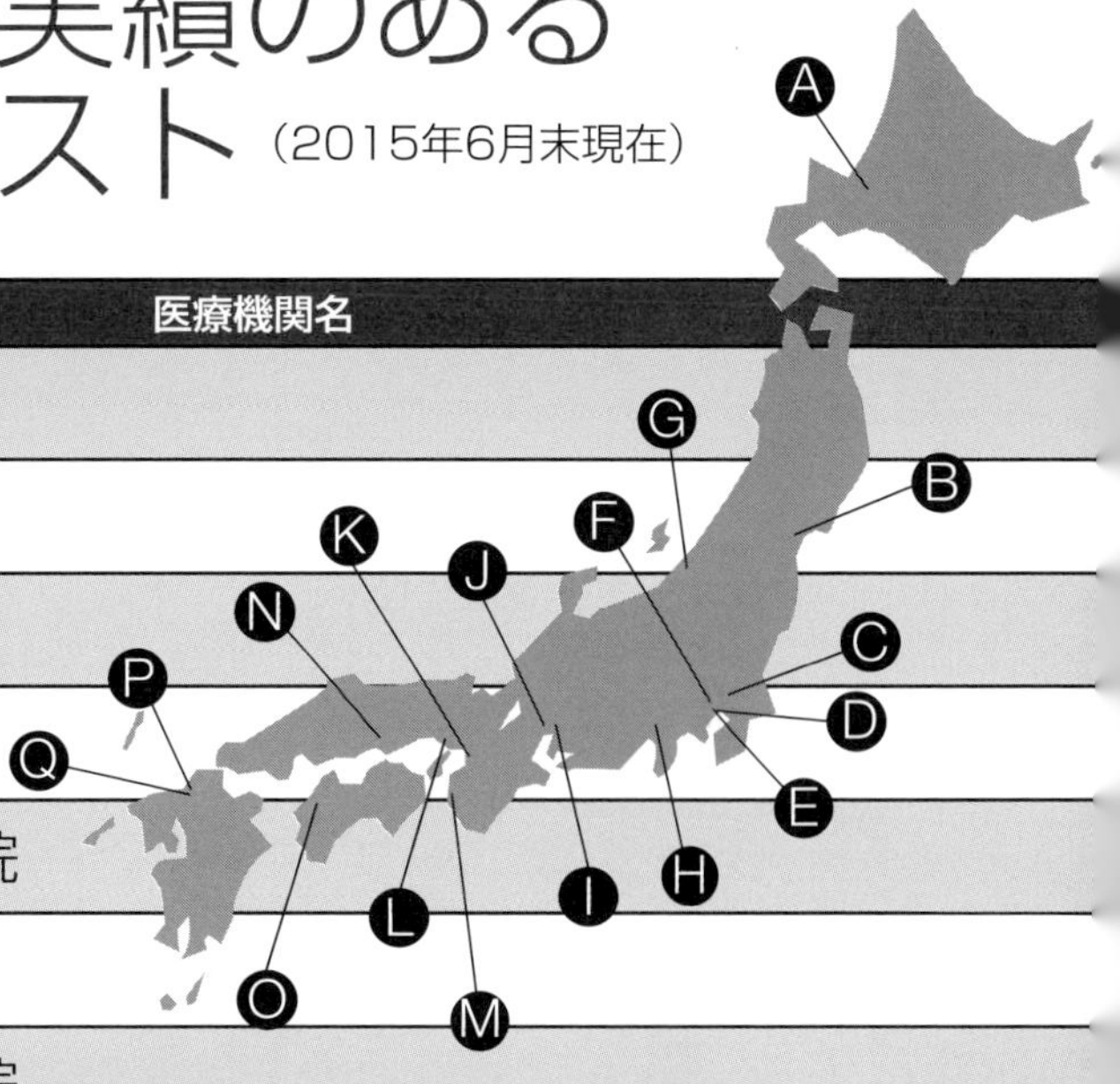

医療機関名
A 北海道大学病院
B 宮城県立がんセンター
C 国立がん研究センター東病院
D がん研究会有明病院
E 国立がん研究センター中央病院
F 東京都立駒込病院
G 新潟県立がんセンター新潟病院
H 静岡県立静岡がんセンター
I 愛知県がんセンター中央病院
J 国立病院機構名古屋医療センター
K 近畿大学医学部附属病院
L 兵庫県立がんセンター
M 和歌山県立医科大学附属病院
N 岡山大学病院
O 国立病院機構四国がんセンター
P 九州大学病院
Q 国立病院機構九州がんセンター

●編著

国立研究開発法人
国立がん研究センター中央病院 呼吸器内科

呼吸器内科長(副院長[教育担当]併任)
大江裕一郎(おおえ・ゆういちろう)

病棟医長(先端医療科長 併任)
山本　昇(やまもと・のぼる)

医長(先端医療科 併任)
藤原　豊(ふじわら・ゆたか)

医長
堀之内秀仁(ほりのうち・ひでひと)

医員
神田慎太郎(かんだ・しんたろう)

医員
後藤　悌(ごとう・やすし)

がん専門修練医
板橋耕太(いたはし・こうた)

レジデント
吉田和史(よしだ・かずし)

レジデント
鶴岡健二郎(つるおか・けんじろう)

※所属・肩書きは平成27年12月現在のものです。

国がん中央病院　がん攻略シリーズ
最先端治療　肺がん

平成28年１月27日　第１刷発行
平成29年４月21日　第２刷発行

編　　著　国立研究開発法人
　　　　　国立がん研究センター中央病院 呼吸器内科
発 行 者　東島俊一
発 行 所　株式会社 法研
　　　　　〒104－8104　東京都中央区銀座1－10－1
　　　　　電話03(3562)7671(販売)
　　　　　http://www.sociohealth.co.jp
編集・制作　株式会社 研友企画出版
　　　　　〒104－0061　東京都中央区銀座1－9－19
　　　　　　　　　　　法研銀座ビル
　　　　　　　　　　　電話03(5159)3722(出版企画部)
印刷・製本　研友社印刷株式会社　0123

ISBN 978-4-86513-209-0　定価はカバーに表示してあります。